Dr. Roger Dalet

Ein Fingerdruck – und Sie sind Ihre Schmerzen los

Akupressur für jeden

Aus dem Französischen von
Ulla Schuler

Weltbild

Hinweis

Der Inhalt dieses Buches wurde sorgfältig recherchiert, trotzdem kann es nicht den individuellen ärztlichen Rat ersetzen. Autorin, Verlag und die Beauftragten des Verlages schließen deshalb jede Haftung für Sach-, Personen- und Vermögensschäden aus.

Impressum

Bei der vorliegenden Ausgabe handelt es sich um den erweiterten, bebilderten und aktualisierten Folgeband zu dem Titel »Supprimez vous même vos douleurs par simple pression d'un doigt« (deutsch: »Ein Fingerdruck und Sie sind Ihre Schmerzen los«), der 1980 erstmals von der Verlagsgruppe Lübbe aufgelegt wurde.

Deutsche Erstveröffentlichung

Übersetzung: Ulla Schuler, Frankfurt
Fachredaktion: Dr. Birgit Frohn, Hamburg/München
Producing: Dr. Alex Klubertanz, München
Umschlaggestaltung: Atelier Lehmacher, Friedberg
Umschlagmotiv: Werbefotografie Weiss GmbH, Gersthofen im Auftrag der Verlagsgruppe Weltbild
Projektleitung: Götz Fuchs, Augsburg
Gesamtherstellung: Offizin Andersen Nexö Leipzig GmbH, Zwenkau
Printed in the EU

ISBN 978-3-8289-2205-1

2009 2008 2007
Die letzte Jahreszahl gibt die aktuelle Lizenzausgabe an.

Besuchen Sie uns im Internet:
www.weltbild.de

Inhalt

Einführung

So hilft Ihnen dieses Buch

Dieses Buch will seinen Lesern einen einfachen Zugang zur Akupressur vermitteln. Akupressur ist die Behandlung von Akupunkturpunkten mit Fingerdruck anstatt mit Nadeln.

- Beschrieben sind nur die häufigsten Erkrankungen und Befindlichkeitsstörungen mit ihren Symptomen sowie ihre herkömmliche Behandlung.
- Für jede Erkrankung sind die Punkte bezeichnet, deren Behandlung sich in der traditionellen chinesischen Medizin (TCM) und nach der langen Erfahrung des Verfassers als die wirksamste erwiesen hat.
- Bei den Punkten werden **reguläre** von **ergänzenden** Punkten unterschieden. Im Allgemeinen genügt die Behandlung der regulären Punkte. Die ergänzenden Punkte werden behandelt, um die Wirkung der regulären Punkte zu verstärken oder zu modulieren.

Wie werden die Punkte stimuliert?

Zwei Verfahren können angewandt werden:

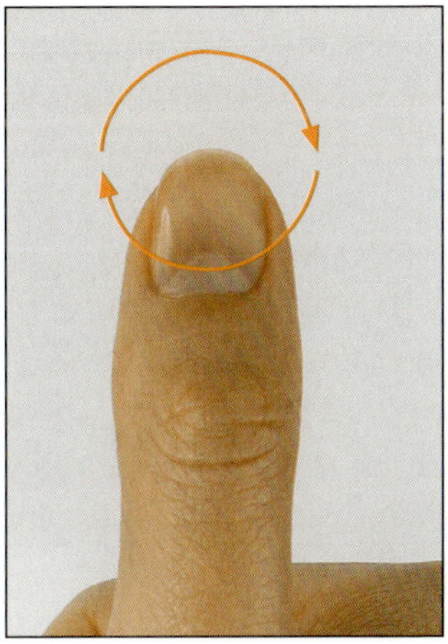

Die einfache Fingerdruckmassage

Sie setzen die Kuppe von Daumen, Zeige- oder Mittelfinger möglichst gezielt auf den Akupunkturpunkt und üben mit einer kreisförmigen Bewegung im Uhrzeigersinn kräftigen Druck aus. Die Behandlung ist erfolgreich, wenn das Symptom (Schmerz oder Unbehagen) verschwindet. Zur Behandlung chronischer Leiden muss die Akupunkturpunktmassage zweimal täglich jeweils zwei bis drei Minuten lang durchgeführt werden.

Die elektrische Stimulation

Diese Methode ist inzwischen praxisreif und wirkungsvoll. Sie kann daher wie die Akupressur auch von medizinischen Laien angewandt werden. So ist es heute zunehmend möglich, mit diesen einfachen Methoden immer schwerere Leiden zu behandeln.

Die Entwicklung der Akupunktur

Wir wissen heute, dass die Akupunktur die älteste Medizin der Welt ist. Dass sie in vorgeschichtlicher Zeit entstand, beweisen archäologische Funde im Rahmen von Forschungsprojekten, die seit gut fünfzehn Jahren in China durchgeführt werden. In Gräbern aus der Zeit zweitausend Jahre vor Christi Geburt fanden die Forscher neben den Sarkophagen von Prinzen und Prinzessinnen intakte goldene und oxydierte silberne Nadeln.

Wie aber kommt es, dass wir keine schriftlichen Zeugnisse von den Ursprüngen der Akupunktur haben? Der Hauptgrund dafür sind die drakonischen Maßnahmen des Fürsten Huangdi (des Gelben Kaisers), der um das Jahr 200 v. Chr. herrschte. Eine Überlieferung besagt, er habe sämtliche Bücher zerstören lassen, die es in China gab; denn nichts, was es vor ihm gab, sollte Bestand haben.

Dagegen ließ er medizinische Abhandlungen verfassen und formulierte persönlich, wie dies zu geschehen habe: »Ich wünsche, dass keine Heilmittel mehr verabreicht werden, die vergiften können … Es sollen nur noch die wundersamen Metallnadeln angewandt werden.«

Wenn diese Nadeln für ihn so wundersam waren, wie sollten sie es nicht auch für uns sein?

Nach dem Tod des Gelben Kaisers sichteten die Untertanen die von ihm hinterlassenen Dokumente und stellten die »Hauptbücher« über Akupunktur zusammen, darunter auch das Neijing Suwen. Inhaltlich stimmen diese Bücher manchmal überein, öfter jedoch weichen sie voneinander ab und widersprechen sich sogar. Für einen Abendländer ist dies ein erstes Hindernis zum Verständnis der traditionellen chinesischen Medizin: Sie erscheint uns widersprüchlich.

In den folgenden Jahrhunderten gab es dann gewaltige Anstrengungen zur Vertiefung der Methode, freilich in einer uns irritierenden Richtung, die den großen Unterschied zwischen abendländischer und fernöstlicher Denkweise zeigt. Die Chinesen haben sich nämlich bemüht, ihre Medizin nicht etwa in einen anatomischen oder biologischen Kontext zu bringen wie im Westen, sondern in einen philosophischen über den Umweg der Magie der Zahlen.

Denn die Chinesen waren stets und sind noch heute von Zahlen fasziniert. Man denke nur an die »hundert Blumen«, die »Viererbande« oder die »vier großen Sprünge nach vorn«. Nach chinesischer Auffassung beruht die Harmonie der Welt auf Zahlenkombinationen. Dabei haben die 5, die 9 und die 12 einen besonderen Stellenwert. Diese Zahlen haben Entsprechungen in allen Bereichen – auch in der Medizin. Den fünf Geschmäckern, den fünf Gerüchen und den fünf Elementen entsprechen im menschlichen Körper fünf Hauptorgane. All dies vereinigt sich in vollkommener Harmonie, die den chinesischen Geist mit Zufriedenheit erfüllt.

Und das ist das zweite Hindernis für einen Abendländer: Die chinesische Medizin ist eine philosophische Medizin. Diese für die chinesische Mentalität so befriedigende echte Durchdringung von Medizin und Philosophie macht sich indessen bezahlt. Ihre Anwendung bringt nämlich Regeln des Denkens und Urteilens ins Spiel, die von unserem gewohnten analytischen und logischen Denken sehr verschieden sind.

Die Anwendungsregeln der chinesischen Medizin beruhen auf Begriffen, die uns rein spekulativ anmuten: Punkte und Leitbahnen, Wundermeridiane, Erbenergie oder gestörter Energiekreislauf. Solche Vokabeln erinnern uns an die »animalischen Geister« und die »bösen Kräfte« der mittelalterlichen Mediziner in Europa.

Für einen abendländischen Geist bedeutet dies ein weiteres Hemmnis: Die chinesische Medizin ist esoterisch. Während 1500 Jahre blieb diese Medizin mit all ihren Eigentümlichkeiten unverändert und unwandelbar bis in die Mitte des 20. Jahrhunderts. Und so gelangte sie auch nach und nach in den Westen.

Musste sie mit ihren drei Charakteristika (Widersprüchlichkeit, Philosophie, Esoterik) einen westlich geschulten Arzt mit seinem rationalen Denken und seinen wissenschaftlichen Erkenntnissen nicht zum Widerspruch herausfordern?

Und wieso konnte diese Medizin sich bei uns überhaupt durchsetzen? Die Antwort ist einfach: wegen ihrer Wirksamkeit. Nach den chinesischen Regeln angewandt, beeinflussen die Akupunkturnadeln Krankheiten und bessern oder heilen krankhafte Zustände oft verblüffend schnell und nachhaltig. Die hier übliche medikamentöse Therapie erweist sich dagegen mitunter als unwirksam. Die Behandlung mit Nadeln erfolgt zudem praktisch schmerzfrei, ohne Giftwirkung, ohne Medikamente. Somit ist es die Praxis, die zahlreiche westliche Ärzte für die chinesische Medizin gewonnen hat. Zugegeben, Kritik und Spott blieben nicht aus. Vor zwanzig Jahren brauchte es einigen Mut, sich als Akupunkteur zu bekennen. Dann änderte sich die Situation schlagartig. Wie es sich gehört, kam der Umschwung aus der Heimat der Akupunktur, aus China.

Dies hatte drei Gründe: Zunächst änderte sich die Einstellung der chinesischen Regierung gegenüber der eigenen traditionellen Medizin, und es wurde alles getan, ihr Ansehen wiederherzustellen. Sodann erkannte man die Notwendigkeit, möglichst viele Personen in dieser Heilkunst zu unterweisen und sie als so genannte Barfußärzte landesweit bis in das kleinste Dorf zu schicken, um eine milliardengroße Bevölkerung medizinisch zu versorgen. Und schließlich sollte diese Medizin auch auf Bereiche ausgedehnt werden, die in der Vergangenheit nicht vorherzusehen waren. Um chirurgische Eingriffe zu ermöglichen oder etwa Taubheit zu behandeln, war ein praxisbezogenes und wissenschaftliches Forschungsprogramm erforderlich. Diese verschiedenen Gründe erklären die rasante Entwicklung der chinesischen Medizin in den letzten zwanzig Jahren. Die Entwicklung geschah in vier Bereichen von beträchtlicher Bedeutung und war Grund genug, dieses Buch zu schreiben. Es handelt sich um:

- die Entdeckung der Wirkungsmechanismen der Akupunktur,
- die Entdeckung neuer Akupunkturpunkte,
- die zunehmende »Spezialisierung« der Punkte,
- die Anwendung neuer Behandlungstechniken an Akupunkturpunkten.

I. Entdeckung der Wirkungsmechanismen der Akupunktur

Diese Entdeckung war einer der spektakulärsten Fortschritte nicht nur hinsichtlich der Akupunktur, sondern auch ganz allgemein der Medizin in den vergangenen zehn Jahren.

In zwei meiner früheren Bücher – »Ein Fingerdruck – und Sie sind Ihre Schmerzen los« (es war die Grundlage für das Buch, das Sie jetzt in Händen halten) und »Schönheit und Gesundheit bewahren durch Akupressur« – habe ich diese Fortschritte im Wesentlichen erläutert. Im vorliegenden Buch gebe ich nur einen allgemeinen Überblick und fasse die wichtigsten neuen Erkenntnisse zusammen.

Am weitesten fortgeschritten ist die Schmerzforschung. Es wurde nachgewiesen, dass die Stimulierung von Akupunkturpunkten auf zwei Ebenen wirkt:

Das Phänomen der Schmerzpforte

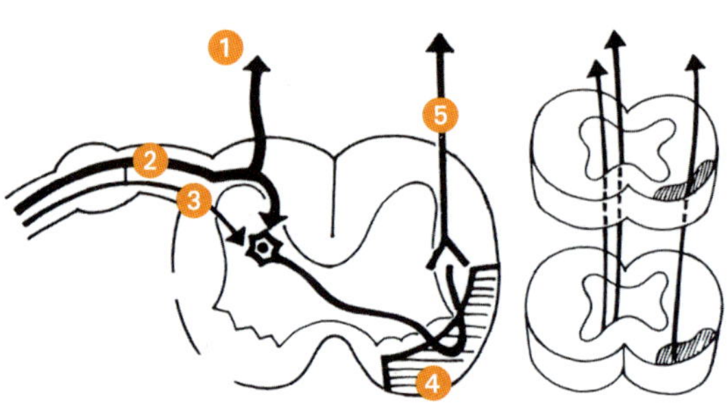

① *Sekretion von Substanz P wird gehemmt, Schmerzempfindung blockiert*
② *dickere »schmerzhemmende« Nervenfaser*
③ *Schmerzempfindung übertragende Faser*
④ *Substanz P wird auf mehreren »Etagen« des Rückenmarks gehemmt*
⑤ *definitive Wahrnehmung*

- Auf der Ebene des Rückenmarks, wo die Schmerzempfindung durch eine »Pforte« blockiert werden kann (»Gate-Control-Theorie« von Melzack). Ursprünglich hielt man diese Blockierung für ein elektrisches Phänomen, das auf einer bestimmten Etage des Rückenmarks ausgelöst wurde. Das stimmt allerdings nicht: Es sind mehrere Etagen des Rückenmarks beteiligt und die Neuronen (Nervenzellen) scheiden eine chemische Substanz aus, die Substanz P, welche die Schmerzempfindung verstärkt. Die Stimulation der Akupunkturpunkte hemmt die Freisetzung von Substanz P und verringert dadurch die Intensität der Schmerzempfindung.
- Auf der Ebene des Gehirns werden zahlreiche so genannte Neurotransmitter ausgeschüttet: Botenstoffe, die Informationen zwischen den Nervenzellen übertragen. Einige dieser Botenstoffe – die Endorphine – sind echte körpereigene Morphine, die Schmerzen dämpfen. Inzwischen wurde mittels verschiedener Verfahren nachgewiesen, dass die Akupunktur diese körpereigenen Morphine freisetzt. Man hat sogar die Stellen im Gehirn lokalisiert, an denen mehr oder weniger große Endorphinmengen gebildet werden.

Außer zu Schmerz wurden einige weitere Erkenntnisse gewonnen: Dank dem Elektronenmikroskop kennen wir heute die Struktur der Akupunkturpunkte recht gut. Es handelt sich um winzige Nervenstrukturen, in die spezielle Nervenfäserchen münden. Diese stammen wahrscheinlich aus fötalem Nervengewebe und leiten eine Stimulation etwa zehnmal schneller als andere Nervenfasern. Dies erklärt, warum bei chirurgischen Eingriffen unter Akupunkturanästhesie die Stimulation der Punkte unmittelbar vor der Operation erfolgen muss: einfach, um die »Schmerzpforte« zu schließen.
Neben diesen nun gut erforschten Mechanismen sind aber noch viele Fragen zu klären, von denen ich hier nur die wichtigsten nenne:

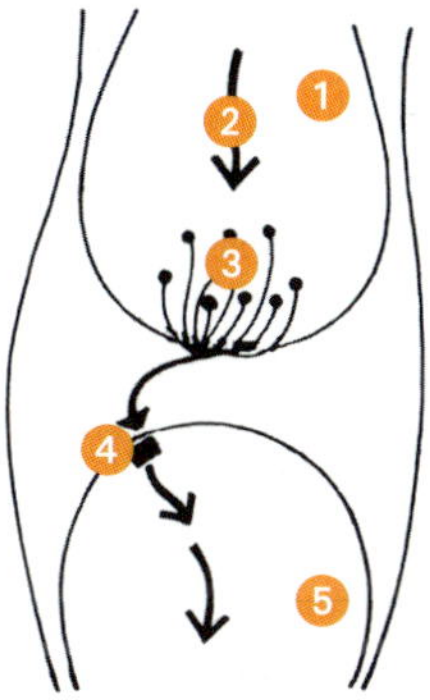

① *obere Nervenzelle*
② *Eintreffen des Impulses*
③ *Freisetzung des Neurotransmitters*
④ *Übertragung an spezifischen Rezeptor*
⑤ *untere Nervenzelle*

Die Übertragung der Information von einer Nervenzelle zur anderen: Ankunft des Neurotransmitters (vor allem Endorphine) an einer Synapse

- Was geschieht entlang der Meridiane, die unseren Körper überziehen?
- Auf welche Weise ist der Akupunkturpunkt mit den Rezeptoren im Gehirn verbunden?
- Warum kommt bei bestimmten Punkten eine direkte Wirkung (auf derselben Körperseite), bei anderen eine kontralaterale Wirkung (auf der Gegenseite) zustande?
- Wie entsteht die unmittelbare Wirkung der Akupunktur auf die Organe? Wir dürfen nicht vergessen, dass Endorphine bei Fettsucht und Diabetes eine Rolle spielen, und bekanntlich beeinflusst die Akupunktur die Endorphinsekretion.

Die Akupunktur eröffnet uns also ein weites Feld, das nach vielen verschiedenen Richtungen unseres Seins bearbeitet werden muss. So gesehen kann man sagen, dass sie den Königsweg zur medizinischen Erkenntnis im dritten Jahrtausend darstellt.

2. Entdeckung neuer Akupunkturpunkte

Nach der chinesischen Tradition gab es ursprünglich so viele Akupunkturpunkte wie das Jahr Tage hat. Seit rund zwanzig Jahren hat diese Zahl aber deutlich zugenommen. Durch systematische Untersuchungen der Haut haben chinesische und westliche Forscher zahlreiche neue Punkte entdeckt. Deren Wirkung ist mitunter sehr spezifisch. In den folgenden Kapiteln werden Sie einige dieser Punkte kennenlernen.

Die »neuen« Akupunkturpunkte finden sich oft an bevorzugten Stellen wie Fußsohle, Handfläche, an der behaarten Kopfhaut, der Nase und vor allem am Ohr. Die Beschreibung und Behandlung der Ohrpunkte ist inzwischen ein spezieller Zweig der Akupunktur geworden und heißt Aurikulotherapie.

3. Zunehmende »Spezialisierung« der Punkte

Dies ist eine der wichtigsten und interessantesten Entdeckungen der modernen chinesischen Forschung. Ausgangspunkt war die Anästhesie durch Akupunktur, bekanntlich eine neuartige Anwendung der Methode. Um beispielsweise eine Lunge zu operieren, benutzten die Chinesen hierfür die traditionell vorgegebenen Punkte. Bei den ersten Operationen wurde folglich eine enorme Zahl von Nadeln gesetzt, die während des gesamten Eingriffs unaufhörlich von den Assistenten bewegt werden mussten. Man kann sich unschwer das Gedränge und die Probleme vorstellen, die dadurch im Operationssaal entstanden.

Mit zunehmender Erfahrung (bis heute wurden in China mehr als drei Millionen Operationen unter Akupunktur durchgeführt) gelang es nach und nach, die Zahl der Punkte, die für eine Operation genadelt werden müssen, auf zwei, drei oder vier zu senken. Diese Punkte üben eine konstante Wirkung auf ein Organ oder eine bestimmte Region des Körpers aus (selbstverständlich wurde z. B. keine Bauchhöhle eröffnet, ohne dass man sich zuvor einer sachgemäßen Anästhesie vergewissert hätte).

Mit einem Wort, diese Punkte sind notwendig und ausreichend, um die gewünschte Narkosetiefe zu erreichen. Und genau solche Punkte finden Sie auch im vorliegenden Buch, um entsprechende Leiden durch Akupunktur zu behandeln. Im Übrigen wurden sie nach ihrer Bedeutung hauptsächlich in **reguläre** und **ergänzende** Punkte (mit oft spezielleren Wirkungen) unterschieden. Im Allgemeinen genügt die Stimulation der regulären Punkte, um die gewünschte Wirkung zu erzielen. Über die ergänzenden Punkte wird die Wirkung verstärkt oder moduliert.

Diese Systematisierung bedeutet einen beachtlichen Fortschritt, denn sie gestattet auch medizinischen Laien die Anwendung der Akupunktur ohne Nadeln. Auf diese Weise behandeln auch die Barfußärzte in China die Kranken, und es gibt keinen Grund, warum hierzulande mit dieser Methode nicht die gleichen Behandlungserfolge erzielt werden sollten.

Auf den folgenden Seiten sind daher häufige Krankheits- und Beschwerdebilder und die jeweiligen Anleitungen zur Behandlung durch Akupressur beschrieben.

4. Anwendung neuer Behandlungstechniken an Akupunkturpunkten

Auch hier hat es erstaunliche Fortschritte gegeben, sodass man geradezu von einer Revolution sprechen kann. Traditionell gibt es zwei Möglichkeiten der Stimulation: durch Nadeln und durch Abbrennen von Kegeln aus pulverisierten Kräutern (Moxa) auf den Punkten.

Aber auch Änderungen der traditionellen Behandlungstechnik sind zu beobachten. Üblicherweise wurde der Patient nach Bedarf in kurzen Sitzungen und größeren Abständen behandelt. Damit erhielt man interessante Ergebnisse, die jedoch durch Serienbehandlung deutlich besser wurden: Wochen- bis monatelang werden täglich mehrere Minuten dauernde Sitzungen durchgeführt. Besser

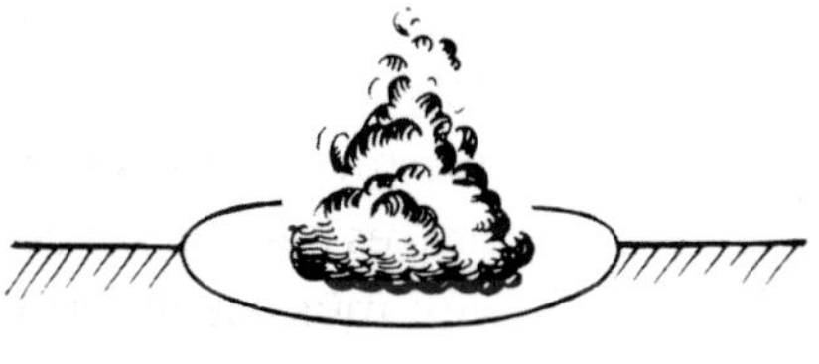

»Moxa« bezeichnet den Kegel aus pulverisiertem Kraut (meist Beifuß), der auf einer Unterlage (meist Zwiebelschale) über dem Punkt abgebrannt wird, aber auch den Vorgang an sich.

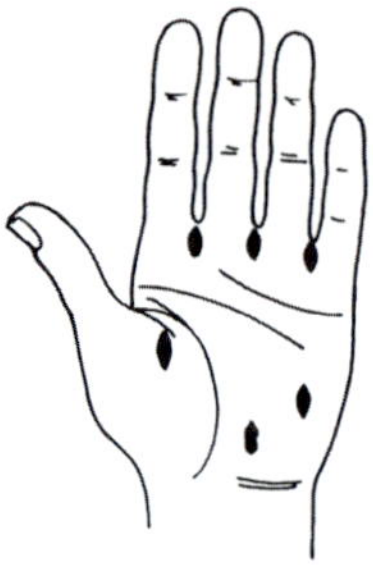

Kleine Schnitte in Punkte der Handfläche

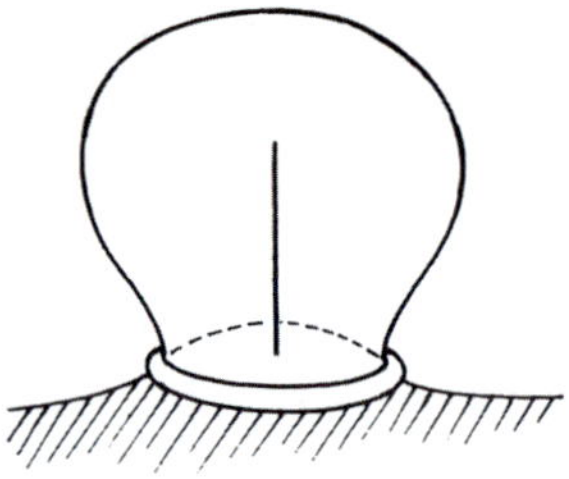

Platzierung eines Schröpfkopfs über einer Akupunkturnadel

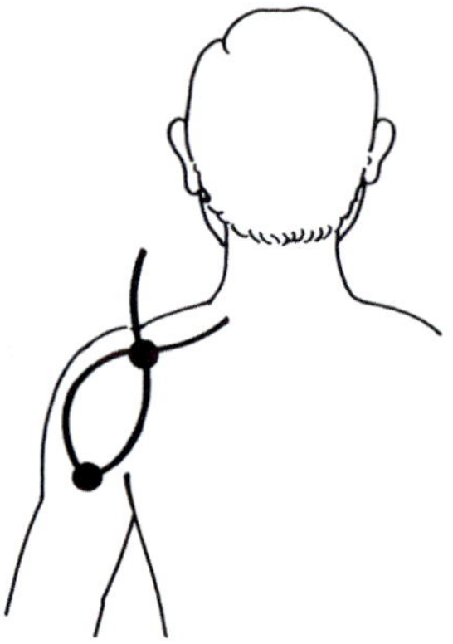

Anbringen von Ligaturen im Bereich mehrerer Akupunkturpunkte

noch ist es, eine Nadel über längere Zeit in der Haut zu belassen. Dies ist eine Form der ständigen Stimulation. Im weiteren Verlauf werden Sie noch weitere kennenlernen.

Tatsächlich haben die chinesischen Forscher die Einflussmöglichkeiten auf die Punkte ausgebaut. Sie empfehlen beispielsweise im Einzelfall die Anwendung von Schröpfköpfen, kleinen Nadelrollen, chirurgischen Skarifizierungen, Widerhaken oder chirurgischem Nahtmaterial.

Darüber hinaus wurde mit verschiedenen Methoden experimentiert: Aufbringen von Magnetpflastern auf Akupunkturpunkte oder auch Injektion von Analgetika in die Punkte. Auch und besonders die elektrische Stimulation von Akupunkturpunkten gewinnt zunehmend an Bedeutung.

Für die Anwendung von elektrischem Strom gibt es zwei verschiedene Verfahren:

- Zwei kleine Elektroden eines Stromgenerators werden mit zuvor in die Haut gestochenen Nadeln verbunden und der Strom für die Dauer des Eingriffs eingeschaltet. Diese Technik wird bei chirurgischen Eingriffen angewandt. Der Eingriff ist schmerzlos, der Patient bleibt bei Bewusstsein und spricht, trinkt und isst sogar während der Operation. Diese anspruchsvolle Methode kann natürlich nur von einem erfahrenen Mediziner oder Chirurgen angewandt werden.
- Man kann elektrischen Strom auch direkt auf der Haut anwenden.

In den letzten Jahren wurden zahlreiche kleine Geräte erfunden, die in Wirklichkeit meist untauglich waren, da sie entweder zu schwach oder aber zu intensiv wirkten, jedenfalls grundsätzlich nicht die erwünschte Wirkung hatten.

In jüngster Zeit wurden elektronische Stimulatoren entwickelt. Sie sind wirklich ein enormer Fortschritt. Mit diesen elektronischen Geräten verfügen wir nun über eine einfache und zugleich sanfte Methode,

- mit der zahlreiche Krankheiten anstatt medikamentös durch Stimulation der eigenen Kräfte des Patienten behandelt werden können;
- die jedermann anwenden kann, da sie weder Nebenwirkungen noch Gefahren in sich birgt,
- und die schließlich mit jeder gewünschten anderen Behandlung kombiniert werden kann, ohne dass eine Gegenanzeige besteht.

Zweifellos wird dieses Verfahren die Medizin der Zukunft bestimmen und einen bedeutenden Platz beim Kampf gegen Krankheiten einnehmen. In der Tat erfüllt die Elektroakupunktur drei Bedingungen, die ihr meines Erachtens einen bemerkenswerten Vorteil sichern:

- Sie erspart uns insgesamt oder teilweise die medikamentöse Behandlung und vor allem die gefährliche Selbstmedikation.
- Sie ermöglicht dem Kranken, »sich selbst an der Hand zu nehmen« und durch Eigeninitiative und eigene Beobachtungen zu seiner Heilung beizutragen, ohne die Verantwortung des Arztes im Geringsten einzuschränken.
- Sie stellt genau die Art von Prävention dar, die von unserem Gesundheitssystem immer wieder gefordert wird. Genau dies ist unsere Hoffnung und das Ziel, zu dem dieses Buch Sie begleiten will.

Mundhöhle, Rachen, Nebenhöhlen, Augen, Ohren

Gingivitiden und Aphten

Definition

In der Mundhöhle und an der Zunge können zahlreiche Krankheiten auftreten. Die häufigsten sind Zahnfleischentzündungen oder Gingivitiden und Mundausschläge oder Aphten, die am Zahnfleisch, an der Zunge und der Mundschleimhaut auftreten können.

Krankheitszeichen

Eine **Gingivitis,** also Entzündung oder Infektion der Mundschleimhaut, erkennt man im Allgemeinen an einer schmerzhaften Schwellung des Zahnfleischs, das schwammig wird, blutet und manchmal sogar eitert. Infektionen der Zunge nennt der Arzt **Glossitis.** Dabei ist die Zungenoberfläche schmerzhaft geschwollen und die Zunge erscheint glatt und wie lackiert, als sei ihre Oberfläche, vor allem die Papillen, abgehobelt. Die so genannten **Aphten,** die überall in der Mundhöhle erscheinen können, sind einzeln oder in Gruppen, oft schubweise auftretende brennende und schmerzhafte kleine Geschwüre. Sie können die Nahrungsaufnahme erheblich behindern.

Reguläre Punkte

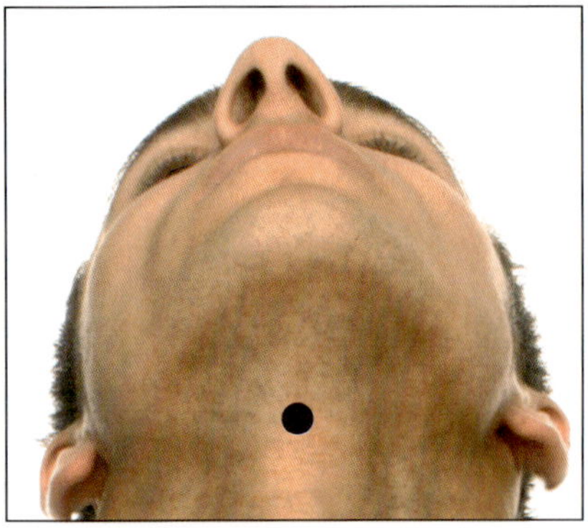

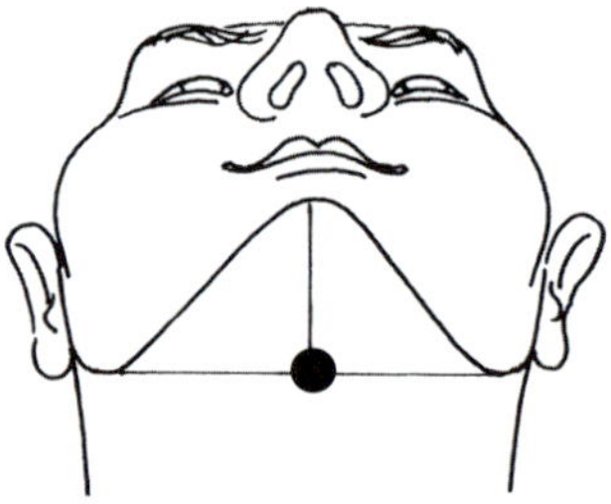

Der erste reguläre Punkt befindet sich unter dem Kinn in der Mitte der Linie, die beide Unterkieferwinkel miteinander verbindet.

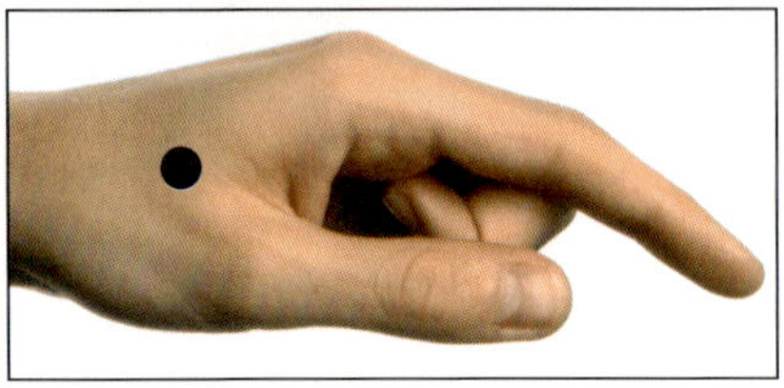

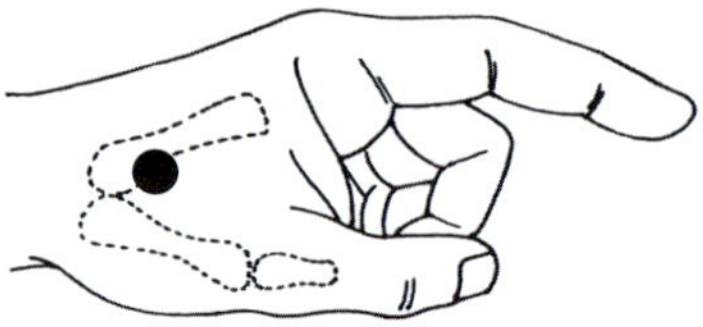

Der zweite reguläre Punkt befindet sich auf dem Handrücken an dem Winkel, den die Mittelhandknochen von Daumen und Zeigefinger bilden.

Ursachen

Häufigste Ursache von Zahnfleischentzündungen sind Infektionen. Dabei breitet sich meist eine Erkrankung der Zähne oder des Rachens auf das Zahnfleisch aus. Es handelt sich vor allem um organische Ursachen, so genannte Stoffwechselstörungen, die mit einem Vitaminmangel (vor allem B12 und Nikotinamid) zusammenhängen, der sich an der Zunge auswirkt.

Häufige Ursachen sind aber auch Hefe- und Schimmelpilze. Besonders an Candida, einer Hefe, die beim Säugling Soor bewirkt, erkranken immer mehr Erwachsene, vor allem nach Behandlung mit Antibiotika.

Über die Ursache von Aphten weiß man nichts Genaues. Sie entspricht aber keineswegs der Maul- und Klauenseuche bei Tieren.

Bei schlecht heilenden Geschwüren im Mund, vor allem bei Rauchern, ist der Gang zum Zahnarzt oder Stomatologen obligatorisch.

Herkömmliche Behandlung

Sie richtet sich nach der Ursache der Läsion. Je nach den Umständen werden meist Antibiotika und Vitamine verordnet. Grundsätzlich muss die primäre Erkrankung erkannt und sorgfältig behandelt werden – vor allem die Zähne.

Eine gezielte Behandlung der Aphten gibt es leider nicht.

Ergänzende Punkte

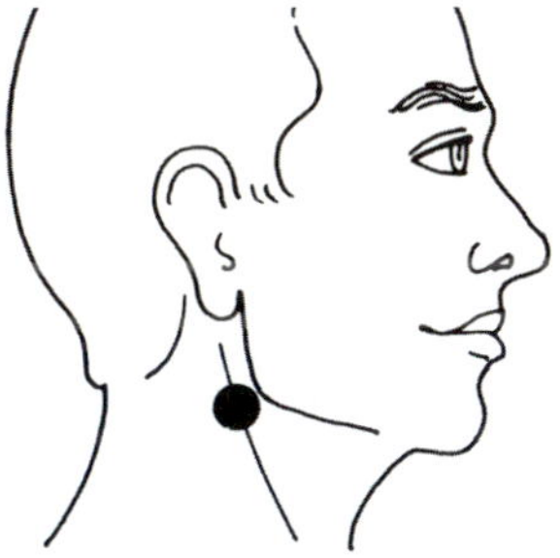

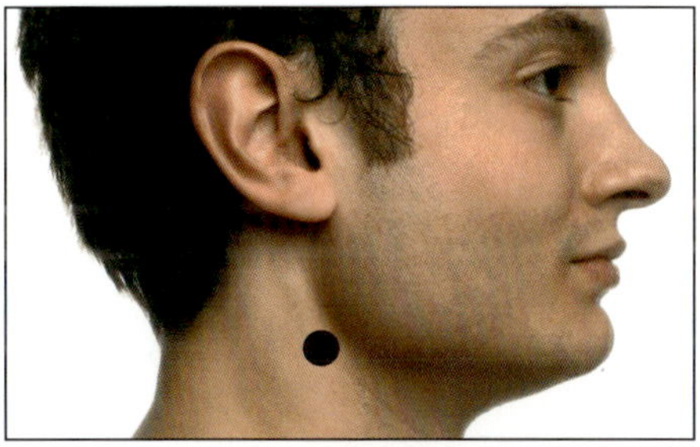

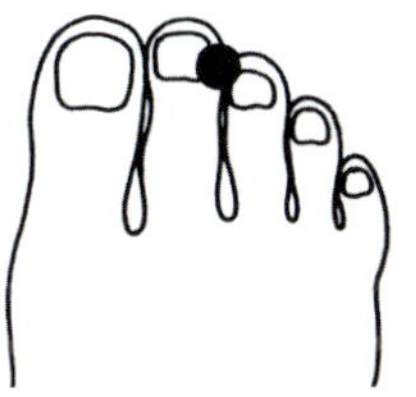

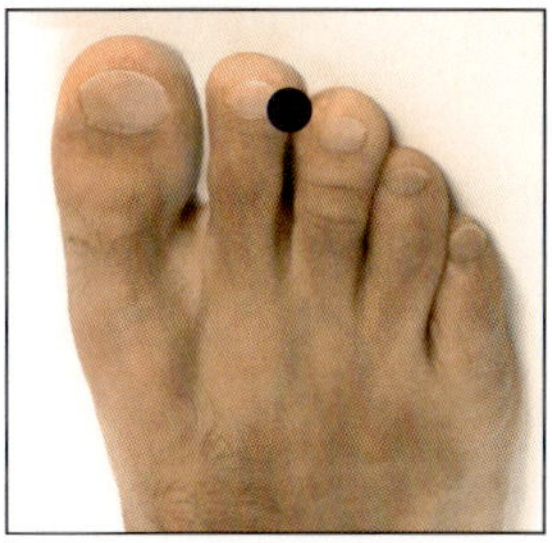

Der erste dieser Punkte befindet sich hinter dem Unterkieferwinkel, der zweite am äußeren Nagelfalzwinkel des zweiten Zehs.

Stellenwert der Akupressur

Gerade bei Aphten werden durch die Behandlung mit Akupressur erstaunliche Erfolge erzielt. Oft tritt eine vollständige Heilung ein, mindestens aber eine rasche Besserung.

Ganz generell ist die Akupressur bei allen Zahnfleischerkrankungen alleine für sich oder als Begleittherapie sinnvoll.

Akupressurtechnik

Bei Mundausschlägen muss der erste reguläre Punkt tief und kräftig stimuliert werden – entweder durch Fingerdruck oder durch Nadelung. Eine einmalige Behandlung mit Elektroakupunktur kann sogar einen plötzlich auftretenden Mundausschlag hemmen.

Um Rückfälle zu vermeiden oder um eine chronische Zahnfleischentzündung zu stoppen, sollte jedoch eine Zeitlang morgens und abends mehrere Minuten behandelt werden.

Erkrankungen der Zähne

Definition

Zahnkrankheiten sind Teil der Stomatologie, eines Spezialgebiets der Medizin, und zu häufig und kompliziert, als dass sie hier ausführlich zu beschreiben wären. Zumal diese Krankheiten nicht nur die Zähne betreffen, sondern ebenso den Zahnhalteapparat.

Die Zähne sitzen bekanntlich in kleinen Fächern der Kieferknochen, den Alveolen, und sind dort durch ein kompliziertes System verankert, das sich mit zunehmendem Alter lockern, infektionsanfällig und beschädigt werden kann. Für diese »Arthritis« des Zahnhalteapparats oder, wissenschaftlich korrekt, **Parodontose** gibt es noch keine befriedigende Behandlung.

Krankheitszeichen

Erster Hinweis auf eine Erkrankung des Zahnhalteapparates sind Zahnschmerzen, wie sie jeder kennt: akute Nervenschmerzen, wie mit dem Hammer oder lanzinierend.

Die **Parodontolyse** – das ist die Auflösung des Zahnhalteapparats – verläuft dagegen ziemlich schmerzarm. Die Zähne beginnen zu wackeln und fallen schließlich aus.

Herkömmliche Behandlung

Wir können hier nicht ins Detail gehen, denn die in Frage kommenden Zahnbehandlungsmaßnahmen sind naturgemäß hoch spezialisiert.

Stellenwert der Akupressur

Die Akupressur eignet sich besonders für die bereits erwähnten Probleme:

- Zahnschmerzen
- Parodontose

Akupressurtechnik

Bei Schmerzen werden die genannten Punkte energisch stimuliert. Sie müssen bei chronischen Erkrankungen des Kauorgans morgens und abends mehrere Minuten massiert werden.

Auch Zahnärzte und Stomatologen, die Akupunktur anwenden und deren Zahl ständig zunimmt, behandeln diese Punkte, um Eingriffe am Kauorgan ohne medikamentöse Anästhesie durchzuführen.

Reguläre Punkte

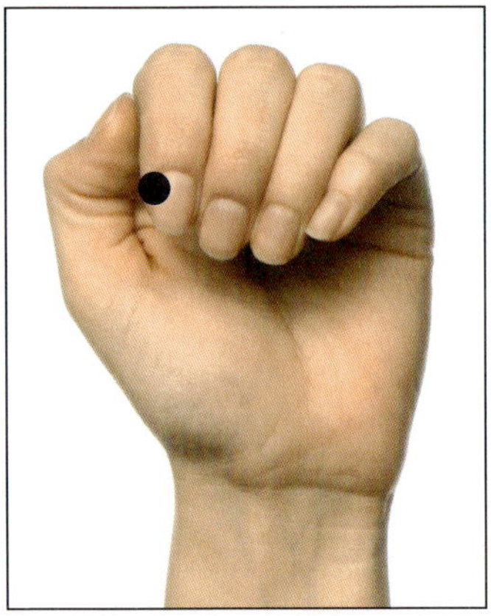

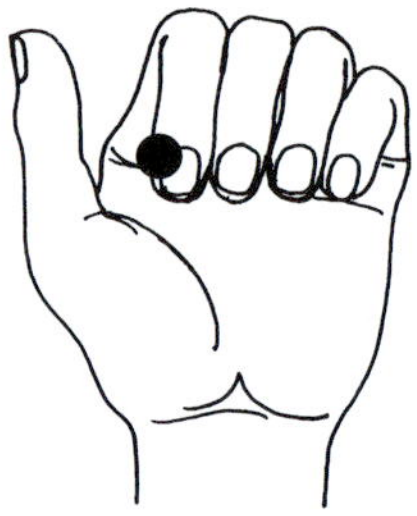

Der erste reguläre Punkt liegt auf dem Zeigefinger daumenwärts am Nagelfalz.

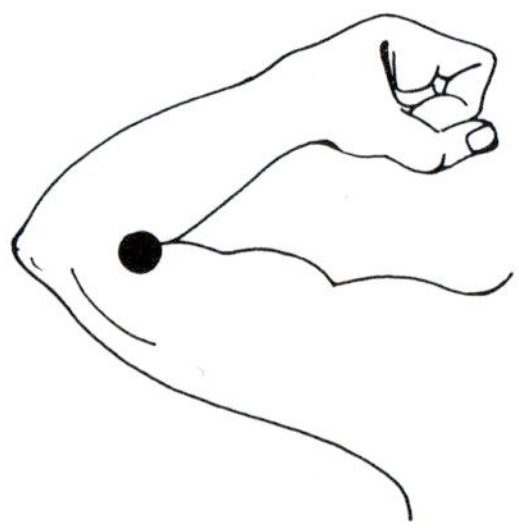

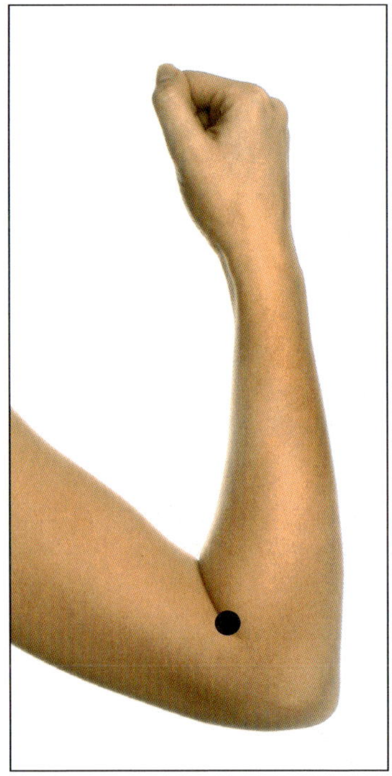

Den zweiten regulären Punkt finden Sie außen an der Beugefalte des Ellbogens.

Ergänzende Punkte

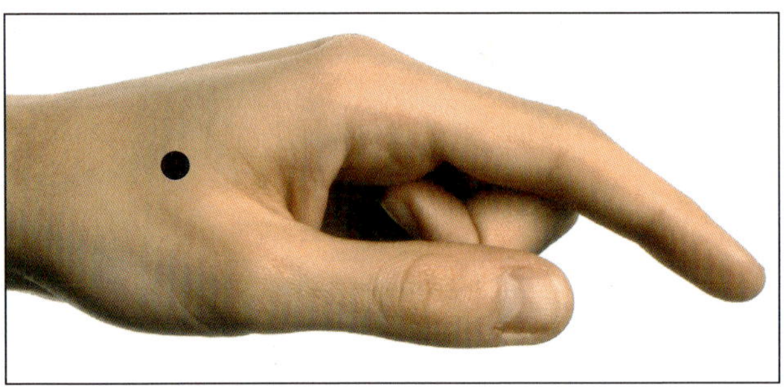

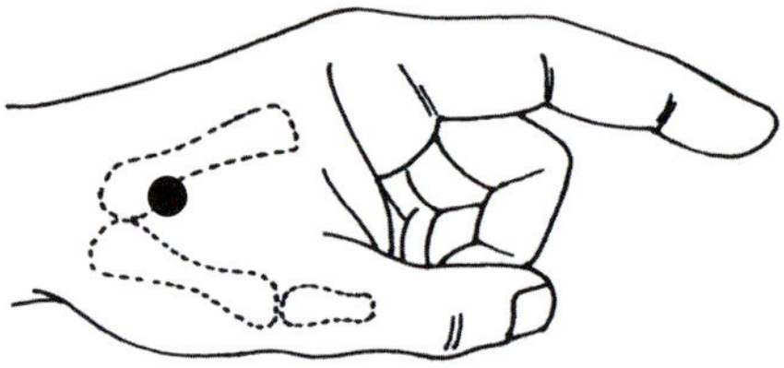

Für die Zähne im Oberkiefer: immer den Punkt auf dem Handrücken am Schnittpunkt der Mittelhandknochen von Daumen und Zeigefinger behandeln.

Ergänzende Punkte

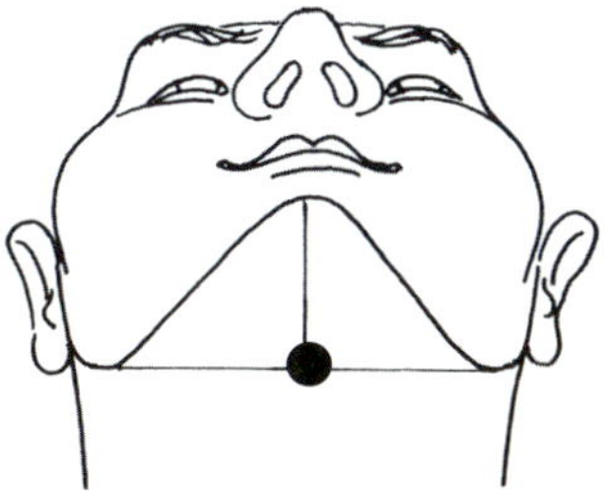

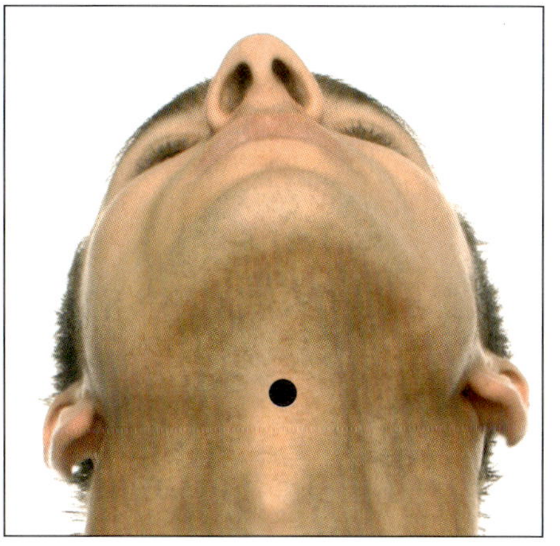

Für die Zähne im Unterkiefer: der Punkt unter dem Kinn in der Mitte der gedachten Linie zwischen beiden Unterkieferwinkeln.

Außerdem ein Punkt einen Fingerbreit über und vor dem Unterkieferwinkel am Kaumuskel. Dieser zieht sich zusammen, wenn man die Zähne zusammenbeißt.

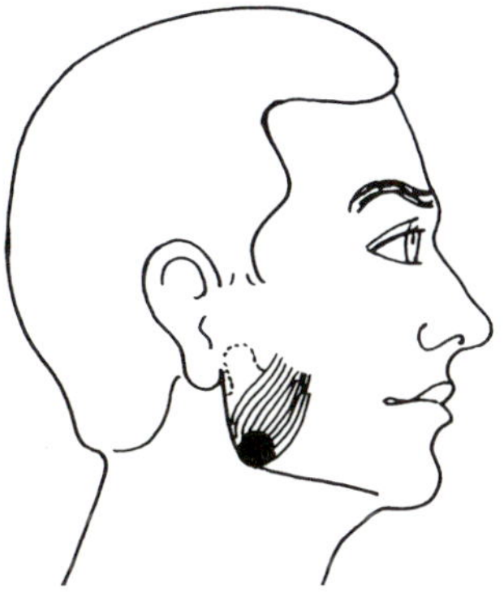

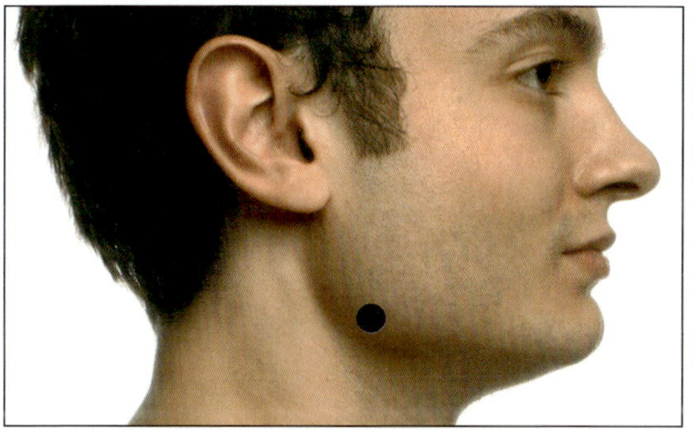

Ergänzende Punkte

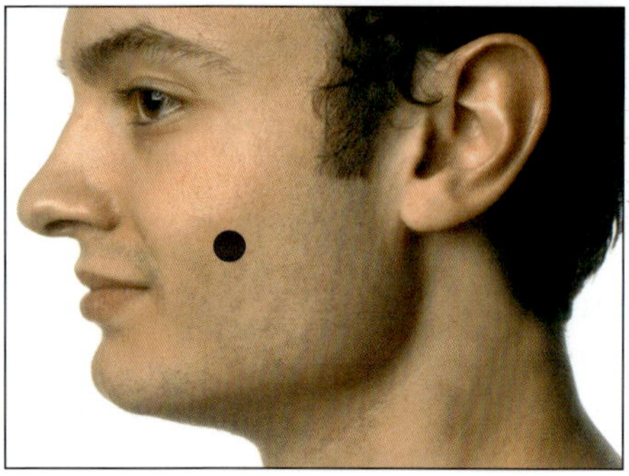

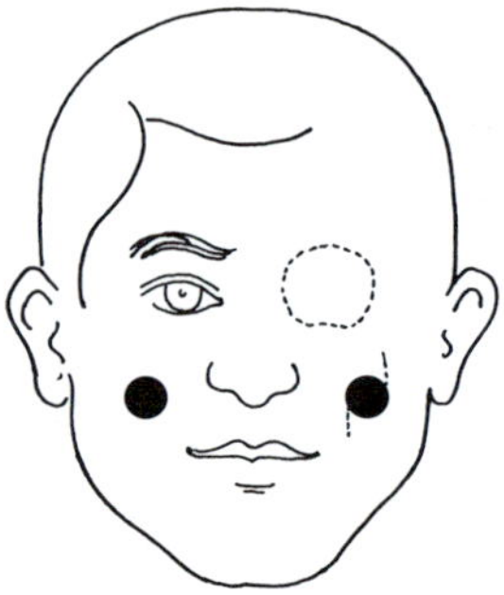

Für die Mahlzähne, Backenzähne und Eckzähne: der Punkt direkt unterhalb des Jochbeins.

Für die Schneidezähne: ein Punkt auf der Rinne zwischen Nase und Oberlippensaum.

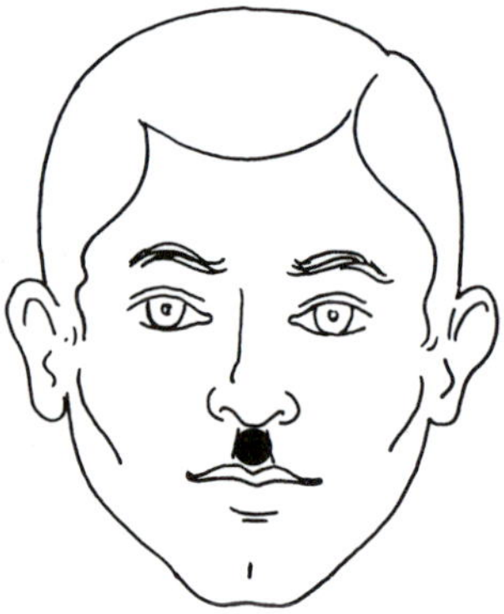

Angina

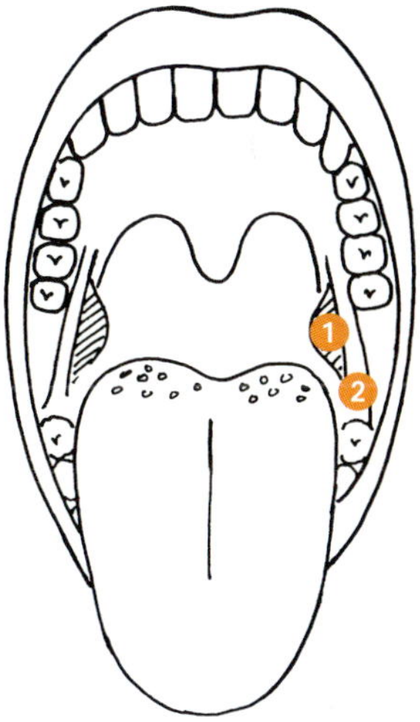

① *Gaumenmandel*
② *Umschlagfalte des Gaumensegels*

Definition

Angina bedeutet in der Umgangssprache Halsentzündung. Dabei ist aber »Hals« kein anatomischer Begriff, sondern umfasst eine ganze Region: das Gaumensegel, den Rachen und die Gaumenmandeln. Angina bezeichnet somit die umfassende oder teilweise Entzündung dieser Region.

Dabei sind die Gaumenmandeln die wichtigsten Organe in dieser Region. Über sie herrscht einige Verwirrung, die wir klären müssen. Zunächst einmal sind die Mandeln, die man tief im geöffneten Mund erblickt, keine Einzelkämpfer, sondern Teil eines Bogens, der hinter dem Gaumen rechts und links der Zunge emporsteigt und sich im Zäpfchen vereinigt.

Wozu ist dieser so genannte Rachenring gut? Er ist schlicht eine Schranke zur Abwehr von Gefahren

Reguläre Punkte

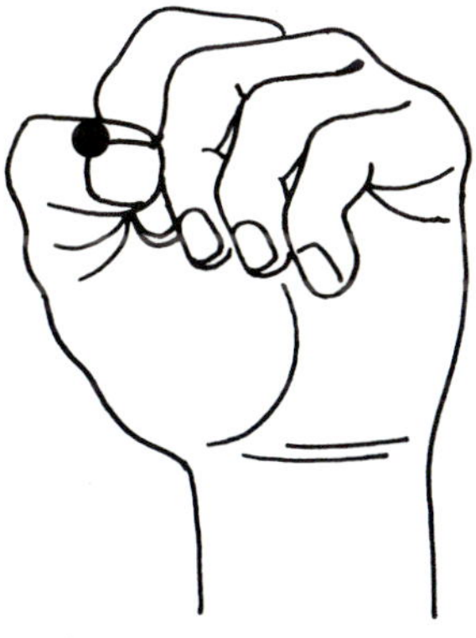

Der erste reguläre Punkt befindet sich am Daumen am Nagelfalzwinkel, der dem Zeigefinger benachbart ist.

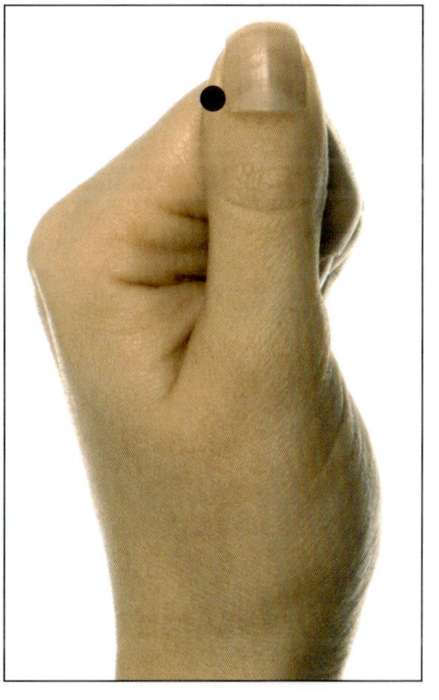

durch Keime, ähnlich wie Lymphdrüsen, bildet also einen Festungswall, der an der Kreuzung der Atemwege mit der Speiseröhre das Eindringen in den Organismus verhindert. Es leuchtet ein, dass diese Abwehr funktionstüchtig bleiben muss.

Geschwollene Gaumenmandeln sind – vor allem bei Kindern – keineswegs immer anormal, ganz im Gegenteil. In diesen Mandeln bildet das Kind Abwehrstoffe gegen Infektionen. Deswegen soll man sie in der Regel besser unbehandelt lassen.

Krankheitszeichen

Das auffälligste Symptom sind brennende, stechende Halsschmerzen, die beim Schlucken so heftig werden können, dass die Nahrungsaufnahme mitunter sehr mühsam ist.

Die Betroffenen fühlen sich elend und haben mehr oder weniger hohes Fieber. Der Rachen ist rot und geschwollen. Auf den Mandeln sitzen oft kleine weiße Eiterstippchen, die mitunter zu richtigen Belägen zusammenfließen; sie finden sich regelmäßig bei einer schweren Angina.

Mitunter erkennt man kleine Bläschen wie vom Kontakt mit Brennnesseln. Sie sind ein Hinweis auf eine Virusangina.

Reguläre Punkte

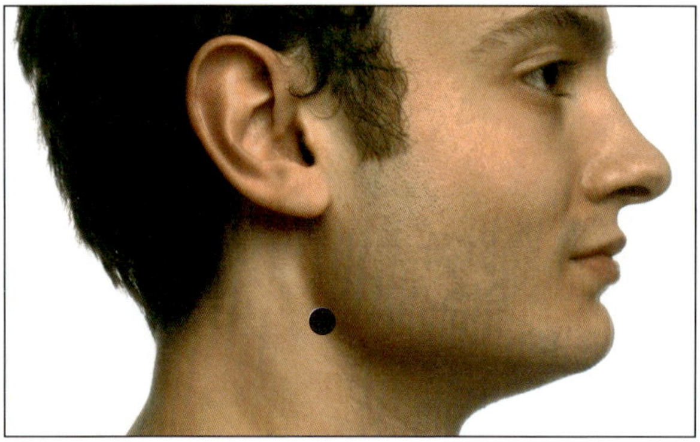

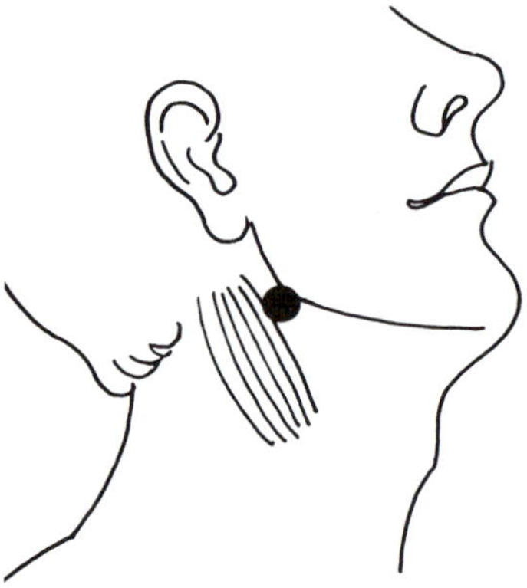

Der zweite reguläre Punkt findet sich einen Fingerbreit hinter dem Unterkieferwinkel.

Ursachen

Man unterscheidet je nach Aussehen »rote« und »weiße« Anginen. Sie werden fast immer von krankhaften Keimen in der Mundhöhle ausgelöst.

Die bakteriellen Anginen mit Pseudomembranen waren früher das Symptom der furchtbaren Diphtherie, die heute fast verschwunden ist. Mittlerweile ist die Plaut-Vincent-Angina das einzige Krankheitsbild, das der Diphtherie vergleichbar ist. Die Angina, die Bronchien und Speiseröhre mit kleinen Bläschen überzieht, wird durch Viren ausgelöst. Vor allem aber kann eine Angina zahlreiche sekundäre Erkrankungen verursachen wie Hirnhautentzündung, Rheuma oder Herzkrankheiten. In diesem Fall sollte man stets bedenken, dass es sich um eine Infektion mit Streptokokken handelt.

Herkömmliche Behandlung

Die klassische Behandlung der Angina hat den Triumph der Antibiotika begründet, da sie die Zahl und die Schwere der Komplikationen minderten. Der Ruf dieser Medikamente wurde sogar ein bisschen zu stark gefestigt, denn sie werden oftmals viel zu sorglos verordnet.

Ergänzende Punkte

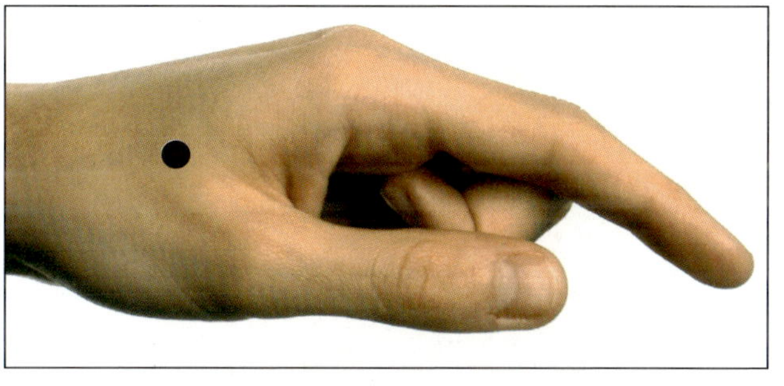

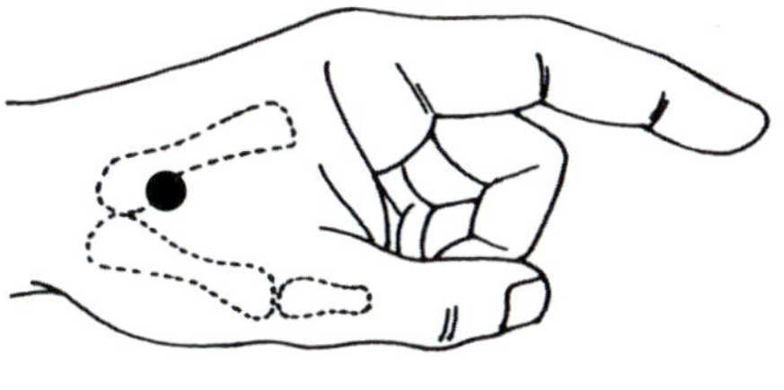

Der erste ergänzende Punkt befindet sich auf dem Handrücken am Schnittpunkt der Mittelhandknochen von Daumen und Zeigefinger.

Stellenwert der Akupressur

Für die Behandlung einer Angina ist die Akupressur unentbehrlich. Sehr rasch beseitigt sie die brennenden Schmerzen und die Schluckbeschwerden.

Bei einer unkomplizierten Virusangina kann die Akupressur allein als Therapie genügen.

Akupressurtechnik

Massieren Sie die beiden regulären Punkte mit dem Finger oder elektrisch, bis die Halsschmerzen einem Gefühl der Betäubung weichen. Wiederholen Sie diese Druckpunktmassage zwei- bis dreimal am Tag mit einem halbstündigen Intervall.

Die gutartige akute Angina sollte im Laufe des Tages verschwinden. Andernfalls konsultieren Sie bitte einen Arzt.

Ergänzende Punkte

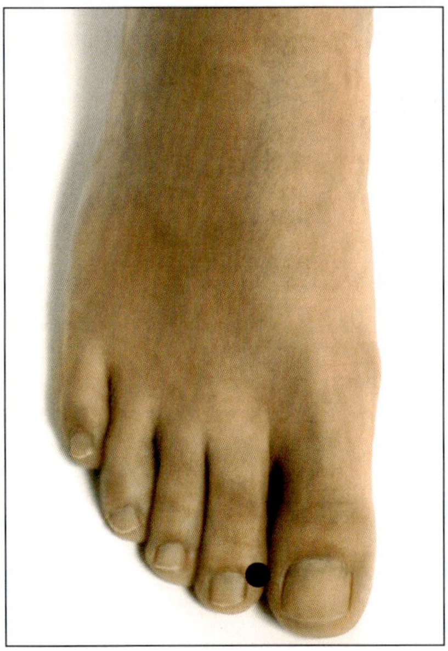

Der zweite ergänzende Punkt befindet sich am Endgelenk des zweiten Zehs, großzehenseitig am Nagelfalzwinkel.

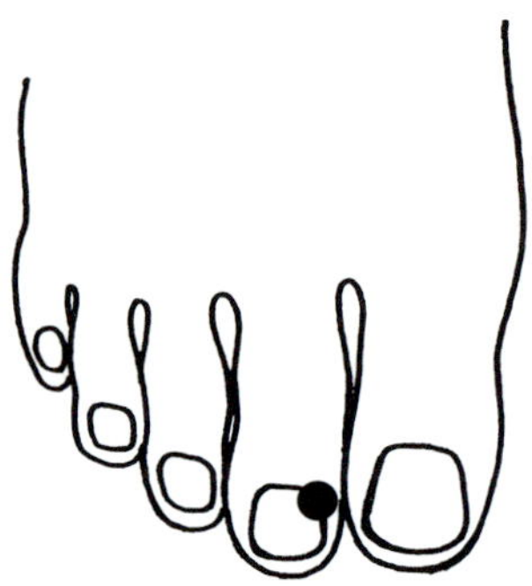

Schnupfen

Definition

Was gibt es Harmloseres als einen gewöhnlichen Schnupfen, auch wenn die Ärzte ihm hochtrabende Namen wie Coryza oder akute Rhinitis geben. Gewöhnlich handelt es sich um eine Entzündung der Schleimhäute im Naseninneren.

Krankheitszeichen

Wer wüsste nicht, wie sich ein Schnupfen äußert? Plötzlicher Beginn mit einem Brennen in Nase und Rachen, wiederholtes Niesen, verstopfte Nase und sodann Absonderung eines zunächst farblosen, dann zunehmend eitrigen, gelb-grünen Sekrets. Oft tränen die Augen, und die Ohren fallen zu. Manchmal schlägt einem der Schnupfen auch auf die Brust: Das heißt, er greift die Bronchien an. Normalerweise ist ein Schnupfen aber nach acht bis zehn Tagen überstanden.

Formen und Verlauf

Das gilt jedoch nur für den banalen, harmlosen Schnupfen. In manchen Fällen ist es nicht so einfach.

Reguläre Punkte

Der erste reguläre Punkt befindet sich am Haaransatz in der Mitte der Stirn. Wenn Sie den Zeigefinger von der Nasenwurzel an die Stirn legen, berührt die Fingerspitze eine winzige Delle am Rand der Stirn: hier liegt der Punkt.

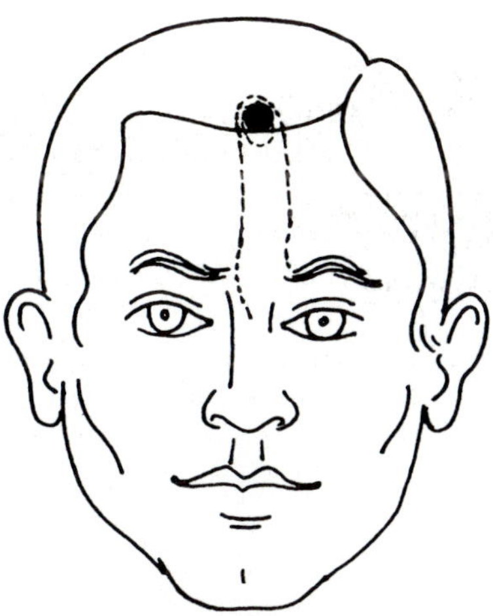

Bei Säuglingen und Kleinkindern, die noch nicht über genügend Abwehrkräfte verfügen, kann es durch die Enge der Nasenhöhle und die Liegehaltung leicht zu einem Rückfluss von eitrigem Sekret in die Bronchien, die Speiseröhre und vor allem in die Ohren kommen. Für zahllose Ohrentzündungen bei Kindern ist ein vorausgegangener Schnupfen verantwortlich. Ich hatte selbst eine kleine Patientin, bei der wegen Mittelohrentzündung das Trommelfell in einem einzigen Winter 32-mal durchstochen wurde.

Wiederholter Schnupfen bei Schulkindern hat durchaus Krankheitswert. Denn die ständigen »Rotznasen« schwächen den Allgemeinzustand der Kinder, hemmen ein gesundes Heranwachsen und verhindern eine harmonische schulische Entwicklung.

Beim Erwachsenen schließlich kann es zu einer chronischen Rhinitis kommen. Von einem Schnupfen zum nächsten zieht der Betroffene die Nase hoch, er hat eine chronisch verstopfte Nase und muss sich ständig schnäuzen.

Eine chronische Rhinitis kann den Betroffenen über Jahre plagen. Sie schwächt den Geruchssinn, führt zu Kopfschmerzen und ist eine Gefahr für die Atemwege, besonders für die Nasennebenhöhlen. Es sind der akute und der chronische Schnupfen, die dem Gesundheitssystem die meisten Kosten für Medikamente und Arbeitsausfälle aufbürden.

Reguläre Punkte

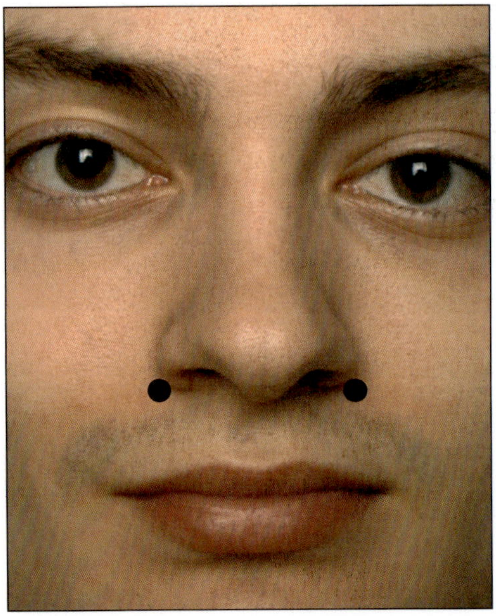

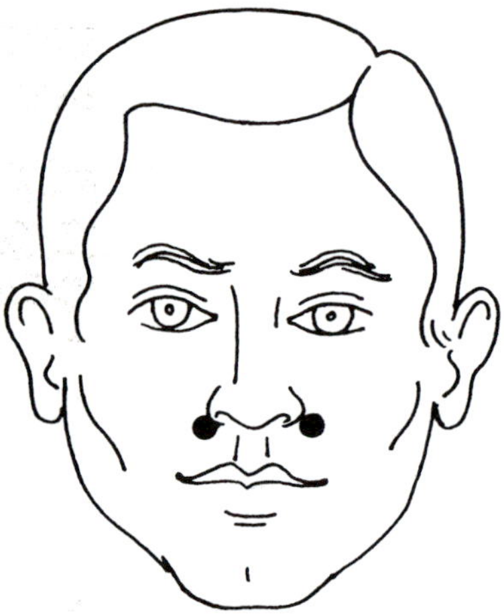

Der zweite reguläre Punkt liegt beidseits unterhalb der Nasenflügel und oberhalb der Mundwinkel.

Ursachen

Schnupfen wird durch Eindringen von Allergenen, Bakterien oder Viren verursacht. Sehr schnell nehmen die Keime überhand und führen zu einer Überinfektion der Nase. Diese Infektionen werden durch zahlreiche Faktoren begünstigt: Menschenansammlungen (Kindergarten, Schule, Büro usw.), feuchtes Klima, Umweltverschmutzung, Tabakrauch sind die häufigsten. Auch Allergien spielen eine Rolle, die angeborene oder erworbene Überempfindlichkeit gegen Stäube, Mikroben, chemische Verbindungen.

Herkömmliche Behandlung

Wer die Hausmittel der Großmütter anwendet, beispielsweise bei Kälte warm anziehen oder Nasenspülungen mit Salzwasser, kann nicht viel falsch machen.

Etwas anderes ist es allerdings, wenn die Verschnupften die Schleimhaut abschwellende Nasentropfen anwenden oder gar Antibiotika einnehmen. Wer kennt nicht eines dieser unglücklichen Kinder, die von Mitte Oktober bis Ende Mai mit solchen Mitteln traktiert werden, sehr zum Schaden ihrer Verdauungsorgane, ihrer Entwicklung und ihrer Zähne!

Ergänzende Punkte

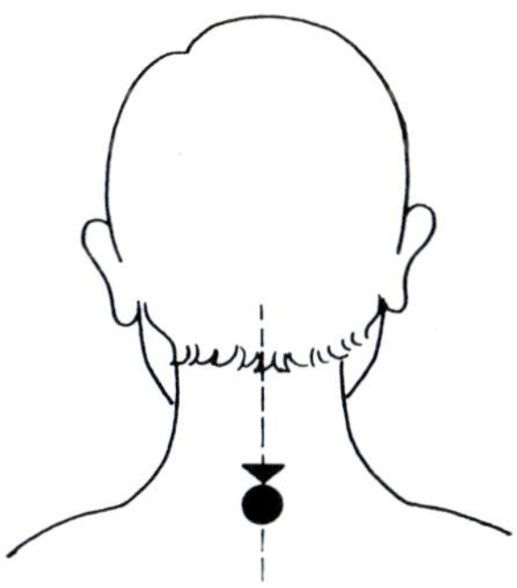

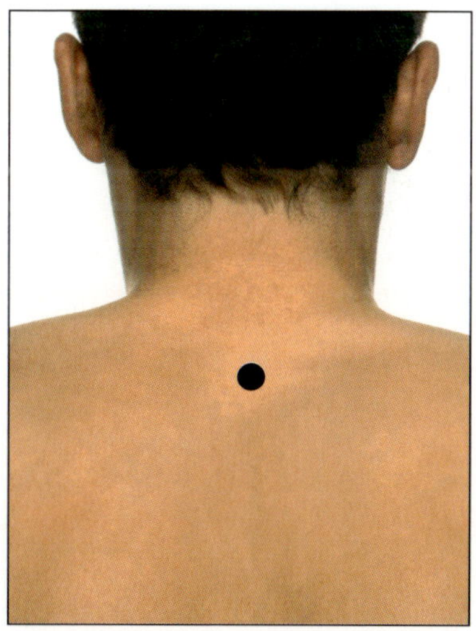

Der erste ergänzende Punkt liegt im Nacken auf dem Dornfortsatz unter dem siebten Halswirbel, den Sie beim Abtasten der Wirbelsäule spüren.

Stellenwert der Akupressur

Deshalb ist bei diesen Erkrankungen eine natürliche Heilweise willkommen, die ebenso wirksam wie nebenwirkungsfrei ist.

Die Akupressur der einschlägigen Punkte im frühesten Stadium hemmt den Schnupfen. Später einsetzende Behandlung lindert die Symptomatik und kann den Krankheitsverlauf deutlich abkürzen. Im Übrigen sollte auch die Akupunktur stets von Anfang an eingesetzt werden, sei es allein oder mit anderen Naturheilverfahren.

Akupressurtechnik

Gleich zu Beginn eines Schnupfens sollte eine gründliche Stimulation (fünf bis sechs Minuten) der drei regulären Punkte genügen, ihn zu beenden.

Wenn der Schnupfen bereits ausgebrochen ist, vor allem bei chronischer Rhinitis, sollten die Punkte morgens und abends mehrfach zwei bis drei Minuten lang stimuliert werden. Auf diese Weise tritt eine Besserung ein, und die Nase wird wieder frei.

Ergänzende Punkte

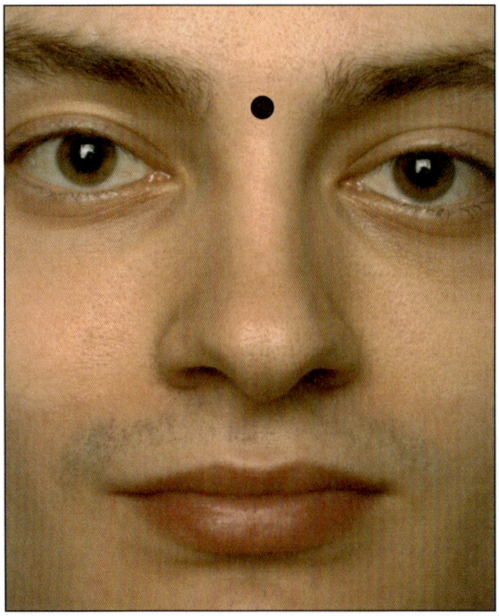

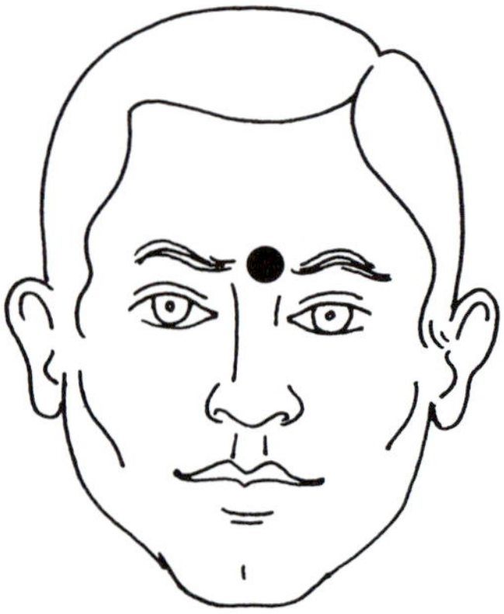

Der zweite ergänzende Punkt liegt oberhalb der Nasenwurzel direkt unter dem Stirnhöcker zwischen den Augenbrauen (Glätzchen).

Erkrankungen der Augennetzhaut

Definition

Zunächst ist zu klären, um was für ein Organ es sich bei der Netzhaut oder Retina handelt. Die Retina überzieht als dünne Haut den Augenhintergrund. Da der Augapfel in etwa kugelförmig ist, können Sie sich den Hintergrund wie eine Halbkugel vorstellen, deren Rundung nach vorne gewandt ist. Diese Rundung oder Konkavität ist mit der Netzhaut überzogen.

Diese Netzhaut besteht aus feinsten Verzweigungen des Sehnervs, fachsprachlich *Nervus opticus*. Sie empfängt die Bilder der Außenwelt und leitet sie weiter ans Gehirn. Für diese Aufgabe verfügt sie über zwei Arten von Zellen, nämlich Zapfen und Stäbchen, wobei die ersten für das Farbensehen, die anderen für das Erkennen von Formen zuständig sind. Bedenkt man, dass dieses Nervengewebe über eine Arterie durchblutet wird, die mit dem Sehnerv verläuft, dann kann man sich vorstellen, wie kompliziert das Auge funktioniert. Da diese Arterie aus dem Inneren des Kopfes stammt, kann ihr Aussehen auf dem Augenhintergrund einen Eindruck vom Zustand der Blutgefäße im Gehirn und somit von der Gehirndurchblutung vermitteln.

Reguläre Punkte

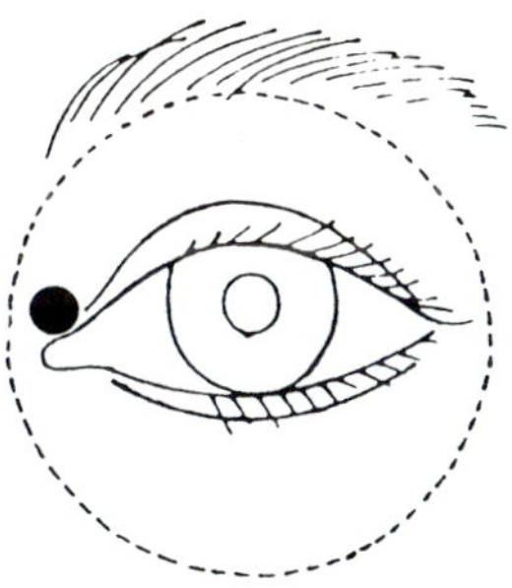

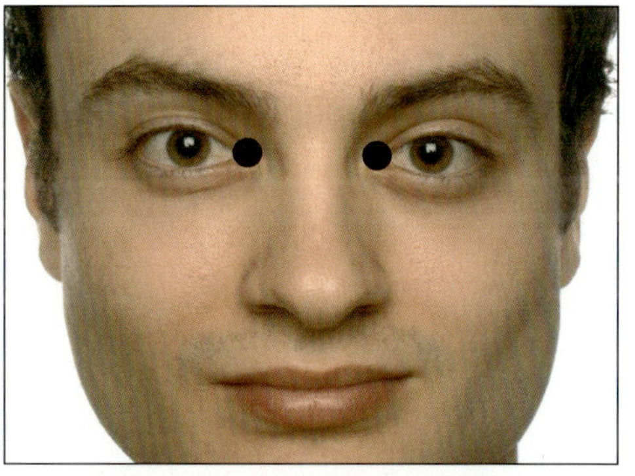

Der erste reguläre Punkt sitzt im inneren Augenwinkel über dem Tränenpünktchen. Mit der Elektroakupunktur dieses Punktes werden erstaunlich gute Ergebnisse erzielt.

Krankheitszeichen und Ursachen

Eine Erkrankung der Netzhaut kann die anatomische Einheit insgesamt, aber auch Teile wie das Nervengewebe oder die Blutgefäße treffen.

Im ersten Fall ist die **Netzhautablösung** das häufigste Ereignis. Dabei handelt es sich um einen zum Glück meist begrenzten Riss in dem Organ. Alarmzeichen ist die plötzliche Wahrnehmung von grell leuchtenden Punkten und Blitzen. Dies ist ein medizinischer Notfall, der schnellstens behandelt werden muss, denn sonst besteht die Gefahr einer Einschränkung des Sehfeldes an der erkrankten Stelle. Die häufigste, wenn auch nicht einzige Ursache einer Netzhautablösung ist starke Kurzsichtigkeit.

Manchmal ist auch der optische Teil der Netzhaut selbst betroffen. Dann handelt es sich um eine **Retinitis,** eine Entzündung der Retina. Der Erkrankte sieht verschwommen, Gegenstände werden undeutlich und verzerrt wahrgenommen. Die Retinitis ist fast immer toxisch, also durch Vergiftungen verursacht – die häufigsten Auslöser sind Alkohol und Tabak oder eine Kombination von beiden.

Auch die Netzhautarterien sind krankheitsanfällig. Die Hauptarterie oder einer ihrer Äste kann blockiert werden, vorübergehend durch einen Gefäßkrampf oder definitiv durch ein Blutgerinnsel. Bei einem Krampf sieht der

Reguläre Punkte

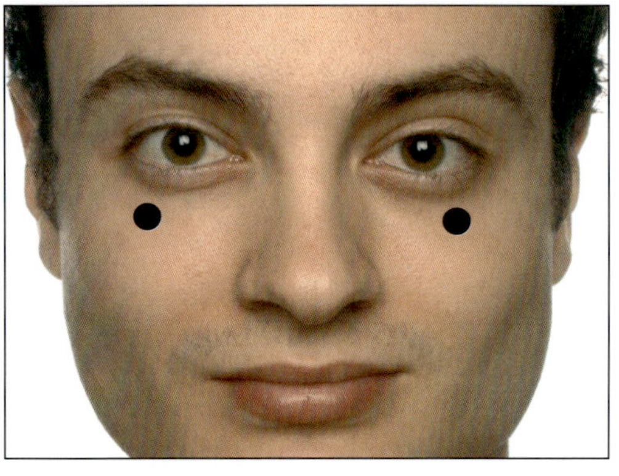

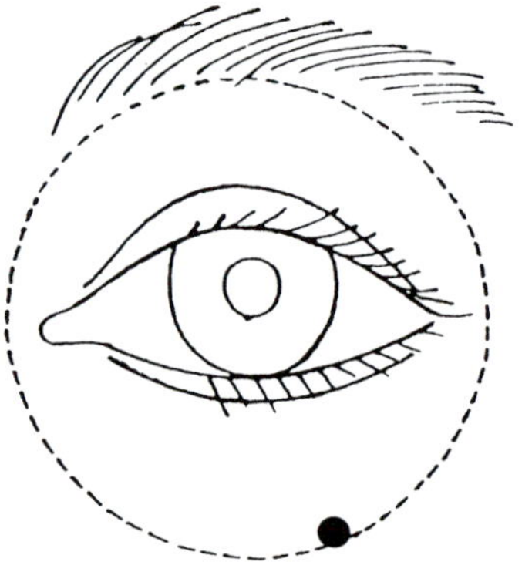

Der zweite reguläre Punkt liegt zwischen dem äußeren und mittleren Drittel des unteren knöchernen Orbitalrandes. Dieser erst kürzlich entdeckte Punkt hat große Bedeutung erlangt. Die Chinesen berichten über hervorragende Ergebnisse sogar bei der Behandlung von stark Sehbehinderten.

Betroffene schwarze Pünktchen – die »fliegenden Mücken«. Das zweite Ereignis hat leider partielle oder totale Blindheit zur Folge.

Herkömmliche Behandlung

Bei derart verschiedenen Krankheitsbildern und ihren Ursachen muss es eine sehr breite Palette therapeutischer Maßnahmen geben. Großflächige Netzhautablösungen müssen grundsätzlich operiert werden. Einen erheblichen Fortschritt bedeutet die Anwendung des Lasers in der Augenheilkunde. Mit dem Laser lassen sich kleine Risse »kleben« und weitere ungute Entwicklungen verhindern. In jedem Fall sollte man auch bei der kleinsten Sehstörung unbedingt einen Augenarzt aufsuchen, der sofort eingreifen und Schlimmeres verhindern kann.

Erkrankungen der Augengefäße sind ein medizinischer Notfall und erfordern, dass schnellstmöglich eine gefäßerweiternde Behandlung eingeleitet wird, die den Gefäßkrampf beseitigt oder das Blutgerinnsel auflöst.

Die therapeutischen Waffen gegen eine Retinitis sind ungleich weniger scharf. Neben der Ausschwemmung des Giftes werden Vitamine der B-Gruppe (B1, B6 und B12) verabreicht, um die Vitalität des Nervs wiederherzustellen.

Ergänzende Punkte

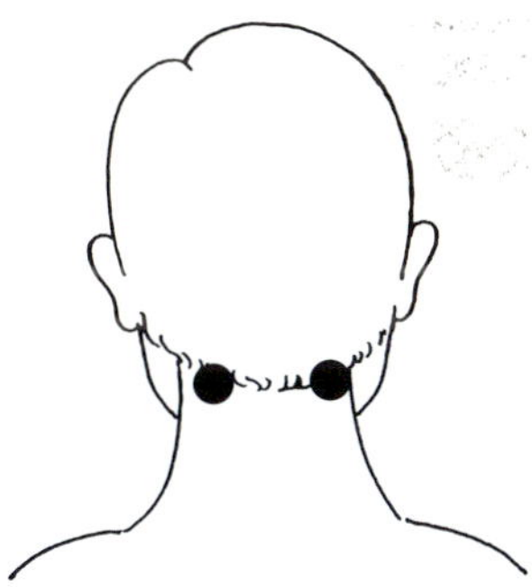

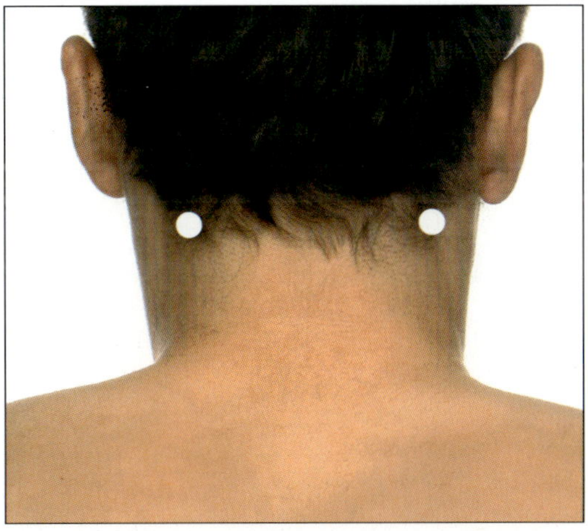

Der erste ergänzende Punkt liegt am Rand des Hinterhaupts in einer Einsenkung zwei Fingerbreit hinter der Ohrgrube.

Stellenwert der Akupressur

Nur in zwei Extremfällen kann die Akupressur von Nutzen sein: einerseits bei plötzlicher Blindheit. Dann nämlich kann, bis der Arzt eintrifft, die energische Stimulation der Punkte das Augenlicht retten. Bei Retinitis kann die regelmäßige Stimulation der Punkte lindernde Wirkung entfalten.

Akupressurtechnik

Sie ist natürlich verschieden, je nachdem ob es sich um chronische Leiden oder um eine akute Erkrankung wie etwa plötzliche Blindheit handelt.

In derartigen Fällen zögern die Ärzte in China nicht, lange Nadeln unter dem Augapfel in die Orbita zu stechen. Diese Technik eignet sich selbstverständlich nicht für die Anwendung im medizinischen Alltag. Dagegen kann eine kräftige manuelle oder elektrische Stimulation ein vergleichbar günstiges Ergebnis zeitigen. Jedenfalls ist es sinnvoll, im Notfall den betreffenden Punkt ohne Pause zu massieren, bis der Augenarzt die weitere Behandlung übernimmt.

Bei chronischen Erkrankungen, etwa einer Retinitis, oder als Ergänzung einer Behandlung mit dem Laser kann die zwei- bis dreimal am Tag wiederholte, mehrere Minuten dauernde Stimulation zur Rückbildung der Läsionen beitragen.

Ergänzende Punkte

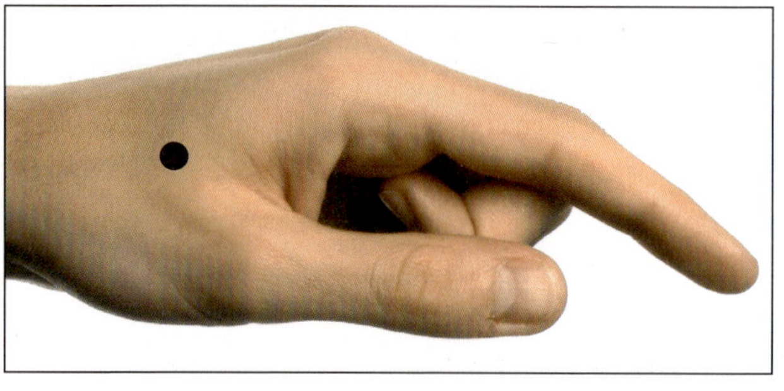

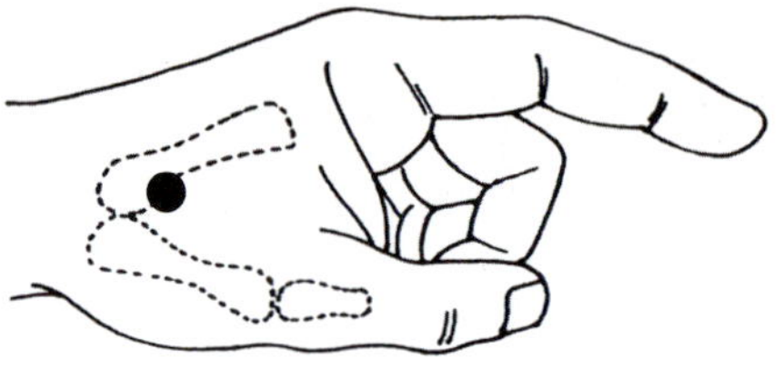

Den zweiten ergänzenden Punkt finden Sie auf dem Handrücken am Schnittpunkt, den die verlängerten Schenkel von Daumen und Zeigefinger bilden.

Kurzsichtigkeit und Weitsichtigkeit

Definition

Die zwei genannten Sehstörungen – es handelt sich nicht um Krankheiten – sind Folge einer schlechten »Fokussierung« von Bildern auf der Netzhaut.

Was bedeutet dieser Begriff? In Bezug auf das Auge bezeichnet Fokussierung die exakte, aber verkleinerte Wiedergabe äußerer Bilder auf der Netzhaut. Übrigens stehen diese Bilder auf dem Kopf, zum Beispiel eine Person, die wir betrachten, und das Gehirn dreht sie automatisch in die richtige Richtung. Entscheidend ist vor allem die Deutlichkeit der Konturen, und diese beruht darauf, dass das normale Auge das betrachtete Objekt punktgenau an die richtige Stelle projiziert, auf die Netzhaut, die Verzweigungen des Sehnervs.

Jeder Schüler hat irgendwann versucht, Sonnenstrahlen durch ein Brennglas zu bündeln und das Bild auf einem Blatt Papier einzufangen. Bekanntlich gibt es einen präzisen und je nach Krümmung des Glases variablen Abstand, bei dem das Sonnenlicht auf einen Punkt reduziert wird. Was das Papier manchmal in Flammen aufgehen lässt … Dies trifft auch auf das gesunde Auge zu, denn es besteht wie das Brennglas aus lichtdurchlässigem Material: Hornhaut, Kammerwasser und Glaskörper.

Wenn diese Materialien – das eigentliche »Brennglas« – zu stark gebogen oder aber zu flach sind, dann leuchtet es ein, dass das betrachtete Objekt vor oder hinter der Netzhaut abgebildet wird. Der Betrachter ist im ersten Fall kurzsichtig (myop), im zweiten weitsichtig (presbyop). In beiden Fällen ist die Sicht verschwommen. Die Weitsichtigkeit ist teilweise altersbedingt: Etwa um das fünfzigste Lebensjahr verfestigen sich die lichtdurchlässigen Teile des Auges,

Normalsichtiges Auge *Weitsichtiges oder übersichtiges Auge* *Kurzsichtiges Auge*

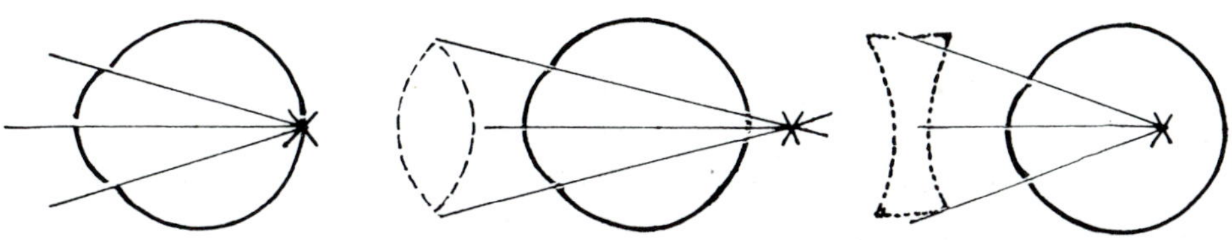

Bild wird richtig auf der Netzhaut abgebildet

Bild wird hinter der Netzhaut abgebildet – Korrektur durch Konvexgläser

Bild wird vor der Netzhaut abgebildet – Korrektur durch Bikonkavgläser

besonders die Hornhaut; die Krümmung des Augapfels wird flacher und der Mensch weitsichtig.

Krankheitszeichen

Selbstverständlich ist das gestörte Sehen der sicherste Hinweis auf die genannten Abweichungen von der Norm. Das Sehvermögen ist je nach Ursache eingeschränkt. Der Kurzsichtige sieht nah gut, fern schlecht. Der Weitsichtige sieht fern gut, aber nah schlecht. Wenn man die Zeitung beim Lesen immer weiter weghalten muss, ist dies die erste Mahnung, dass man eine Brille benötigt.

Ursachen

Eine Konvergenzschwäche der Augen (d.h. sie können die Bilder beider Augen nicht deckungsgleich übereinanderlegen) ist in den allermeisten Fällen angeboren. Doch erst, wenn ein Kind in die Schule kommt und mit den Augen ständig zwischen Heft und Tafel hin und her zu akkommodieren gezwungen ist, wird diese Schwäche entdeckt.
Allerdings kann das Kind oft nicht ausdrücken, dass es schlecht sieht, sondern klagt über Kopfschmerzen oder lässt in seinen Schulleistungen nach. Viele »Faulenzer« sehen einfach nur schlecht.

Reguläre Punkte

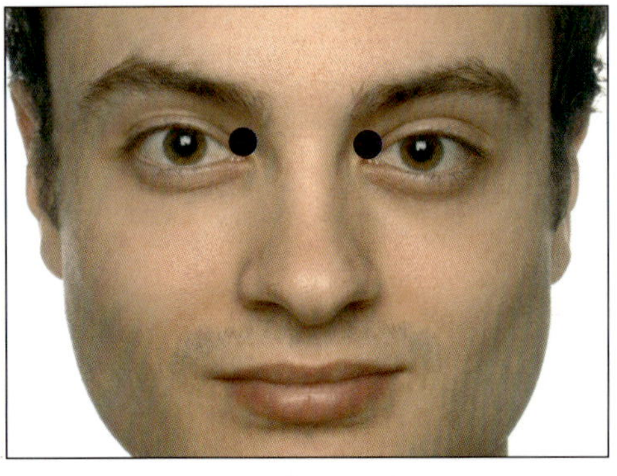

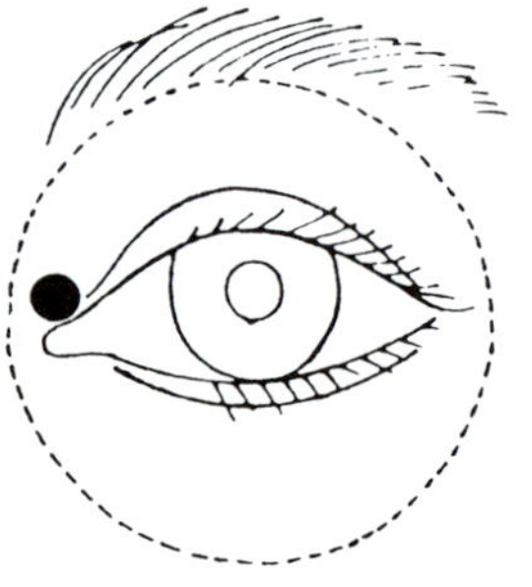

Der erste reguläre Punkt liegt im inneren Augenwinkel über der Öffnung des Tränennasenkanals. Die Behandlung dieses Punktes mit Elektroakupunktur ist außerordentlich erfolgreich.

Naturgemäß bessern sich Konvergenzstörungen nicht von selbst. Vielmehr können sie schwere Erkrankungen des Sehorgans verursachen. Starke Kurzsichtigkeit ist oft Ursache von Netzhautablösungen, mit der Gefahr zu erblinden.

Herkömmliche Behandlung

Schon lange weiß man, dass die Korrektur von Augenfehlern durch Brillen – mit konkaven Gläsern für Kurzsichtige und konvexen für Übersichtige oder Weitsichtige – die Fokussierung von Bildern künstlich wiederherstellt. Die entsprechenden Brillen gehören heute zum Alltag.

Seit Jahren gibt es die Möglichkeit der Korrektur durch Kontaktlinsen. Diese waren anfangs umständlich zu handhaben und wurden schlecht vertragen. Inzwischen sind sie bedeutend benutzerfreundlicher und verträglicher.

Es steht fest, dass die Kontaktlinsen in naher Zukunft weiter verbessert werden, sowohl was das Material (Kunststoff, Silikon) als auch die technische Herstellung betrifft, sodass noch der kleinste Sehfehler korrigiert werden kann.

Neuerdings packt man das Übel gleich an der Wurzel und kühne Chirurgen setzen gewissermaßen den Hobel direkt am Auge an, um fehlerhafte Krümmungen zu korrigieren. Diese Eingriffe geschehen noch weitgehend experi-

Reguläre Punkte

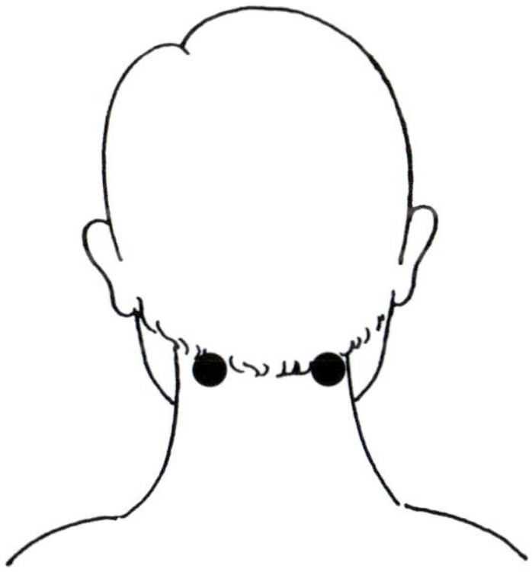

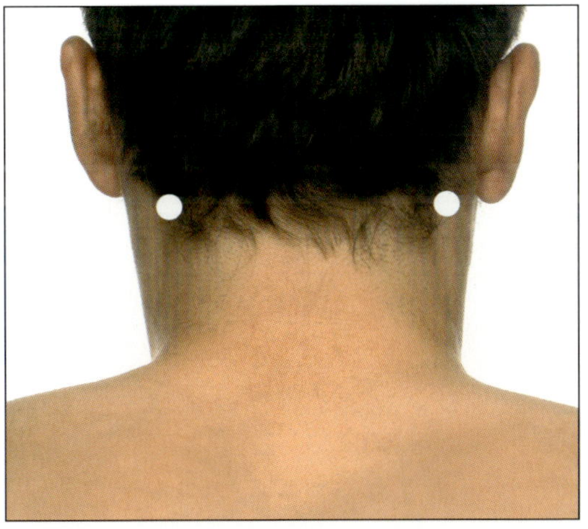

Der zweite reguläre Punkt befindet sich am Hinterkopf am unteren Schädelrand in einer kleinen Einsenkung zwei Fingerbreit hinter der Ohrgrube.

mentell, sind aber zweifellos das Verfahren der Zukunft, das Fehlsichtige von Brillen möglicherweise unabhängig machen wird.

Stellenwert der Akupressur

Bei vielen Sehstörungen scheinen die Akupunkturpunkte – wohlgemerkt auf den ersten Blick! – keine Rolle zu spielen. Und doch zeigen die oben erwähnten Operationen, dass die Störung organisch ist und gebessert werden kann.

Auf dieser Ebene können wir mit Akupressur etwas ausrichten, nämlich Sehschwächen vor allem beim Kind mildern und den Eintritt der Weitsichtigkeit im höheren Alter verzögern.

Akupressurtechnik

Da wir es bestimmt nicht mit einer akuten Krankheit zu tun haben, müssen vor allem die regulären Punkte morgens und abends mehrere Minuten stimuliert werden, und zwar durch Fingerdruck, Nadelung oder Elektroakupunktur. Als Zeichen, dass die Behandlung wirkt, tritt ein Gefühl der Betäubung im Auge auf. Die Wirkung tritt sicher ein und man kann dadurch Deformationen der Augapfelkrümmung verzögern oder mindern.

Ergänzende Punkte

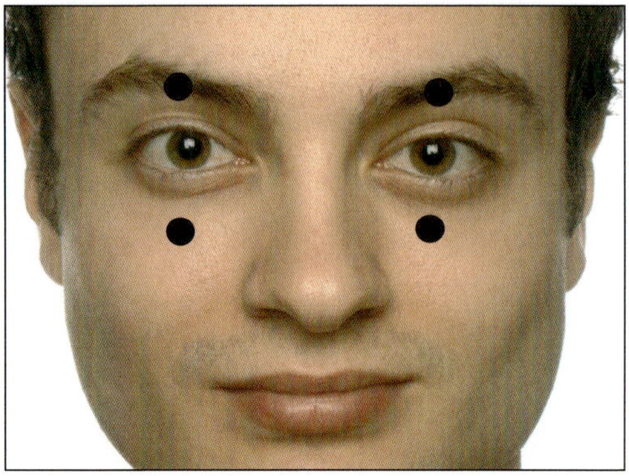

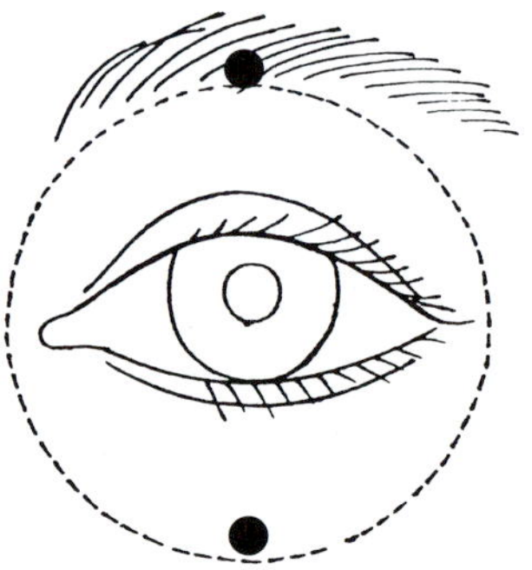

Der erste ergänzende Punkt liegt auf der Mitte der Augenbraue, der zweite in gerader Linie unterhalb des Auges am Rand der knöchernen Augenhöhle.

Schielen

Definition

Schielen oder Strabismus bedeutet, dass die beiden Sehachsen nicht parallel verlaufen. Diese müssen jedoch, gleichgültig was man betrachtet, stets exakt symmetrisch sein. Ist diese Symmetrie nicht gegeben, spricht man von Schielen – fachsprachlich Strabismus. Dabei kann der Augapfel nach außen (Exotropie oder Auswärtsschielen) oder nach innen (Esotropie oder Einwärtsschielen) abweichen.

Ursachen

Um die Ursachen des Schielens zu begreifen, muss man sich klar machen, wie der Augapfel funktioniert. Er »schwimmt« praktisch in einem Lager aus einer fetthaltigen Flüssigkeit in der nach vorn offenen knöchernen Augenhöhle, der Orbita.

Der Augapfel ist in dieser Orbita an Muskeln beweglich aufgehängt. Nicht weniger als sechs Muskeln ermöglichen die Bewegung in alle Richtungen, davon vier gerade jeweils nach oben, unten, innen und außen – Musculi recti – und

---

Gemeinsame Punkte

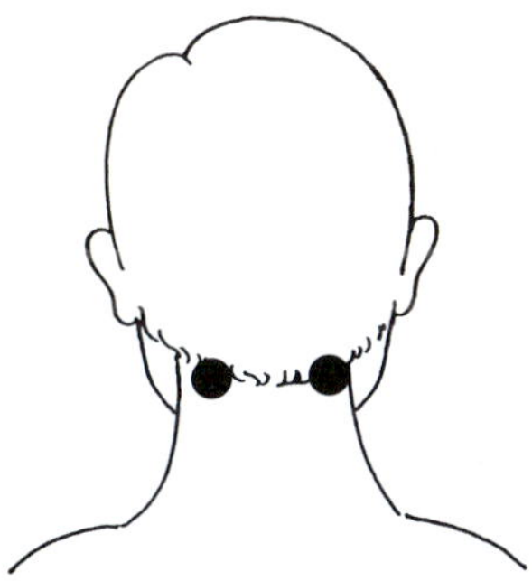

Der erste dieser Punkte befindet sich beidseits am unteren Rand des Hinterhauptknochens in einer kleinen Einsenkung zwei Fingerbreit neben dem Warzenfortsatz.

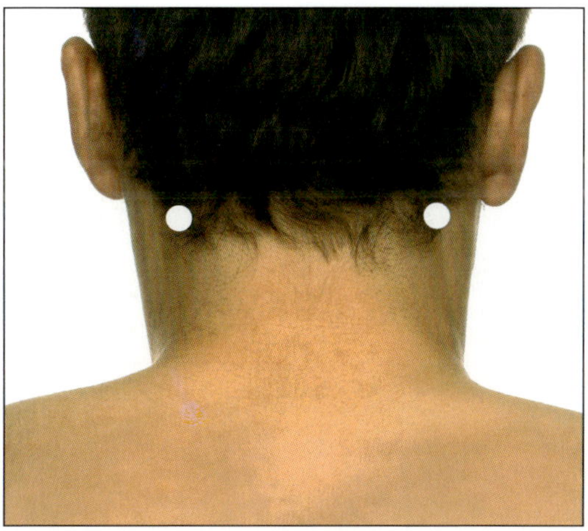

zwei schräge – Musculi obliqui – der obere nasenseitig, der untere schläfenseits. Normalerweise sind die Augenbewegungen exakt synchron, dafür sorgt eine »Rechenzentrale« im Gehirn. Manchmal ist aus irgendwelchen Gründen einer der Augenmuskeln nicht voll funktionsfähig, und es leuchtet ein, dass die Augen sich dann nicht gleichsinnig bewegen: Dann schielt der Betreffende.

Es gibt im Wesentlichen zwei Hauptursachen des Schielens:

Beim Erwachsenen ist das Schielen in der Regel zerebral bedingt. Zu jedem der Augenmuskeln gehört ein Nerv, der in seinem Verlauf, vor allem an seinem Ursprung, störanfällig ist und durch eine Virusinfektion oder eine kleine Blutung beschädigt werden kann. Dann sieht der Erkrankte plötzlich doppelt – *Diplopie* oder Doppeltsehen genannt.

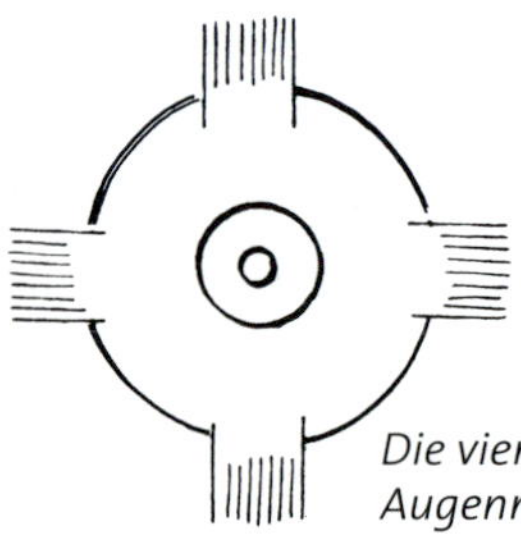

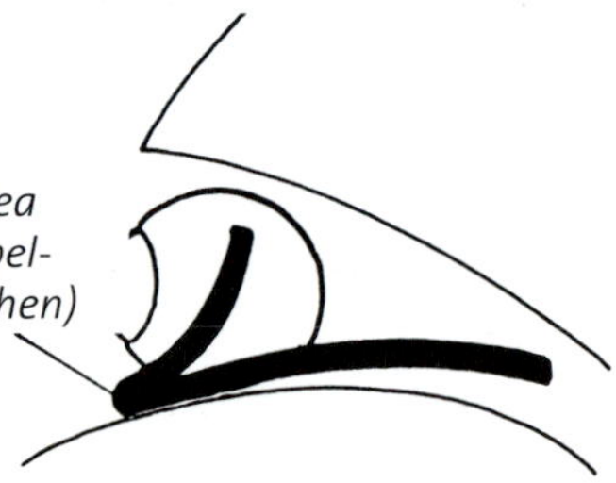

Gemeinsame Punkte

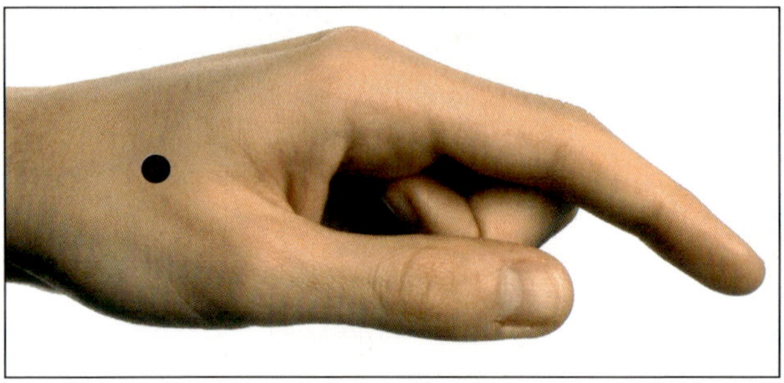

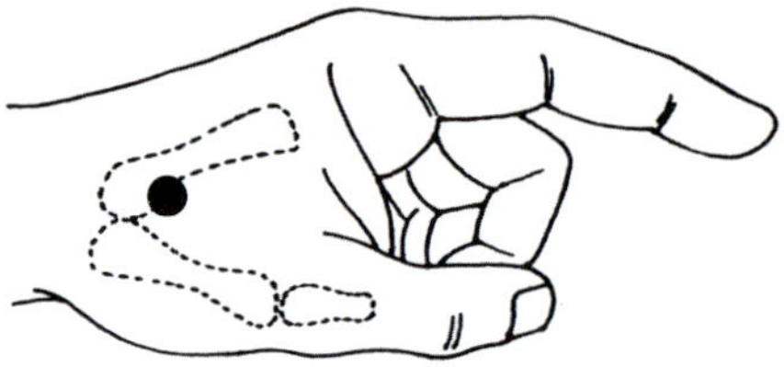

Der zweite gemeinsame Punkt liegt an der Schnittstelle der Verlängerung von Zeigefinger und Daumen.

Beim Kind erkennt man das Schielen bereits in den ersten Lebensmonaten. Hier liegt eine Fehlbildung eines Augenmuskels vor, der entweder zu lang oder zu kurz ist, oder eine Störung im Gehirn verhindert die parallele Funktion der Sehachsen. Was immer die Ursache sei, anders als beim Erwachsenen muss unverzüglich behandelt werden, denn im Gegensatz zum Erwachsenen, dem das Doppeltsehen schwer zu schaffen macht, gewöhnt sich ein Kind schnell an die Behinderung. Irgendwie lernt es, dieses Auge zu ignorieren, und gewöhnt sich an, nur mit dem anderen Auge zu sehen. Das binokulare Sehen ist aber unerlässlich, um Entfernungen richtig einzuschätzen.

Herkömmliche Behandlung

Bis vor einigen Jahren wurde das Schielen praktisch nur chirurgisch behandelt. Der Chirurg kürzte einen zu langen oder verlängerte einen zu kurzen Augenmuskel.

Infolge der beachtlichen Weiterentwicklung minimalinvasiver Behandlungen und der Bewegungstherapie hat die Zahl der Operationen inzwischen deutlich abgenommen.

Das Doppeltsehen bei Erwachsenen heilt oft ganz von allein, z. B. unter zusätzlicher Gabe von durchblutungsfördernden Medikamenten. Hingegen ist ein

Ergänzende Punkte

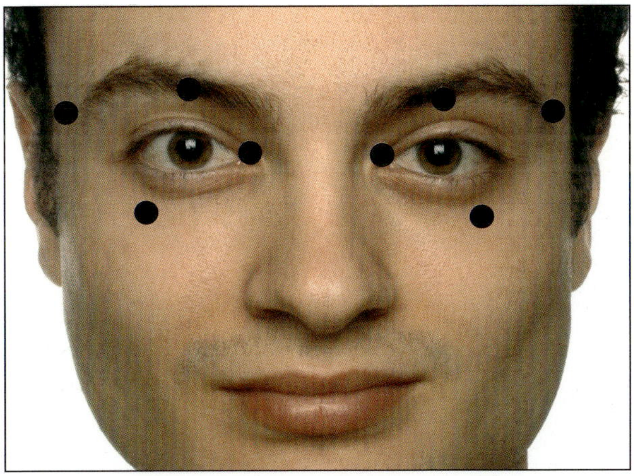

Gebiet der Bewegungstherapie, die Orthoptik, für die Behandlung des Schielens bei Kindern zuständig. Mittels Sehschule wird das Kind trainiert, das fehlsichtige Auge zu benutzen.

Stellenwert der Akupressur

Sie ist eine nützliche Ergänzung der herkömmlichen Behandlungen. Beim Doppeltsehen von Erwachsenen unterstützt sie die Normalisierung des Befundes.

Beim schielenden Kind unterstützt die Stimulierung der Punkte merklich die Schielbehandlung und verkürzt deren Verlauf. Es wäre sinnvoll, wenn die Orthoptisten therapeutisch zusammenarbeiten würden.

Akupressurtechnik

Beim Doppeltsehen des Erwachsenen muss schnell gehandelt werden. Ratsam ist eine mehrere Minuten dauernde Stimulation durch punktuelle Massage oder Nadelung jede halbe Stunde, bis der Patient wieder normal sieht.

Beim Kind sollten die Punkte morgens und abends zwei bis drei Minuten und während der Sehschulen-Übungen stimuliert werden. Bei jeder Form von Schielen sind zwei gemeinsame Punkte zu behandeln, außerdem zwei zusätzliche Punkte bei Einwärts- oder Auswärtsschielen.

Ergänzende Punkte

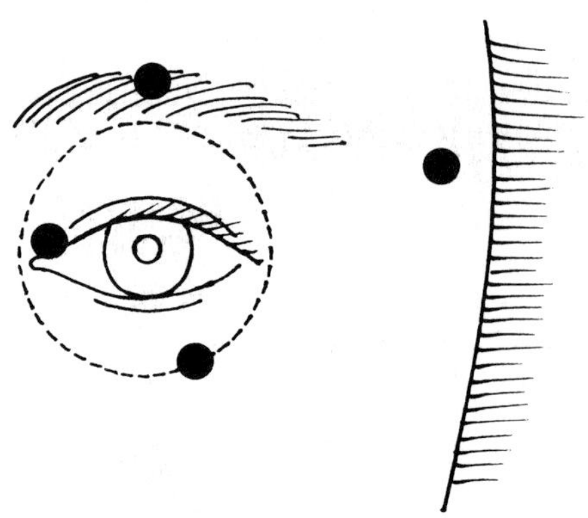

Einwärtsschielen: *zusätzliche Stimulation des inneren Augenwinkels am Tränenpünktchen; ferner des Punktes auf der Mitte der Augenbraue.*

Auswärtsschielen: *zusätzliche Stimulation eines Punktes mitten auf der Schläfe, in der Mitte zwischen Ende der Augenbraue und Haaransatz; ein Punkt am unteren knöchernen Rand der Augenhöhle, am Schnittpunkt zwischen äußerem und mittlerem Drittel.*

Die Anzahl dieser Punkte spricht eher für eine Stimulation durch Elektroakupunktur.

Bindehautentzündung

Definition

Der Begriff *Bindehautentzündung* oder *Konjunktivitis* umfasst sämtliche Entzündungen der Augenbindehaut, das heißt der äußeren Membran des Auges, die mit der Außenluft Berührung hat.

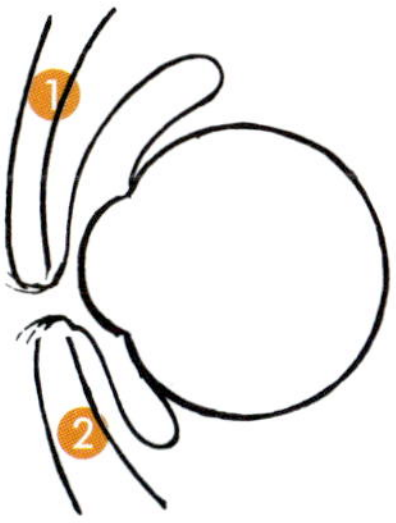

① *Oberlid*
② *Unterlid*

Die Bindehaut überzieht die Innenseite der Augenlider und die äußere Fläche des Augapfels. Dabei entsteht jeweils oben und unten eine Schleimhautumschlagfalte.

Krankheitszeichen

- Das Auge rötet sich – das ist das Hauptsymptom. Doch Vorsicht! Nicht jedes rote Auge bedeutet eine Konjunktivitis. Viele schwerere Augenleiden wie Glaukom, Iritis und Keratitis können ebenfalls rote Augen machen. Jedenfalls muss beim geringsten Verdacht ein Augenarzt konsultiert werden.
- Das Auge tränt und das Sekret ist mehr oder weniger eitrig, gelblich oder grünlich. Meist ist das Auge bei einer Bindehautentzündung nicht besonders lichtempfindlich und wird nicht unter Lichteinwirkung zugekniffen – geringe oder gar keine »Photophobie«, wie der wissenschaftliche Begriff lautet –, mit diesem Befund lassen sich die anderen, schwereren Ursachen »geröteter Augen« ausschließen.

In der Regel gleichen sich alle Konjunktivitiden. In einigen selteneren Fällen beobachtet man Knötchen auf der Bindehaut. Diese sind Zeichen einer so genannten *Keratoconjunctivitis phlyktaenulosa,* einer meist allergisch verursachten Entzündung von Hornhaut und Bindehaut.

Ursachen

Es gibt hauptsächlich drei Ursachen einer Bindehautentzündung:

- bakterielle Infektion, früher praktisch die einzige Ursache. Derartige Infektionen kommen zwar auch heute noch vor, sind aber viel seltener geworden;

- Allergien, heute eine sehr häufige Ursache. Die allergische Konjunktivitis kommt oft, wenn auch nicht nur, im Frühjahr vor und kann von Heuschnupfen begleitet sein;
- Virusinfektion, derzeit die häufigste Ursache, an der Spitze Herpesviren. Dieses Virus, das gewöhnlich bei zahlreichen Erkrankungen die unliebsamen »Lippenbläschen« verursacht, infiziert zunehmend häufiger auch die Augenbindehaut und kann sie dauerhaft und schwer schädigen, zumal die Behandlung äußerst problematisch ist.

Der Verlauf hängt stark von der Ursache ab. Pauschal könnte man sagen: Die Infektion heilt schnell, die Allergie kommt immer wieder, der Herpes bleibt.

Herkömmliche Behandlung

Natürlich muss sich auch die Behandlung an der Ursache orientieren. Äußerlich anzuwendende Antibiotika sind Mittel der Wahl bei den infektiösen Bindehautentzündungen, Cortison hingegen bei den allergischen. Dagegen ist die Behandlung der virusbedingten Konjunktivitis sehr schwierig. Besonders die Behandlung mit Cortison ist in diesen Fällen ein Kunstfehler, der schlimme Folgen in Form von geschwürigem Zerfall der Hornhaut zeitigen kann.

Reguläre Punkte

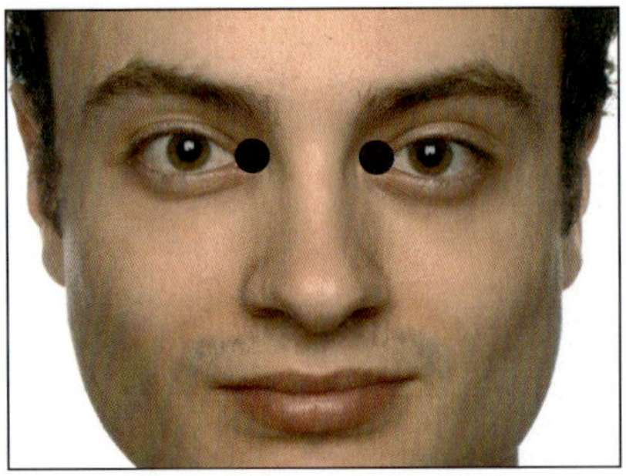

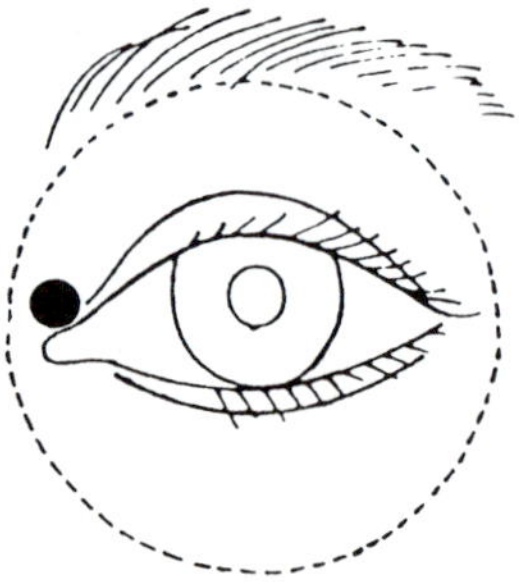

Der erste Punkt befindet sich am inneren Augenwinkel, dort wo das Tränenpünktchen ist.

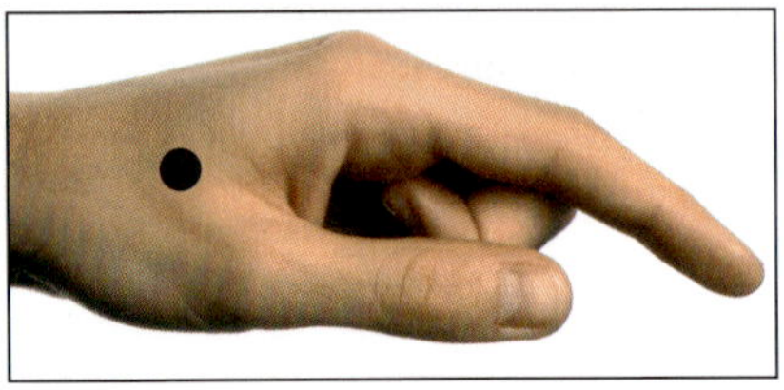

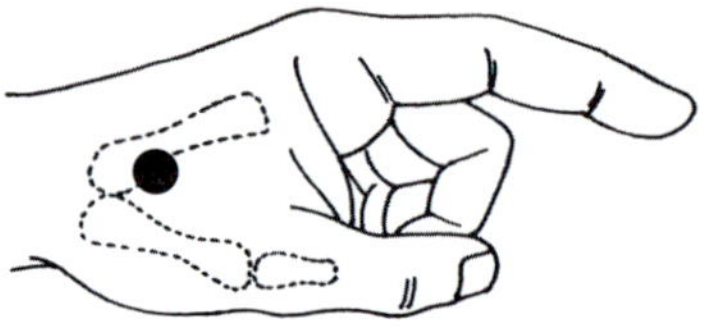

Der zweite Punkt liegt auf dem Handrücken an dem Winkel, den die beiden Mittelhandknochen von Daumen und Zeigefinger bilden.

Stellenwert der Akupressur

Bei den infektiösen Bindehautentzündungen, die unter örtlicher Behandlung mit Antibiotika sehr gut ausheilen, steht die Akupressur erst an zweiter Stelle.

Bei den beiden anderen Bindehautentzündungen sieht es anders aus: Die regelmäßige konsequente Bearbeitung der Punkte zeitigt oft bessere Ergebnisse als andere Behandlungen und ist darüber hinaus frei von unerwünschten Wirkungen.

Akupressurtechnik

In den akuten Fällen genügt mitunter eine intensive, aber kurze Stimulation (nur wenige Minuten).

Dagegen sollte bei immer wiederkehrender oder anhaltender Bindehautentzündung die Stimulation zwei- bis dreimal am Tag wiederholt werden.

Ergänzende Punkte

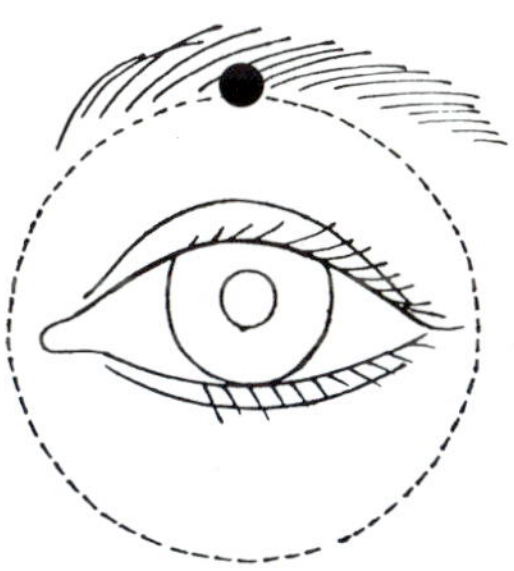

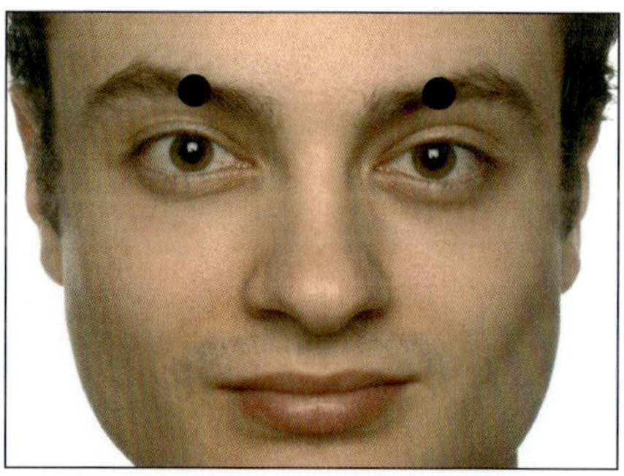

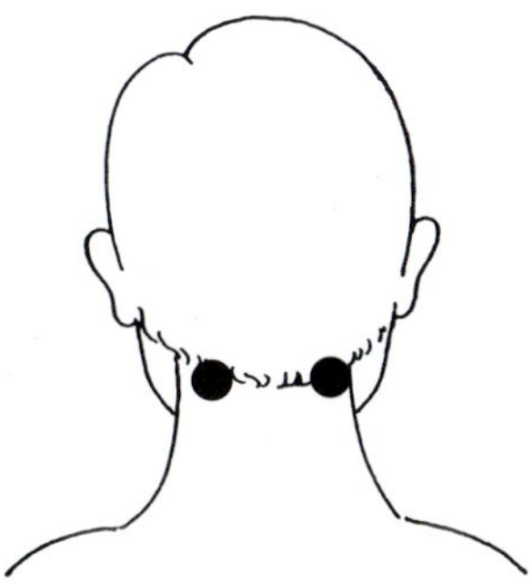

Der eine Punkt befindet sich beidseits am Rand des Hinterhauptbeins zwei Fingerbreit hinter dem Ohr in einer kleinen Delle; der andere Punkt liegt auf der Mitte der Augenbraue.

Glaukom

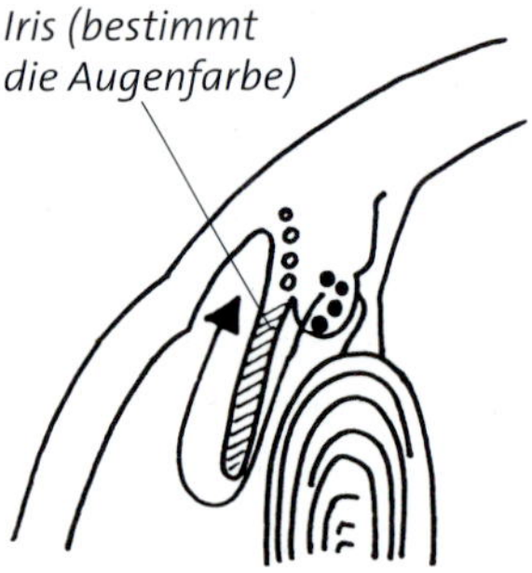

Sekretion des Kammerwassers

Definition

Das Glaukom entsteht als Folge erhöhten Augeninnendrucks. Um das zu verstehen, muss man sich die Struktur des Auges vergegenwärtigen.

Der Kern des Augapfels enthält zwei Flüssigkeiten: den Glaskörper hinter der Linse in Form einer durchsichtigen Gallerte und das Kammerwasser. Dabei handelt es sich um eine wasserklare Flüssigkeit, genauer gesagt ein leicht salzhaltiges Serum.

Erhöhter Augeninnendruck infolge gestörten Abflusses von Kammerwasser kann zum Glaukom führen. Hier ist ein häufiger Irrtum richtigzustellen: Augeninnendruck und Blutdruck sind zwei ganz verschiedene Dinge.

Reguläre Punkte

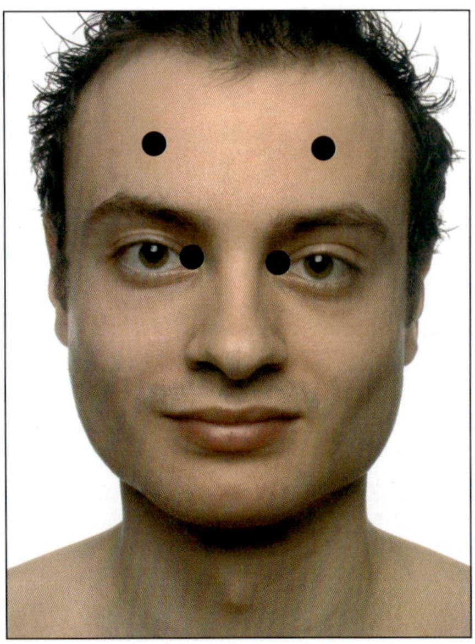

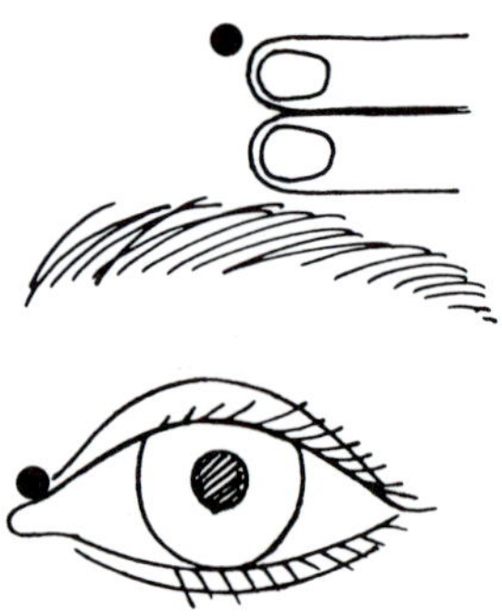

Der erste Punkt liegt im inneren Augenwinkel am Tränenpünktchen, der zweite auf der Stirn oberhalb der Mitte der Augenbraue.

Krankheitszeichen

Man unterscheidet zwei Formen des Glaukoms, das akute und das chronische.

- Das akute Glaukom ist ein dramatisches Ereignis: Der Kranke spürt plötzlich einen Schmerz im Auge wie von einem Faustschlag. Das Auge rötet sich, ist gespannt und steinhart. Dies ist der schwerste medizinische Notfall, der unverzügliches Eingreifen eines Augenarztes erfordert, da die Gefahr der Erblindung besteht.
- Das chronische Glaukom verläuft viel hinterlistiger: Das Auge ist leicht gerötet, was eher ein unangenehmes Gefühl als einen Schmerz verursacht, nach und nach trübt sich die Sicht periodisch oder anhaltend. Das Sehvermögen ist weniger akut, aber durchaus real bedroht. Schwere Schäden müssen durch eine möglichst frühe Behandlung verhindert werden.

Ursachen

Es gibt zwei Hauptformen des Glaukoms: das Winkelblockglaukom, ein primäres Glaukom mit verschlossenem Kammerwinkel, und das primäre Glaukom mit offenem Kammerwinkel. Was bedeutet das? Das Kammerwasser ist kein stehendes Gewässer, sondern wird kontinuierlich gebildet und fließt ebenso ab, wie eine Quelle ein Bächlein bildet. Folglich sind zwei Ursachen für einen

Ergänzende Punkte

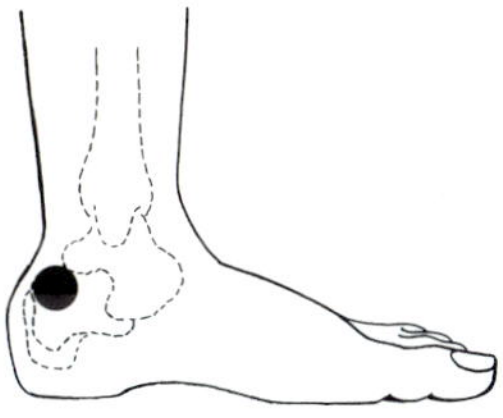

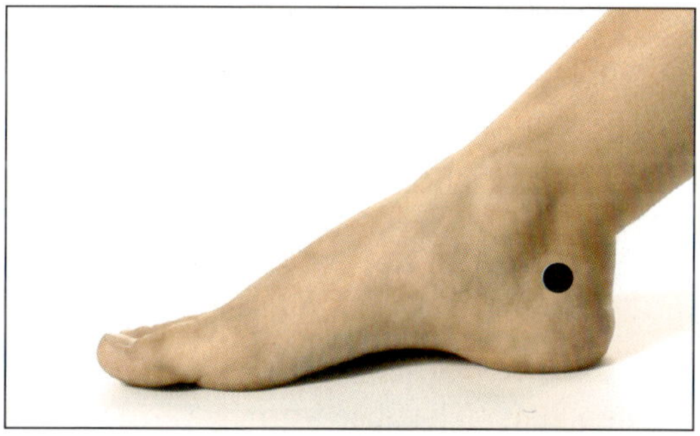

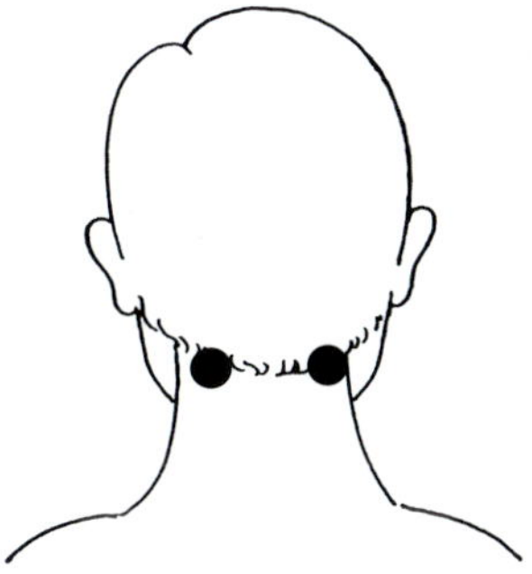

Der erste ergänzende Punkt liegt am unteren Rand des Hinterhauptbeins drei Fingerbreit vom Ohr entfernt in einer kleinen Kuhle; der zweite an der Innenseite des Fußes einen Fingerbreit vor dem Fersenbein und unterhalb des Knöchels.

erhöhten Druck möglich. Entweder verhindert eine Sperre den Abfluss des Kammerwassers, das bedeutet ein Winkelblockglaukom, die häufigste Ursache des Notfalls. Oder die Quelle sprudelt zu kräftig, als dass alles Kammerwasser abfließen könnte. Dann nimmt der Augeninnendruck allmählich zu: Es entsteht ein Glaukom mit offenem Kammerwinkel. Letzteres ist für die meisten chronischen Verläufe verantwortlich.

Herkömmliche Behandlung

Jedes unbehandelte Glaukom führt irgendwann zur Erblindung. Es muss daher unbedingt und kontinuierlich behandelt werden.

Der Augendruck muss auf jeden Fall gesenkt werden. In schweren Fällen erreicht man dies durch eine Operation. Im Allgemeinen genügt es, den Augendruck medikamentös zu senken, im Notfall mit Spritzen, ansonsten durch Augentropfen.

Neben klassischen Augenmitteln wie Pilocarpin werden heute auch so genannte Beta-Rezeptorenblocker angewandt. In jedem Fall ist es eine ziemlich lästige Behandlung, denn das mitunter irritierende Medikament muss täglich in die Augen getropft werden.

Stellenwert der Akupressur

Die Akupressur gibt nicht vor, ein Glaukom heilen geschweige die klassische Behandlung ersetzen zu können. Allerdings kann sie die Behandlung unterstützen, da sie nicht selten einen »Spareffekt«, besonders bei den Augentropfen, haben kann.

Akupressurtechnik

Beim akuten Glaukom müssen Sie sofort einen Arzt aufsuchen! Unterwegs massieren Sie ohne Pause die Augenpunkte. Das kann den Schmerz etwas lindern und mitunter sogar bleibende Schäden an der Netzhaut verhindern.

Beim chronischen Glaukom müssen die Punkte mehrmals täglich behandelt werden, beispielsweise immer wenn Sie Augentropfen anwenden.

Ohrgeräusche

Definition

Ohrgeräusche werden fachsprachlich als *Tinnitus* bezeichnet. Es handelt sich um die Wahrnehmung objektiv nicht vorhandener ständiger Geräusche.

Krankheitszeichen

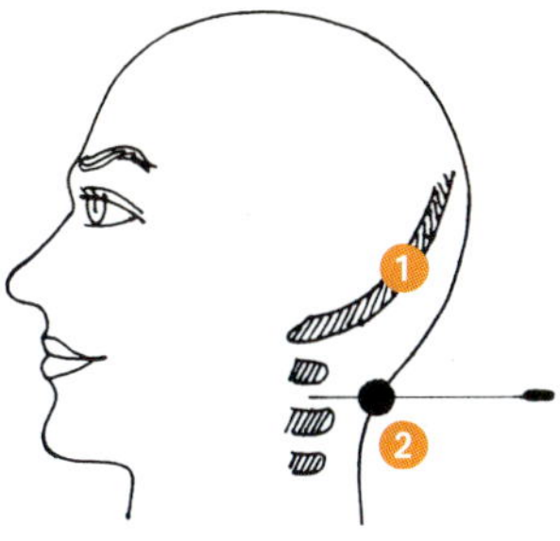

① *Hinterhauptsbein*
② *Akupressurpunkt*

Es gibt verschiedene Arten von Tinnitus: Beispielsweise nimmt der Erkrankte metallisches Kreischen, die Geräusche von Explosionen, fließendem Wasser oder Ähnlichem wahr, meistens aber ein Ohrensausen oder Pfeifen wie von einem Wasserkessel auf dem Herd oder einem Dampfdrucktopf.

Die Ohrgeräusche können ständig vorhanden sein oder mit Pausen auftreten, wobei sie vor allem nachts oft schlimmer sind. Im Allgemeinen ist der Tinnitus mit einer Verschlechterung des Gehörs, manchmal auch mit Drehschwindel verbunden.

Reguläre Punkte

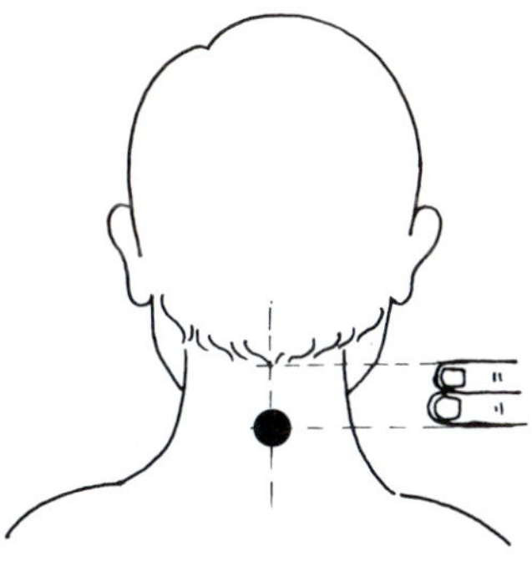

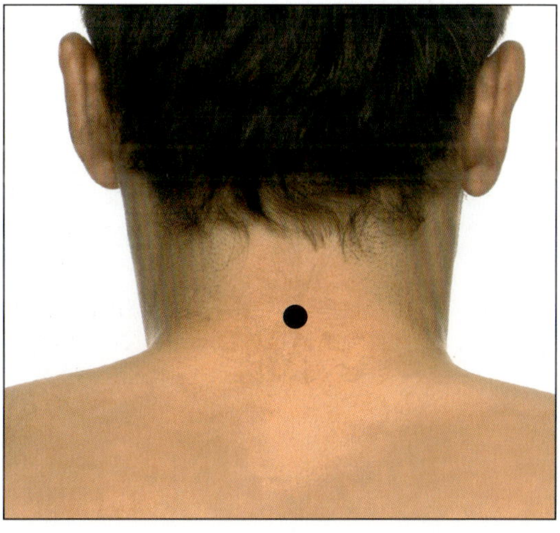

Der erste reguläre Punkt, der auch bei Schwerhörigkeit behandelt wird, befindet sich auf der Nackenlinie zwei Fingerbreit unterhalb der Kante des Hinterhauptknochens.

Jedenfalls bedeutet Tinnitus eine Belastung für den Betroffenen, manchmal sogar eine schwere Beeinträchtigung seines Lebens in der Gesellschaft.

Ohrgeräusche können plötzlich auftreten, zum Beispiel nach einer Schwindelattacke. Manchmal jedoch wird das anormale Geräusch allmählich lauter, und der Kranke kann nicht genau angeben, wann sein Problem begonnen hat.

Ursachen

Die Ursachen von Ohrgeräuschen sind nicht genau bekannt und so gibt dieses unangenehme Symptom den Ärzten noch immer große Rätsel auf.

Unbestreitbar handelt es sich um eine Reizung des Hörnervs. Diese Reizung kann jedoch die Nervenfasern direkt betreffen oder den mit Flüssigkeit gefüllten Anteil des Innenohrs: das Labyrinth und die Bogengänge.

Fallweise werden eine Virusinfektion, mitunter auch die Folgen einer Entzündung des Nervs oder ein kleines Gerinnsel in einer der lokalen Arterien als Ursache verantwortlich gemacht. Oft entsteht ein Tinnitus auch durch akute oder wiederholte Schalltraumata (durch Fluglärm, Kompressoren usw.).

Verlauf

Im Allgemeinen bleibt der Tinnitus unverändert und lebenslang bestehen.

Reguläre Punkte

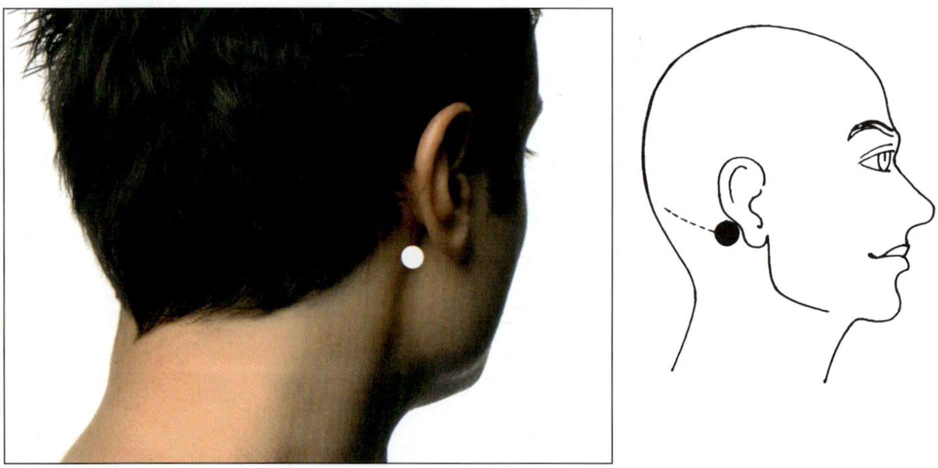

Der zweite reguläre Punkt befindet sich an der Spitze des Warzenfortsatzes hinter der Ohrgrube.

Herkömmliche Behandlung

Das ist leicht gesagt: Es gibt keine. Selbstverständlich hat man alle möglichen Mittel versucht: gefäßerweiternde und/oder auf die Nerven wirkende oder angeblich wirkende Medikamente. In Wirklichkeit sind sie aber sämtlich unwirksam.

Stellenwert der Akupressur

Die Akupressur ist umso wertvoller, als sie oft – wenn auch nicht regelmäßig – deutliche Linderung bringt. Die Ohrgeräusche verschwinden manchmal ganz oder werden erheblich abgeschwächt. Man tut daher gut daran, die Akupressur systematisch anzuwenden, zumal diese Therapie nicht belastet und zudem ungefährlich ist.

Akupressurtechnik

Der erste reguläre Punkt wird meist elektrisch stimuliert, indem man den Palpator energisch auf die Haut drückt. Da es sich um ein chronisches Leiden handelt, sollte die Stimulation zwei- bis dreimal täglich mehrere Minuten erfolgen. Beim Tinnitus ist die Stimulation durch Elektroakupunktur sehr sinnvoll.

Ergänzende Punkte

Den ersten ergänzenden Punkt finden Sie auf dem Fußrücken zwischen Großzehenwurzel und zweitem Zeh. Der zweite Punkt liegt an der Innenseite des Fußes hinter dem Knöchel und oberhalb des Fersenbeins.

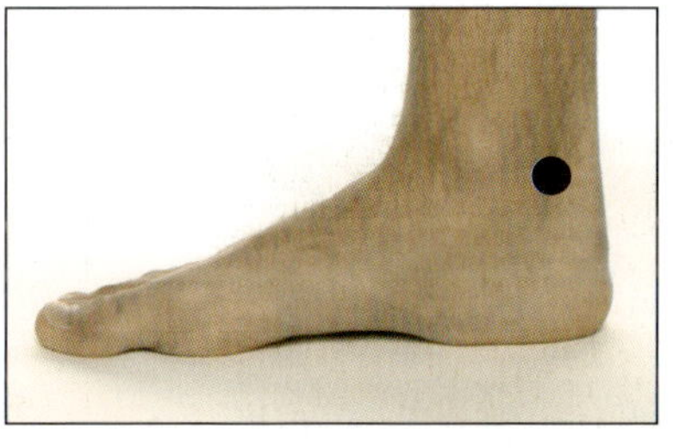

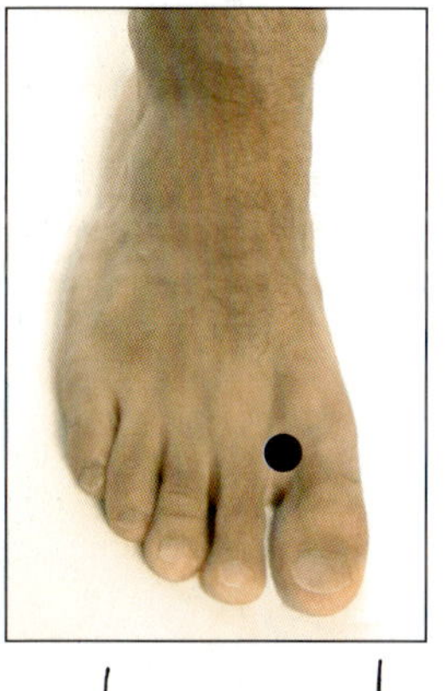

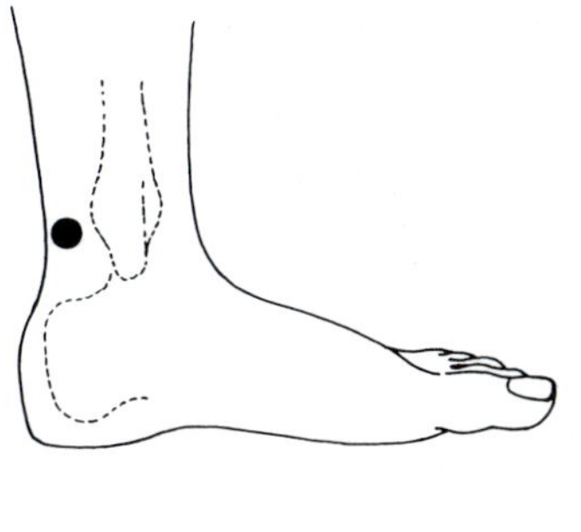

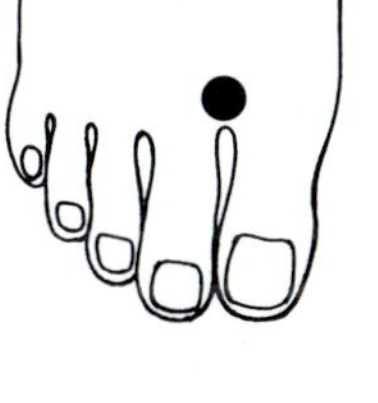

Schwindel

Definition

Schwindel – medizinisch *Vertigo* – bezeichnet die Empfindung, dass sich alles dreht, und zwar die betroffene Person um unbewegliche Objekte oder die Objekte um die Person.

Krankheitszeichen

Den Innenohrschwindel bezeichnet man auch als **Ménière-Syndrom:** Es tritt ganz plötzlich auf und geht mit Ohrgeräuschen und Taubheit einher. Alles dreht sich im Kopf, unabhängig von der Körperhaltung des Patienten und selbst wenn er sich überhaupt nicht bewegt. Diese Vertigo wird von Übelkeit und Erbrechen und unerträglichem Unwohlsein begleitet. Derartige Drehschwindelattacken treten auch nach Schädel-Hirn-Traumen auf.

Ursachen

Ursache ist jeweils eine Störung des Flüssigkeitsdrucks im Ohr.

Wie wir im Abschnitt über Schwerhörigkeit erfahren (Seite 62ff.) werden, enthält das Innenohr die nötigen Organe für das Hören wie auch für das Gleichgewicht: das Labyrinth mit den Bogengängen.

Diese Gebilde enthalten eine Flüssigkeit, die Endolymphe, und sind durch eine weitere Flüssigkeit, die Perilymphe, von ihrer knöchernen Umgebung getrennt.

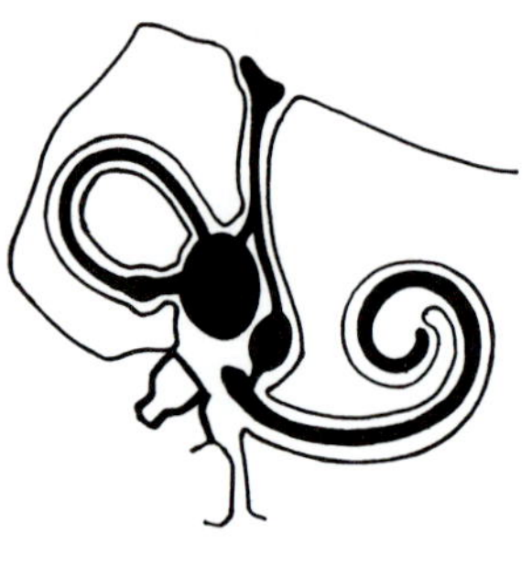

Die Bogengänge: Diese Region des Innenohrs wird treffend als Schnecke bezeichnet.

Die in den drei Richtungen des Raums angeordneten Bogengänge sind für den Gleichgewichtssinn verantwortlich. Ändert sich der Flüssigkeitsdruck inner- oder außerhalb dieses Organs plötzlich, dann wird der Gleichgewichtssinn massiv gestört, sodass Schwindel auftritt.

Dagegen kommt der Mechanismus des halswirbelsäulenbedingten Schwindels eher indirekt zur Wirkung. Die Halswirbelsäule besteht aus sieben übereinander sitzenden Wirbeln, durch deren seitliche Löcher eine Arterie (A. vertebralis) aufwärts zieht. Sie transportiert Sauerstoff zum Kleinhirn, das mit dem Innenohr für den Gleichgewichtssinn zuständig ist.

Wenn diese Arterie in ihrem Verlauf zusammengedrückt wird, ist im Kleinhirn sekundenlang die Sauerstoffzufuhr unterbrochen und es kommt zu einer kurzen Gleichgewichtsstörung. Manche bezeichnen dieses Phänome als »Shamponier«-Schwindel, weil er leicht auftritt, wenn beim Friseur nach der Haarwäsche der nach hinten geneigte Kopf wieder aufgerichtet wird. Dieser Schwindel tritt umso leichter auf, wenn sich Halswirbel verschoben haben oder arthrotisch verändert sind.

Innenohr- oder halswirbelsäulenbedingter Schwindel kann auch bei zu niedrigem Blutdruck oder bei starker Blutarmut auftreten.

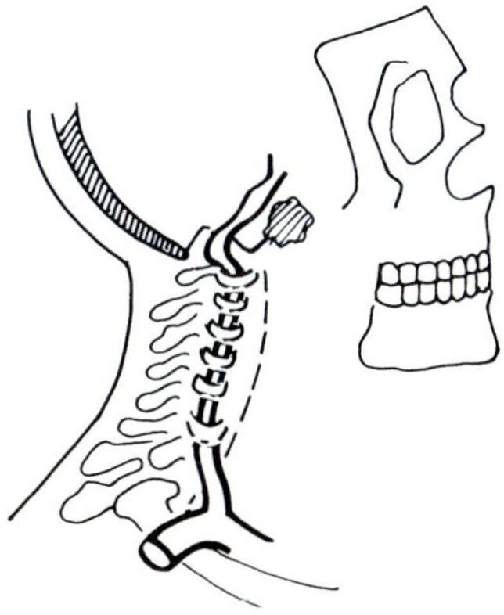

A. vertebralis: Man erkennt schnell, wie leicht das Gefäß »gezwickt« werden kann.

Herkömmliche Behandlung

Der Innenohrschwindel, vor allem beim Ménière-Syndrom, ist schwer zu behandeln. Mit sehr wechselndem Erfolg werden gefäßerweiternde Mittel verabreicht.

Reguläre Punkte

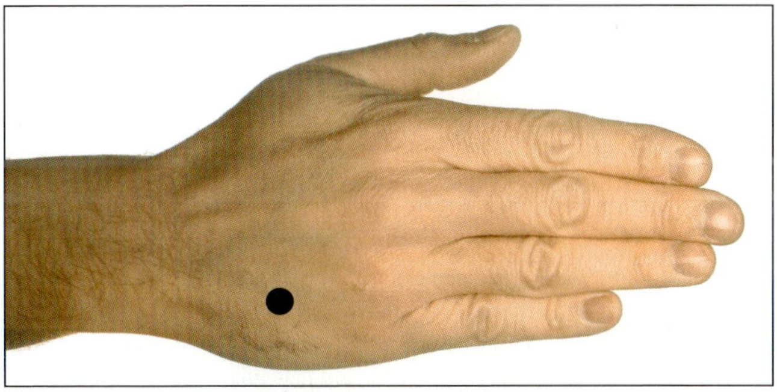

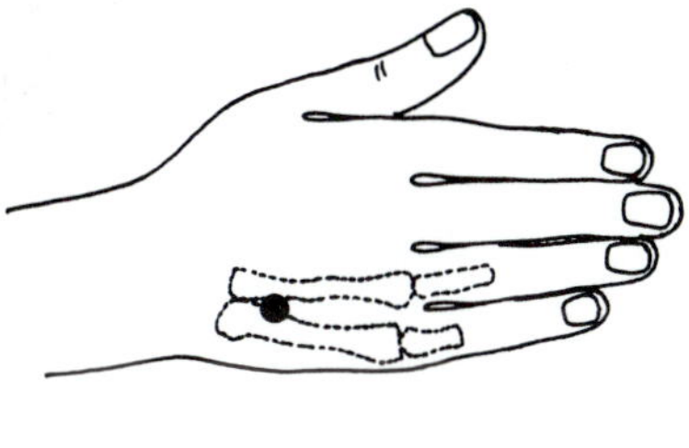

Der erste reguläre Punkt befindet sich auf dem Handrücken im Winkel zwischen dem vierten und fünften Mittelhandknochen.

Ist der Schwindel durch die Halswirbelsäule verursacht, dann kann eine vorsichtige Chirotherapie durch einen kompetenten Arzt oft Abhilfe schaffen.

Stellenwert der Akupressur

Auch die Erfolge der Akupressur sind sehr wechselnd. Da sie ein unschädliches Verfahren ist, sollte sie jedoch stets als Begleitbehandlung oder allein versucht werden.

Akupressurtechnik

Beim Ménière-Syndrom sollten die regulären Punkte mehrmals täglich zehn bis dreißig Minuten lang stimuliert werden.

Dagegen genügt bei Schwindel oder Pseudoschwindel infolge von Problemen mit der Halswirbelsäule oder dem Blutdruck eine sanftere Stimulierung von zwei bis drei Minuten zwei- bis dreimal am Tag.

Ergänzende Punkte

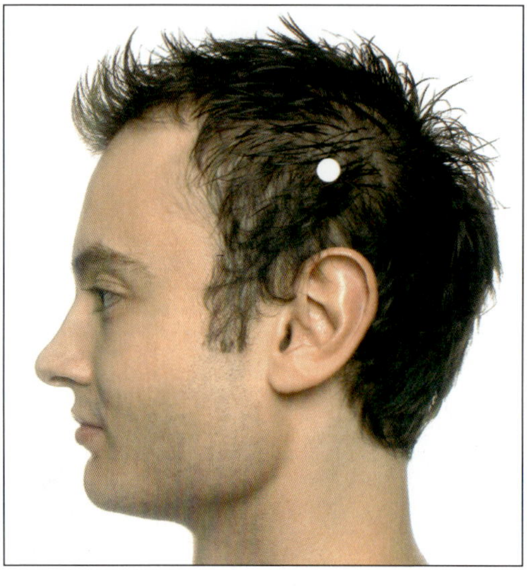

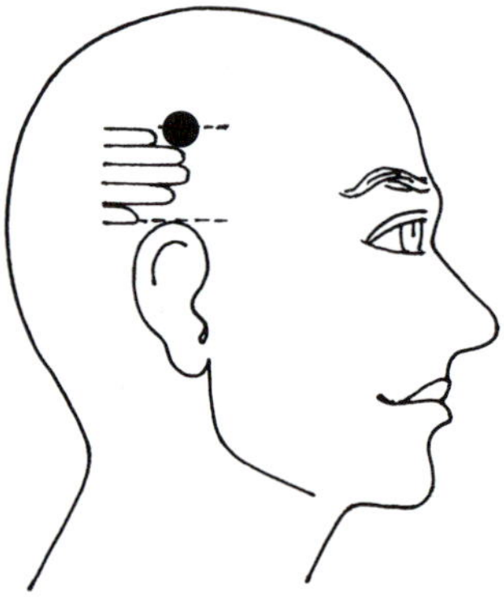

Der zweite reguläre Punkt befindet sich fünf Fingerbreit über dem oberen Rand der Ohrmuschel auf dem Schädel.

Ergänzende Punkte

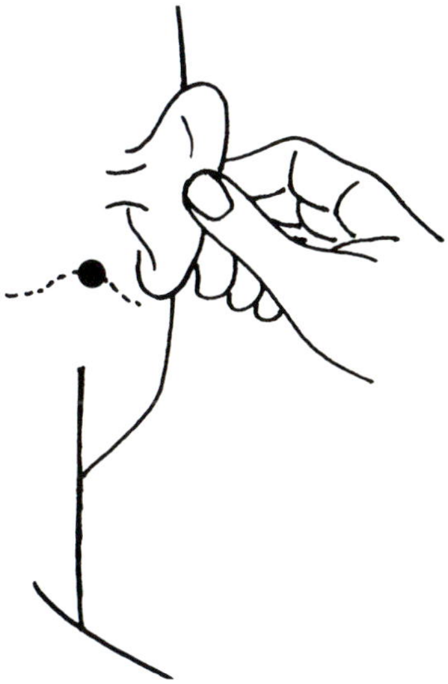

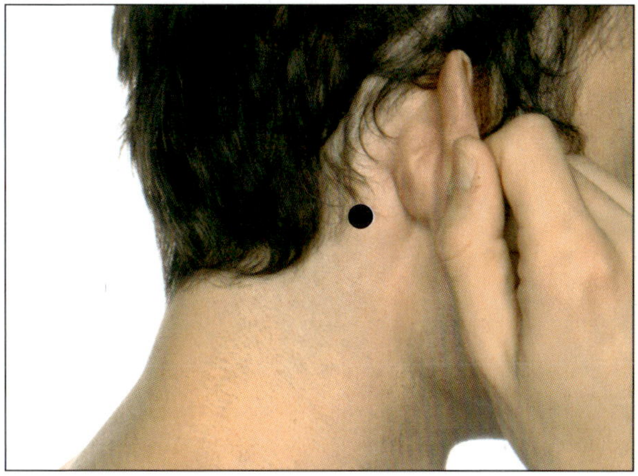

Der erste ergänzende Punkt befindet sich am Rand des Hinterhauptknochens zwei Fingerbreit hinter dem Ohr; der zweite Punkt vor dem Ohr direkt unterhalb des kleinen Knorpels (Tragus) vor dem Gehörgang.

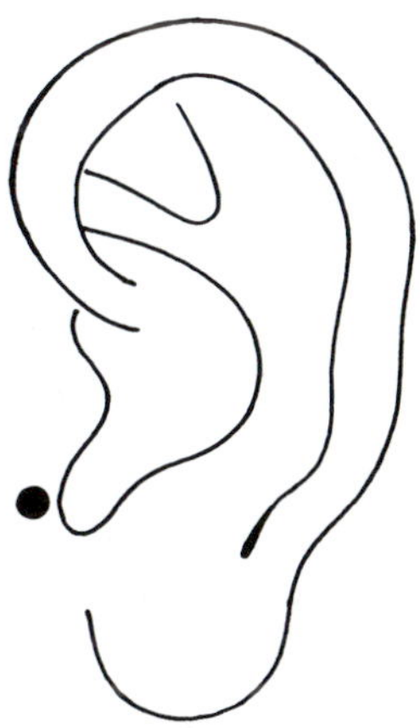

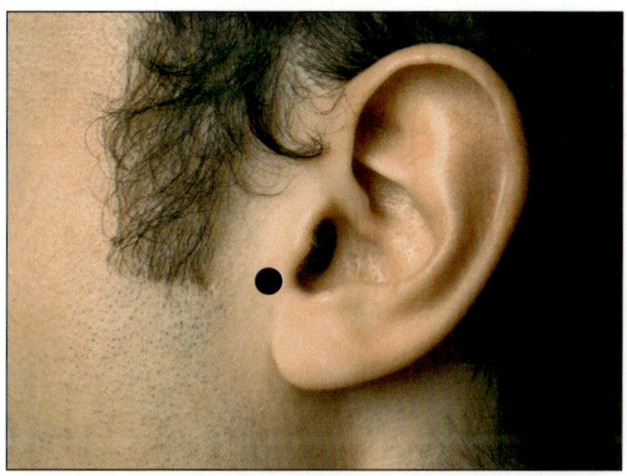

Schwerhörigkeit

Definition

Unter Schwerhörigkeit versteht man die Minderung oder den Verlust der Wahrnehmung von Schall.

Ursachen

Wie alle Sinneseindrücke wird Schall vom Gehirn wahrgenommen. Somit beruht Schwerhörigkeit auf Hindernissen, die den Weg des Schalls von der Außenwelt zu den Empfangsarealen im Gehirn an irgendeiner Stelle versperren.

Betrachten wir also diesen Weg und untersuchen wir die Hindernisse, die sich entgegenstellen können.

Normalerweise reden wir immer von dem Ohr. Die Anatomen aber unterscheiden deren drei:

- das äußere sichtbare Ohr bis zum Trommelfell;
- das Mittelohr oder die Paukenhöhle mit den Gehörknöchelchen; sie übertragen den Schall;

Reguläre Punkte

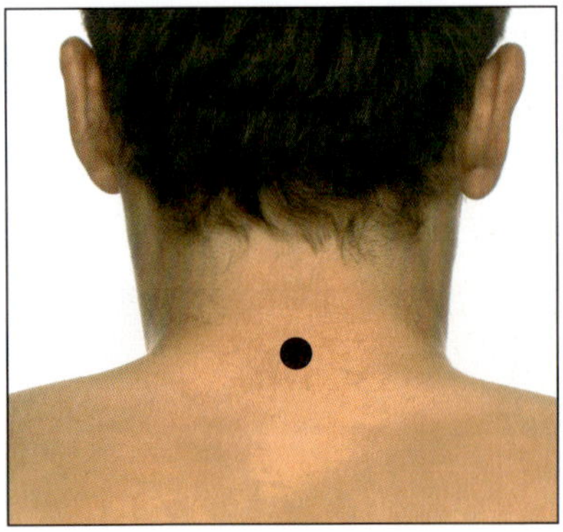

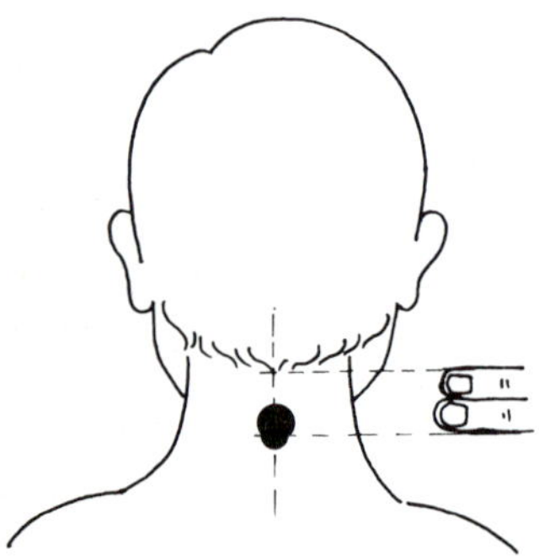

Der erste – bei den Taubstummen berühmte – Punkt befindet sich auf der Nackenlinie zwei Fingerbreit unter dem Rand des knöchernen Schädels.

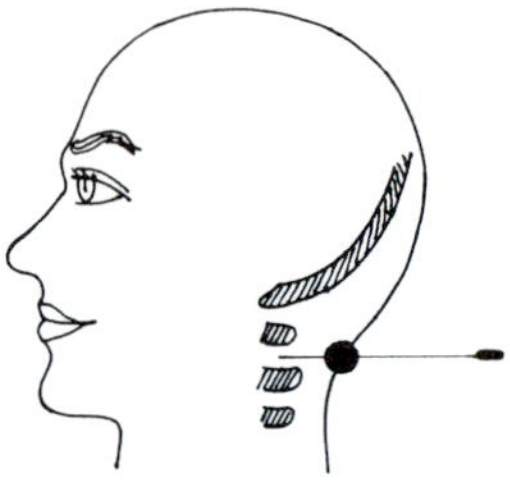

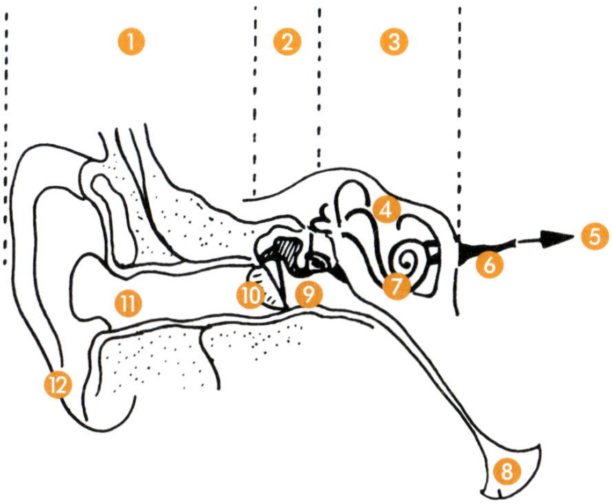

① *äußeres Ohr*
② *Mittelohr*
③ *Innenohr*
④ *Bogengänge*
⑤ *Richtung Gehirn*
⑥ *Hörnerv*
⑦ *Schnecke*
⑧ *Eustachische Röhre*
⑨ *Gehörknöchelchen*
⑩ *Trommelfell*
⑪ *Gehörgang*
⑫ *Ohrmuschel*

- das Innenohr mit den Zentren, die den Schall aufnehmen und außerdem Zentren des Gleichgewichts darstellen;
- das Trio wird schließlich durch den Hörnerv ergänzt, der Informationen zum Gehirn weiterleitet.

Schon beim äußeren Ohr kann der Gehörgang verstopft sein, beim Kind manchmal durch Fremdkörper, die es sich hineinstopft (der Autor hat sogar

Ergänzende Punkte

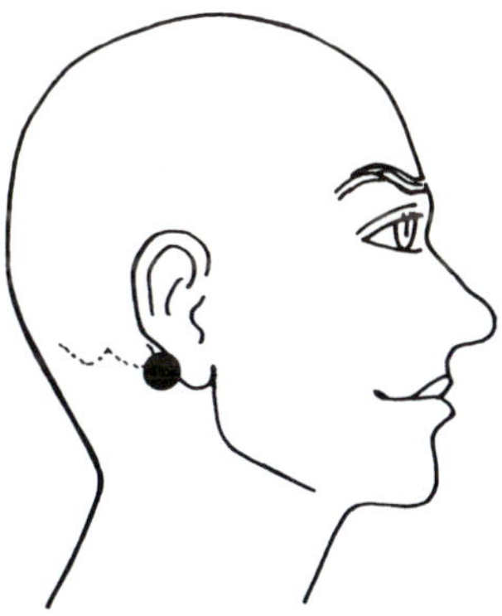

Der zweite Punkt ist an der Spitze des Warzenfortsatzes direkt hinter dem Ohr.

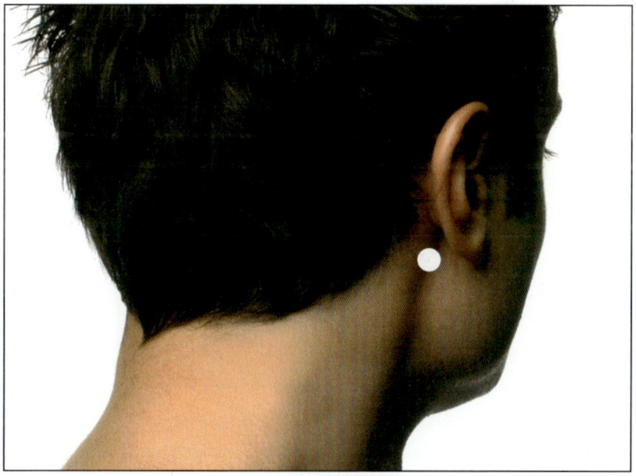

Die Gehörknöchelchen
① *Hammer*
② *Amboss*
③ *Steigbügel*
④ *ovales Fenster*
⑤ *Trommelfell*

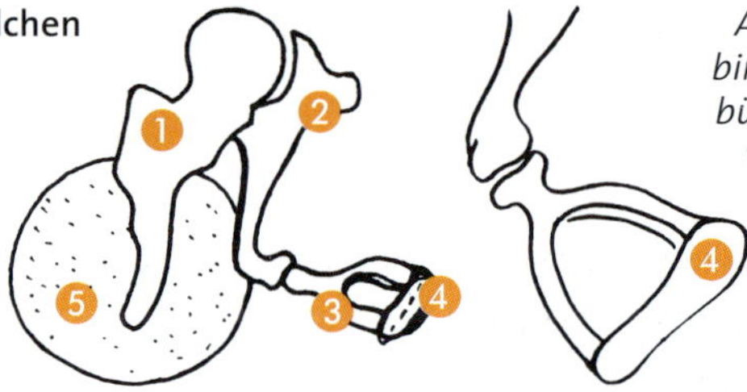

Ausschnitt der gelenkigen Verbindung von Amboss und Steigbügel; wenn dieses Gelenk starr verwächst, entsteht eine Otosklerose. Die Behandlung ist operativ, dabei wird ein winziger Kunststoffring zwischen die beiden Knöchelchen geschoben.

einmal eine Spinne mit Netz in einem Gehörgang gefunden), in jeder Altersgruppe hingegen durch einen Ohrschmalzpfropf, eine Art Wachs, das im Ohr abgesondert wird, hart werden und beide Gehörgänge verstopfen kann.

Das Mittelohr kann von zwei Krankheiten betroffen sein: von **Mittelohrentzündung** *(Otitis media)* und von einer Erkrankung der knöchernen Kapsel des Labyrinths *(Otosklerose)*.

Es handelt sich hier nicht um die akute Ohrentzündung, die von jetzt auf gleich mit Fieber und Schmerzen auftritt, sondern eher um schleichend beginnende Entzündungen, die an einem klebrigen, zähflüssigen Sekret zu erkennen sind und mit Antibiotika »kupiert« werden. Die so genannten serösen Entzündungen sind ein richtiger flüssiger »Pfropf«, der den Schall dämpft. Diese Ent-

Ergänzende Punkte

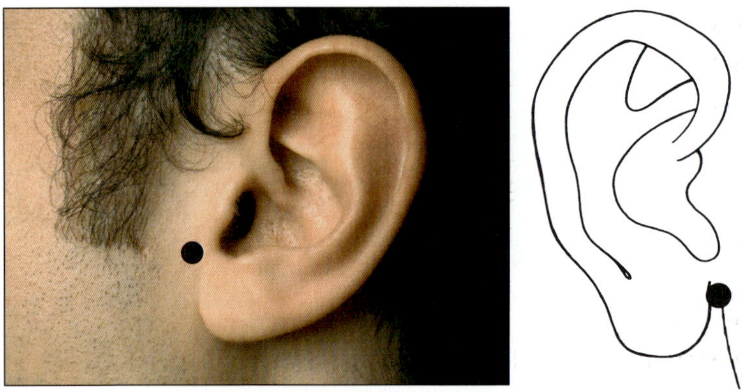

Der erste Punkt befindet sich vor dem Ansatz des Ohrläppchens. Bei geöffnetem Mund ertasten Sie ihn leicht in einer kleinen Kuhle.

zündungen trocknen allmählich ein und enden mit einer Einziehung des Trommelfells – eine weitere wichtige Ursache von Schwerhörigkeit.

Dagegen ist die **Otosklerose** eine merkwürdige Krankheit. Sie betrifft die Gehörknöchelchen, die Schall übertragen. Diese sind zwar winzig, aber durch echte Gelenke miteinander verbunden. Manchmal wird eines dieser Gelenke blockiert, weil zwei Knöchelchen miteinander verkleben, sodass Schall nicht mehr vollständig übertragen wird.

Bei den verschiedenen hier besprochenen Formen der Schwerhörigkeit handelt es sich gleichwohl um Schallleitungsschwerhörigkeiten, da die Schallleitung im Ohr behindert ist.

Schwerhörigkeit infolge Erkrankung des Hörnervs oder der Organe des Innenohrs ist eine Schallempfindungsschwerhörigkeit, denn die Krankheit beeinträchtigt die Wahrnehmung von Schall. Ursache können Infektionen durch Bakterien oder Viren oder auch kleine Blutungen sein.

Außerdem kann eine Missbildung oder Degeneration des Hörnervs die Schallempfindungsschwerhörigkeit verursachen. Sie ist oft altersbedingt – bekanntermaßen werden alte Leute oft schwerhörig. Es gibt aber auch erbliche Formen, die bei sehr jungen Menschen auftreten. Schließlich kann Taubheit auch angeboren sein, infolge einer Missbildung oder einer Infektionskrankheit

Ergänzende Punkte

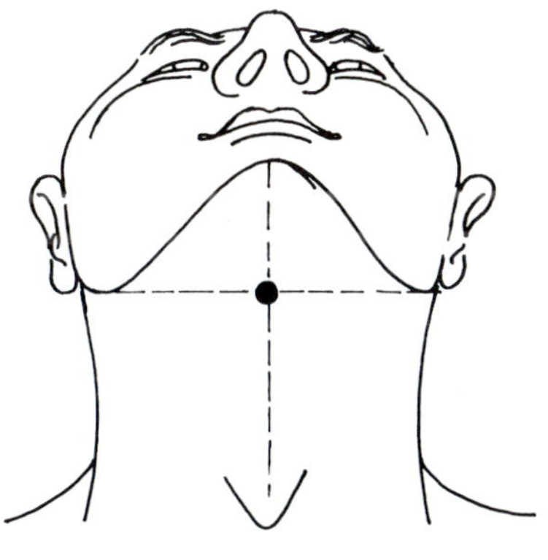

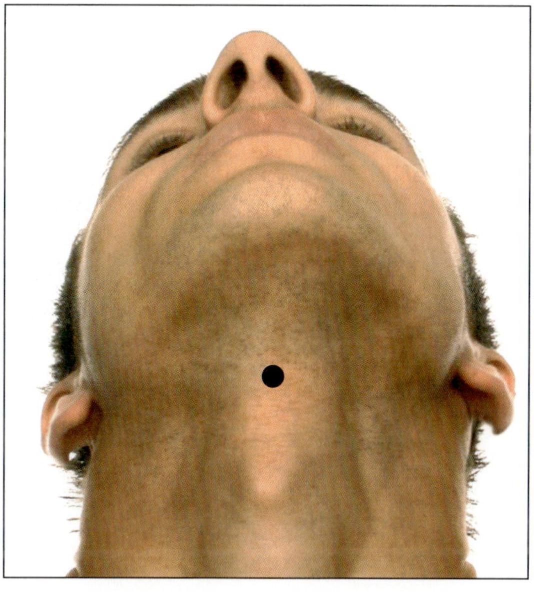

Der zweite Punkt befindet sich unter dem Kinn in der Mitte der Verbindungslinie zwischen den Unterkieferwinkeln.

der Mutter während der Schwangerschaft. Das Kind gilt dann als taubstumm: es ist stumm, weil es taub ist, denn was es nicht hört, kann es nicht nachsprechen.

Herkömmliche Behandlung

Die Behandlungsmöglichkeiten für eine derartige Fülle von Krankheiten, die ein ganzes Fachgebiet – die Ohrenheilkunde – bilden, können hier bloß gestreift werden.

Wir nennen nur die Therapien der häufigsten Erkrankungen. Ein Pfropf aus Ohrschmalz wird durch einfache Spülung des Gehörgangs mit Wasser entfernt (niemals mit Metall- oder Wattestäbchen). Mittelohrentzündung und Einziehung des Trommelfells sind Ressort des Facharztes oder Chirurgen. Als bewundernswertes Spezialgebiet hat sich hier die Mikrochirurgie der Otosklerose entwickelt.

Erkrankungen des Innenohrs sind hingegen ein Gebiet der Inneren Medizin. Die plötzliche Schwerhörigkeit infolge Durchblutungsstörung ist ein echter medizinischer Notfall, der sofortige Behandlung mit blutgefäßerweiternden Medikamenten erfordert. Falls jedoch der Hörnerv geschädigt ist, bleibt nur die Möglichkeit der Versorgung mit mehr oder weniger miniaturisierten und leistungsfähigen Hörhilfen, die allerdings niemals das Organ ersetzen können.

Stellenwert der Akupressur

Niemand hätte je gedacht, dass die Akupressur bei diesen Krankheitsbildern hilfreich sein könnte. Doch tatsächlich ist es eine der großen Entdeckungen der modernen Akupunktur, dass sie nicht nur bei Schallleitungsschwerhörigkeit, sondern sogar bei Schallempfindungsschwerhörigkeit wirkt.

Dem chinesischen Akupunkteur Tchao Pou Yu ist es gelungen, durch tägliche Nadelung eines speziellen Punktes bei taubstummen Kindern Hörreste zu aktivieren. Denken wir also neben anderen Punkten auch an diesen »Wunderpunkt«.

Akupressurtechnik

In China wird der Punkt zur Behandlung von Schwerhörigkeit sehr tief mit einer langen Nadel stimuliert, die oft auch unter elektrischen Strom gesetzt wird. Diese Behandlung wird bei Taubstummen angewandt. Inzwischen ist auch die elektrische Stimulation über die Haut möglich. Da es sich bei Schwerhörigkeit um ein chronisches Leiden handelt, muss regelmäßig mehrmals täglich einige Minuten lang stimuliert werden, um eine verbliebene Hörfähigkeit zu stabilisieren.

Akute und chronische Nebenhöhlenentzündungen

Definition

Es handelt sich um eine Infektion der Nebenhöhlen des Gesichtsschädels, die plötzlich, akut, auftritt oder aber langsam, chronisch verläuft. Doch was sind Nebenhöhlen oder Sinus? Es sind ganz schlicht Hohlräume, die an einigen Stellen in der Knochenmasse des Gesichtsschädels vorkommen und mit der Nasenhöhle in Verbindung stehen.

Wozu sind diese Höhlen da? Angeblich sollen sie den Gesichtsschädel leichter machen. Die Frage ist aber noch nicht endgültig beantwortet. Jedenfalls sind diese Sinus nicht unmittelbar an der Atmung beteiligt, werden aber durchaus belüftet.

Wir unterscheiden drei Gruppen von Nebenhöhlen: beidseits die Oberkieferhöhle, die Stirnbeinhöhle und die wenig bekannten Siebbeinzellen.

Die Kieferhöhlen sind Teil der Backenknochen, die Stirnhöhlen liegen an der dicksten Stelle des Knochens hinter und oberhalb der Augenbrauen. Die Siebbeinzellen sind sehr kleine Hohlräume, die zu den Nasennebenhöhlen gehören und vor allem beim Kind besondere Bedeutung haben.

Krankheitszeichen

Sie richten sich nach der Lokalisation. Die akute **Kieferhöhlenentzündung** oder *Sinusitis maxillaris* tritt als Komplikation am dritten oder vierten Tag eines mehr oder weniger heftigen Schnupfens auf. Hauptsymptom ist ein plötzlicher, intensiver, klopfender Schmerz im Backenknochen unter einem Auge. Unbehandelt bleibt er bestehen, abwechselnd weniger heftig und dann wieder quälend. Wenn er sich beruhigt hat, wird er durch Druck auf den Backenknochen wieder ausgelöst.

Die Kieferhöhlenentzündung kann mit oder ohne Behandlung heilen, wird aber oft auch chronisch. Der Schmerz geht vorbei, zurück bleibt ein ständiges eitriges Sekret aus einem Nasenloch.

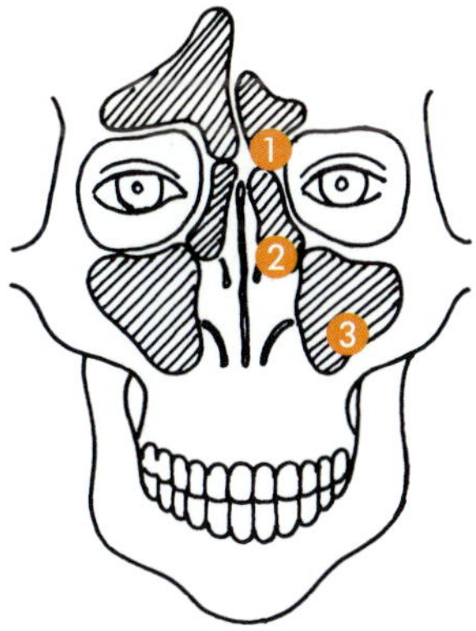

① *Stirnhöhle*
② *Siebbeinzellen*
③ *Kieferhöhle*

Die **Stirnhöhlenentzündung** oder *Sinusitis frontalis* ist womöglich noch schmerzhafter, mit heftigen, in den inneren Augenwinkel ausstrahlenden Schmerzen. Auch diese Entzündung kann chronisch werden.

Die **Entzündung der Siebbeinzellen** oder *Sinusitis ethmoidalis* tritt häufig bei Säuglingen und Kleinkindern auf. Man erkennt sie an einer plötzlichen Schwellung des inneren Augenwinkels und des Oberlides.

Manchmal tritt das Auge sogar nahezu aus der Augenhöhle.

Ursachen

Die verschiedenen Nebenhöhlenentzündungen treten stets im Gefolge von Infektionen der Nase und Schnupfen auf. Die schweren Symptome der Nebenhöhlenentzündung sind damit zu erklären, dass die Verbindungen zwischen Sinus und Nasenhöhle jeweils sehr eng sind. Sie werden ganz schnell verstopft, und der Druck des Eiters, der sich in der Nebenhöhle gebildet hat, löst den Schmerz aus.

Die permanenten Rückfälle bei den chronischen Formen erklären sich durch eine verschleppte Infektion, oft auch mit einer Allergie. Manchmal sind sie auch durch eine Infektion in der Nachbarschaft verursacht, etwa an den Zähnen.

Reguläre und ergänzende Punkte

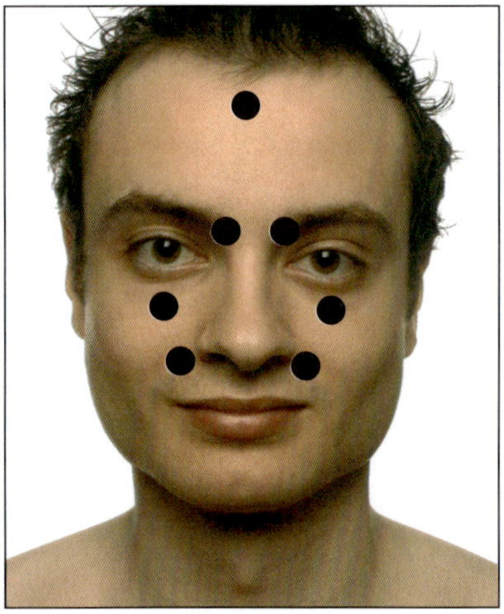

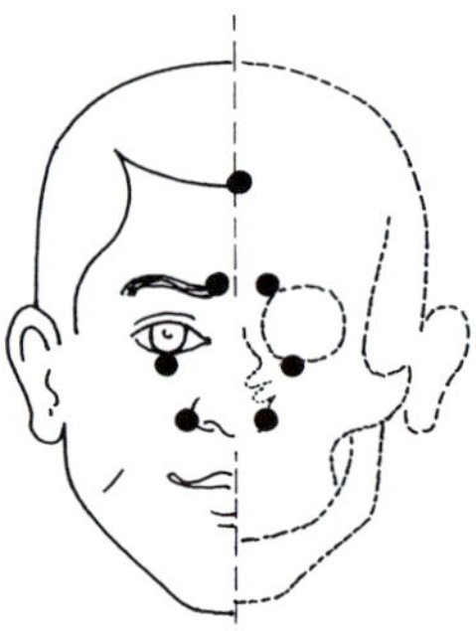

Reguläre Punkte
Der erste reguläre Punkt liegt auf der Mitte der Stirn am Haaransatz. Wenn Sie den Zeigefinger von der Nasenwurzel nach oben legen, befindet sich der Punkt in einer kleinen Delle unter der Fingerspitze.
Der zweite reguläre Punkt befindet sich beidseits zwischen Mundwinkel und Nasenflügel.

Ergänzende Punkte
Für die Kieferhöhle: unter dem Auge, am knöchernen Rand der Augenhöhle.
Für die Stirnhöhle: oberhalb der Nasenwurzel rechts und links in einer kleinen Grube am Beginn der Augenbrauen.

Herkömmliche Behandlung

Entscheidend ist, wie wir gesehen haben, dass die Verbindung der Nebenhöhlen zur Nasenhöhle wieder frei wird. Dies erreicht man zum Beispiel mit gefäßverengenden, die Schleimhaut abschwellenden Nasentropfen, welche die Verstopfung beseitigen und dadurch die Verbindung erweitern. Allerdings dürfen solche Tropfen nicht im Übermaß angewandt werden, weil sie dann schließlich die Schleimhaut reizen. Manchmal ist eine örtliche Behandlung durch den HNO-Arzt erforderlich (z. B. eine Spülung).

Oft werden zusätzlich Antibiotika verabreicht, und manchmal muss der Eiter, wenn er nicht auf natürlichem Weg abfließt, durch Punktion von außen dazu veranlasst werden.

Stellenwert der Akupressur

Sie ist sehr wirksam, weil sie an der eigentlichen Ursache der Erkrankung ansetzt: die Verstopfung der Nebenhöhlenkanäle löst und die »Entleerung« der Nebenhöhlen ermöglicht. Ein Versuch lohnt sich in jedem Fall, und nicht selten erlebt man sogar, dass bereits während einer Behandlung der Punkte der Eiter abzufließen beginnt.

Akupressurtechnik

Bei akuter Nebenhöhlenentzündung müssen die Punkte so lange energisch massiert werden, bis Schmerzlinderung eintritt und außerdem der Eiter abfließt.

Bei chronischer Nebenhöhlenentzündung ist morgens und abends eine 2 bis 3 Minuten dauernde wiederholte Stimulation der Punkte ratsam.

Die beiden regulären Punkte sind dieselben wie beim Schnupfen. Die ergänzenden Punkte variieren, je nachdem welche Nebenhöhle erkrankt ist.

Mumps

Definition

Mumps oder Ziegenpeter ist eine Kinderkrankheit (manchmal erkranken auch Erwachsene), die durch das Mumps-Virus im Nasen-Rachen-Raum hervorgerufen wird und von einer Schwellung der Speicheldrüsen, speziell der Ohrspeicheldrüse (der Parotis, daher auch der Name *Parotitis epidemica)* begleitet ist.

Krankheitszeichen

Bei der typischen Form der Krankheit kommt es zu einer erst einseitigen, dann beidseitigen starken Schwellung der Ohrspeicheldrüse. Sie führt dazu, dass das Ohrläppchen absteht und der Kopf leicht birnenförmig aussieht.

Die Schwellung wird von mehr oder weniger hohem Fieber begleitet, manchmal auch von einer Entzündung der Mundschleimhaut.

Außer der Ohrspeicheldrüse können weitere Drüsen befallen sein – eine mögliche Komplikation der Krankheit. In diesem Fall sind weniger die Speicheldrüsen betroffen, sondern vor allem die Geschlechtsdrüsen: beim männlichen

---

Reguläre Punkte

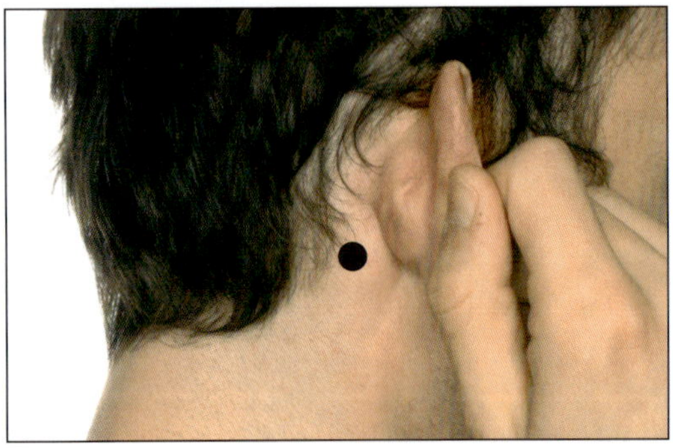

Der Punkt liegt hinter dem Ohr, lotrecht über der Ohrspeicheldrüse an der Spitze des Warzenfortsatzes.

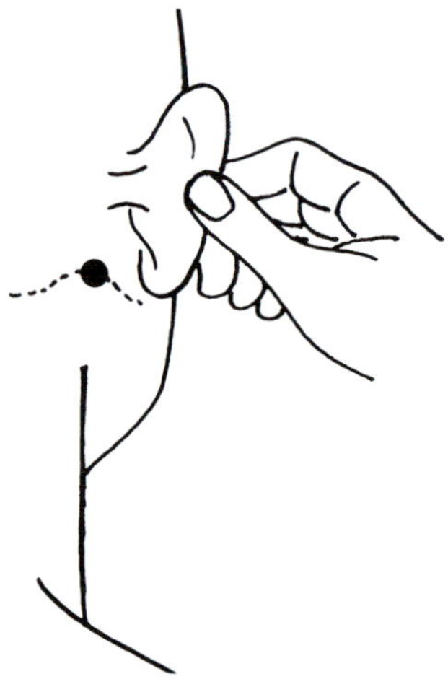

Geschlecht die Hoden *(Orchitis),* beim weiblichen die Eierstöcke *(Adnexitis),* was nicht nur sehr schmerzhaft, sondern eine häufige Ursache von Sterilität ist.
Mumps kann auch die Bauchspeicheldrüse angreifen und dadurch zum Ausgangspunkt eines Diabetes werden.

Immer häufiger geschieht es, dass im Gefolge eines Mumps bei Kindern eine heftige Hirnhautentzündung auftritt, die aber nicht besonders gefährlich ist. Gewöhnlich nimmt Mumps einen unkomplizierten Verlauf (zwei bis drei Wochen). Beim Erwachsenen verläuft die Infektion schwerer.

Herkömmliche Behandlung

Wie bei allen Virusinfektionen gibt es keine spezifische Behandlung. Üblich sind Ruhe, Schmerzmittel und entzündungshemmende Medikamente. Im Fall einer Orchitis ist Bettruhe angesagt.

Stellenwert der Akupressur

Wegen ihrer Unschädlichkeit und ihrer raschen Wirksamkeit lassen sich mit der Akupressur erfreuliche Ergebnisse erzielen, da sie Schmerz, Schwellung und Krankheitsdauer verringert.

Ergänzende Punkte

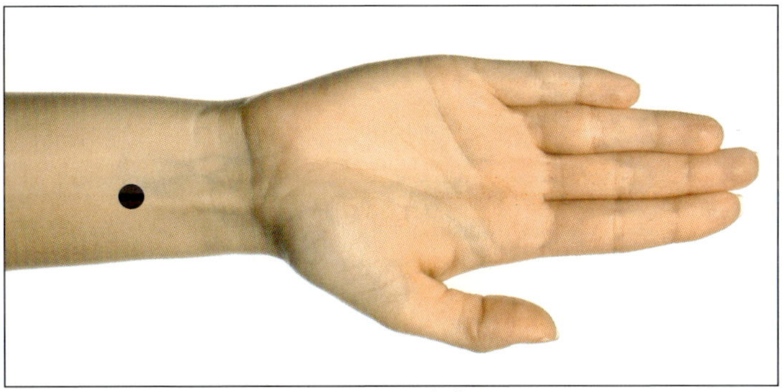

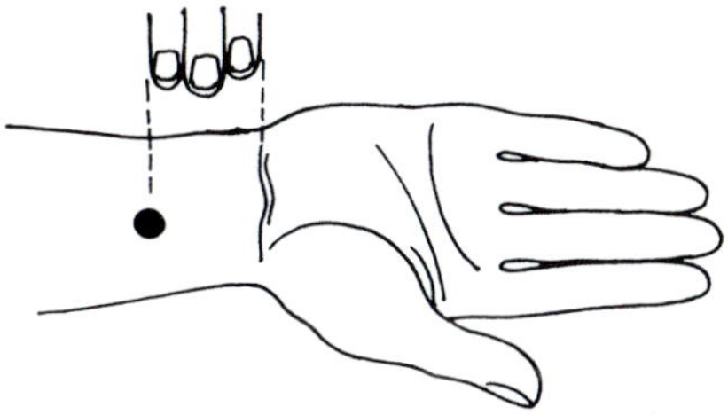

Der erste Punkt befindet sich an der Innenseite des Unterarms drei Fingerbreit oberhalb der Beugefalte des Handgelenks.

Akupressurtechnik

Massieren Sie die Punkte jede halbe Stunde energisch. Kinder können angeleitet werden, das selbst zu tun.

Bei den schweren Formen ist eine intensivere Stimulierung erforderlich (Nadelung, Elektroakupunktur).

Ergänzende Punkte

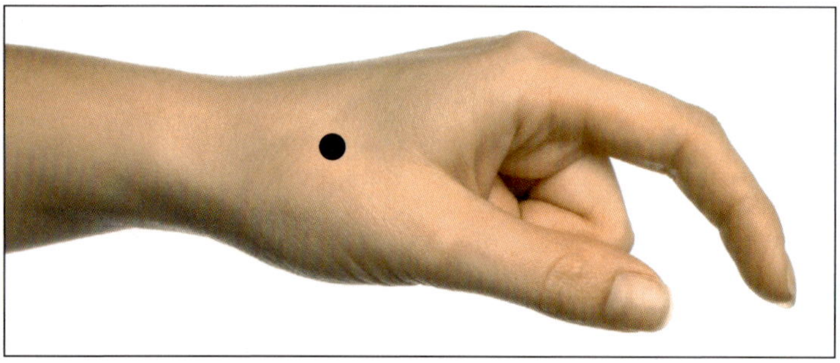

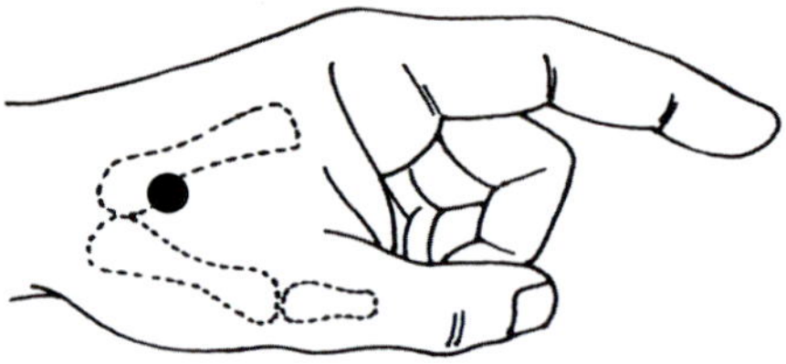

Der zweite ergänzende Punkt befindet sich am Winkel zwischen Daumen- und Zeigefingergrundgelenk.

Grippe und Nasenrachenkatarrh

Definition

Streng genommen ist die Grippe eine Infektion mit Grippeviren. Die Umgangssprache bezeichnet mit dem Wort »Grippe« alle Infektionen der Nase und des Rachens mit anderen Viren, bei denen es sich in Wirklichkeit um Rhinopharyngitiden, also Entzündungen des Nasenrachenraums oder Nasenrachenkatarrhe handelt. Wir werden jedoch hier von Grippe sprechen, weil es zum einen immer sehr schwierig ist, das verantwortliche Virus nachzuweisen, zum anderen weil es im Grunde unwichtig ist, da die Behandlung, sei es die herkömmliche oder die klassische chinesische, die gleiche ist.

Krankheitszeichen

Sie sind sattsam bekannt:

- plötzlicher Beginn mit Fieber, das auf 39 oder 40 °C ansteigen kann,
- Nasenschleimhautentzündung, Halsweh und Husten,
- allgemeines Unwohlsein, Gliederschmerzen, Kopfweh,
- Lymphknotenschwellungen,

Einflussreiche Punkte

Bei der kalten oder »invasiven« Form werden drei wichtige Punkte behandelt: der erste befindet sich mittig an der Nackenbasis auf dem Dornfortsatz des ersten Brustwirbels.

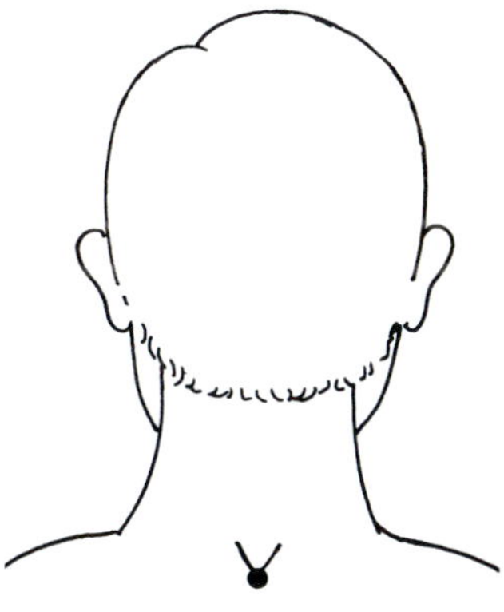

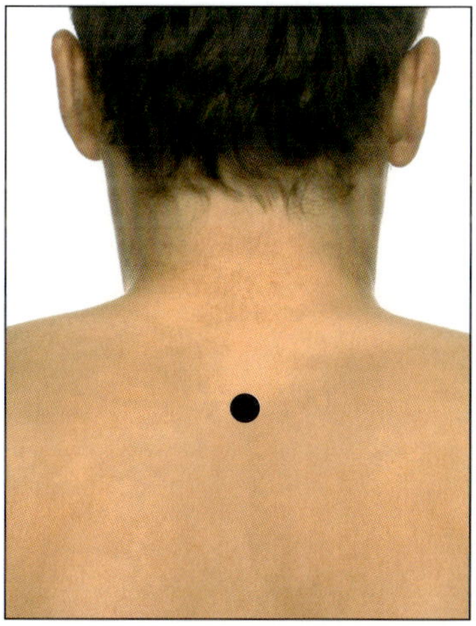

① *obere Nasenmuschel*
② *mittlere Nasenmuschel*
③ *untere Nasenmuschel (Gaumen)*
④ *Stirnhöhle*
⑤ *Keilbeinhöhle*
⑥ *Türkensattel (Sitz der Hirnanhangsdrüse)*
⑦ *Nasenscheidewand*

Naseninneres
(*Medianschnitt*)

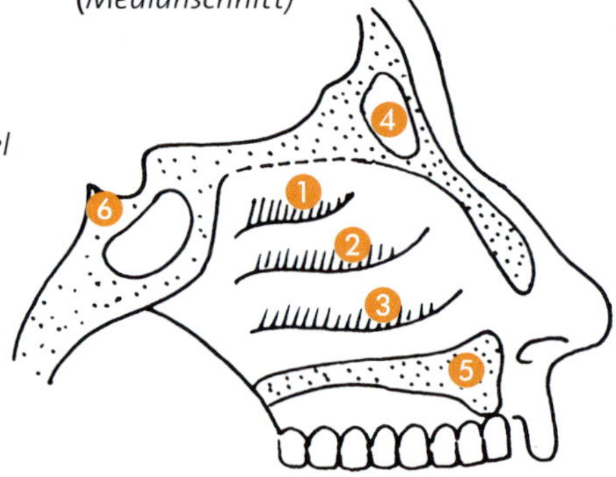

Nasenmuscheln
(*Frontalschnitt*)

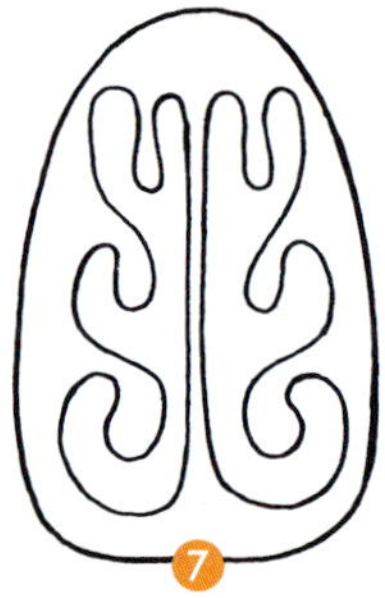

- sehr häufig Verdauungsbeschwerden, Durchfall, Erbrechen usw.

Während in der westlichen Medizin keine Grippeformen unterschieden werden, gibt es in der traditionellen chinesischen Medizin zwei Formen der Grippe:

- die *kalte* oder invasive Form mit Frösteln, Kopfschmerzen, wundem Hals und verstopfter Nase,
- die *heiße* Form mit Rötung des Gesichts, Schweißausbrüchen, hohem Fieber und Husten.

Einflussreiche Punkte

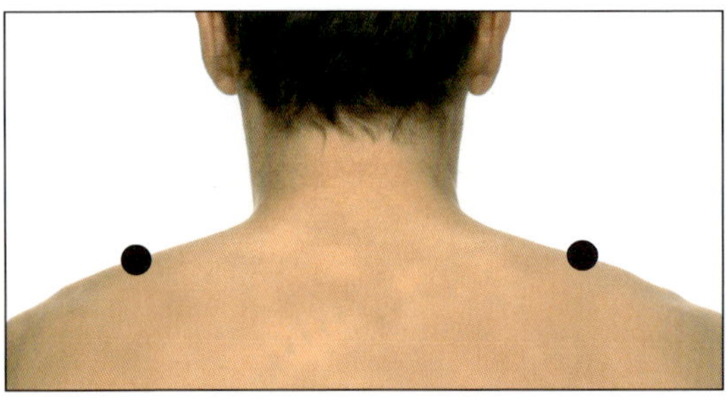

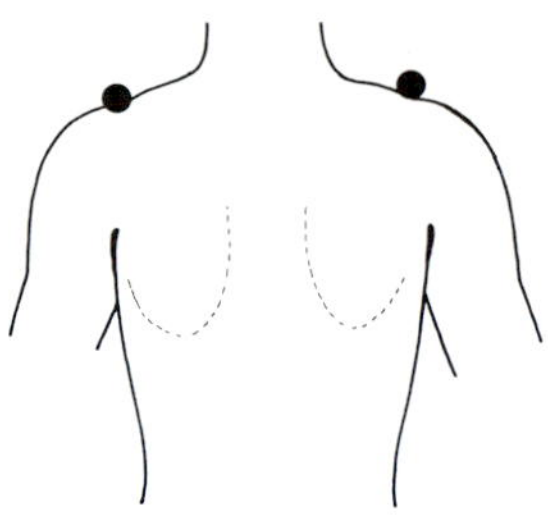

Kalte Form der Grippe: der zweite wichtige Punkt befindet sich auf der Mitte der Schulter, der dritte oberhalb der Handwurzel zwischen den beiden Unterarmknochen.

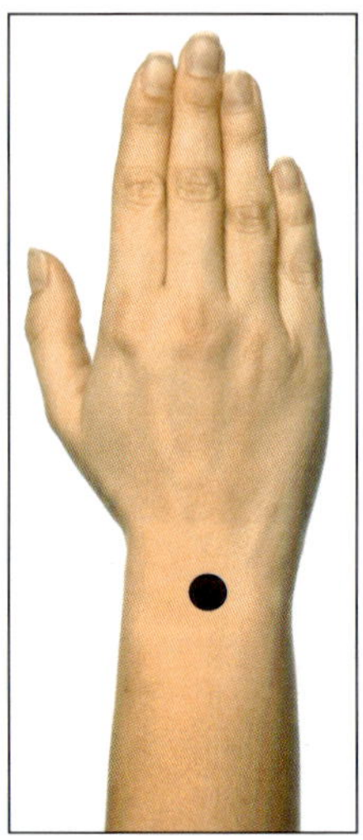

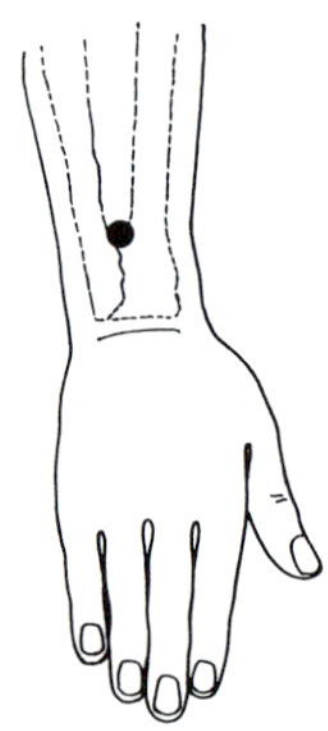

Im Allgemeinen verläuft eine Grippe milde. Nach acht Tagen bilden sich die Symptome zurück, und das Fieber fällt. Bei erschöpften, kranken oder alten Menschen verläuft eine Grippe oft ganz anders. Die Virusinfektion wird durch Bakterien überlagert. Es kommt dann zu gefährlichen Komplikationen in den Atemwegen, die den Patienten das Leben kosten können.

Ursachen

Es handelt sich stets um Virusinfektionen. Es gibt zahlreiche Erreger: die »reinen« Influenzaviren, die man nach Typen A, B und C oder nach der Herkunft in Hongkong-Virus, Victoria-Virus usw. unterscheidet, und die so genannten Parainfluenza-Viren.

Herkömmliche Behandlung

Wie bei allen Viruskrankheiten gibt es keine kausale Behandlung. Einfache symptomatisch wirkende Mittel sind Bettruhe, heiße Getränke und Aspirin.

Stellenwert der Akupressur

Sie ist so nützlich wie jede andere Therapie. Eine bei den ersten Anzeichen behandelte Grippe kann durchaus ohne weitere Maßnahmen vorübergehen.

Einflussreiche Punkte

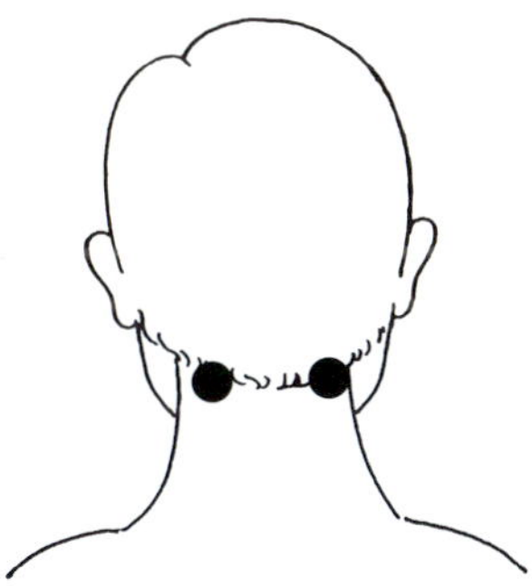

Auch bei der heißen Form sind drei wichtige Punkte zu behandeln: die ersten befinden sich im Nacken hinter dem Ohr in der ersten Delle am Schädelrand.

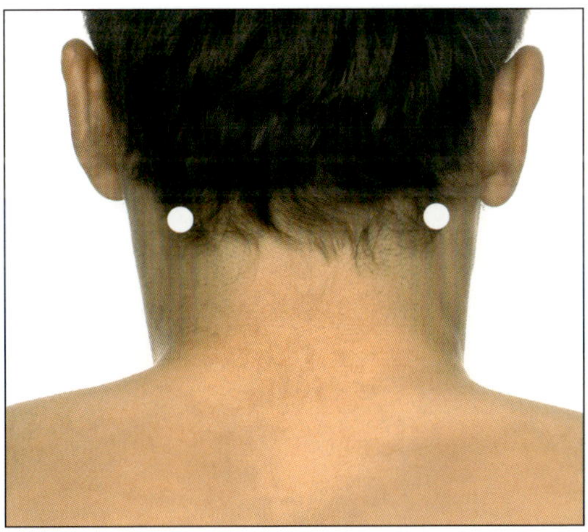

Dabei sind aber stets die beiden oben beschriebenen Formen zu berücksichtigen, denn es müssen ja jeweils andere Punkte stimuliert werden.

Akupressurtechnik

Bei der kalten oder invasiven Form stimulieren Sie die Punkte möglichst von Anfang an stündlich manuell, oder Sie wenden eine energische elektrische Stimulation an.

Bei der heißen Form stimulieren Sie in der Abklingphase die Punkte zwei- oder dreimal täglich.

Eine rechtzeitige Stimulation (gleich am ersten Tag) sollte die Entwicklung einer Grippe verhindern.

Einflussreiche Punkte

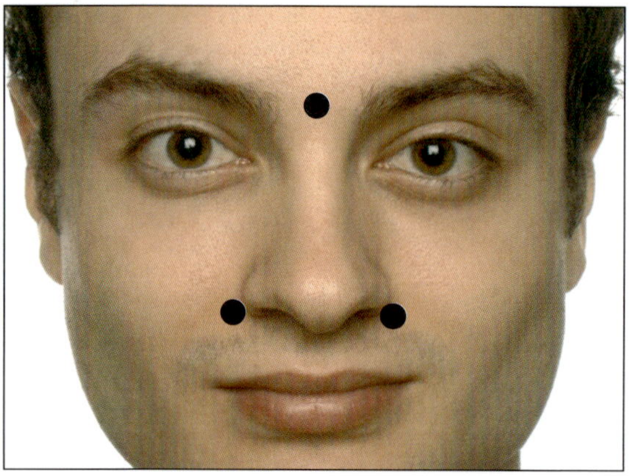

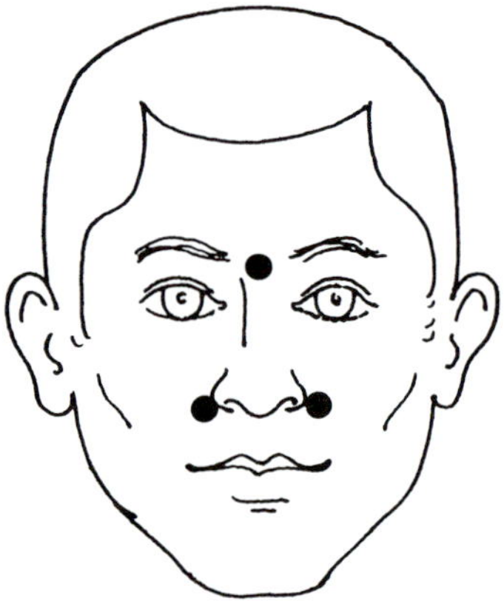

Bei der heißen Form ist der zweite einflussreiche Punkt am Übergang zwischen Stirn und Nase. Der dritte Punkt liegt beidseits unterhalb der Nasenflügel über den Mundwinkeln.

Stoffwechsel-
erkrankungen

Kropf und Schilddrüsenüberfunktion oder Basedow-Krankheit

Definition

Unter Kropf, fachsprachlich *Struma,* versteht man jede Volumenvergrößerung der Schilddrüse, jenes Organs, das bekanntlich an der Vorderseite des Halses sitzt.

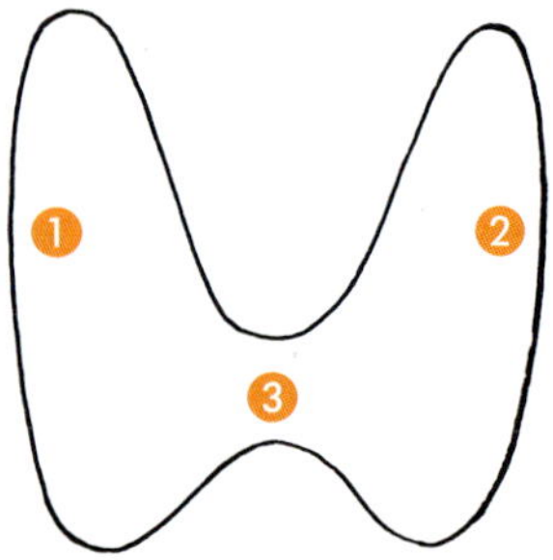

Form der Schilddrüse

① *rechter Lappen*
② *linker Lappen*
③ *Isthmus (schmales Verbindungsstück)*

Krankheitszeichen

Einen gewöhnlichen Kropf erkennt man an einer Schwellung des Halses vor dem Adamsapfel. Diese kann mitunter riesig sein.

Ein Schilddrüsenknoten oder -adenom ist dagegen eher klein und fällt oft nur durch pulsierende Arterien am Hals auf, wird aber in der Regel begleitet von:

- Gewichtsabnahme
- Herzrasen
- hochgradiger Nervosität
- Hervortreten der Augen, die stark glänzen (Exophthalmus).

Der einfache Kropf verunziert in mehr oder weniger unregelmäßiger Form den Hals. Manchmal ist er einseitig, er kann aber auch hinter dem Brustbein abwärts in den Brustkorb wachsen.

Bei einer krankhaft veränderten Schilddrüsenfunktion ist entweder das gesamte Organ betroffen: die so genannte **Basedow-Krankheit,** eine chronische Entzündung der gesamten Schilddrüse mit Strumabildung. Oder aber ein Schilddrüsenknoten zeichnet sich bei einem ansonsten normalen Organ ab und wird tastbar: das **Schilddrüsenadenom** oder heißer Knoten.

Mit Hilfe spezieller Untersuchungen lassen sich beide Strumaformen gegeneinander abgrenzen. Bei der einfachen Schilddrüsenvergrößerung ist alles normal. Bei einer krankhaft veränderten Schilddrüse wird nachgewiesen:

- im Blut: Cholesterol-Werte sinken, Jod und Schilddrüsenhormone steigen an;

- neurologisch: der Achillessehnenreflex wird beschleunigt ausgelöst;
- in der Drüse: nach Gabe einer geringen Menge radioaktiven Jods kann man die Schilddrüse fotografieren und feststellen, wo zu viel Jod gespeichert wird, das heißt, ob eine totale oder partielle Überfunktion besteht (Szintigramm).

Ein einfaches Struma kann ein Leben lang unverändert bestehen. Manchmal jedoch wird es allmählich größer und drückt schließlich auf die Atemwege.

Lässt man jedoch warme oder heiße Knoten unbehandelt wachsen, kann es schließlich zu einer Herzinsuffizienz und wegen des Exophthalmus zu Augenproblemen kommen.

Ursachen

Der einfache Kropf kommt aus nicht genau bekannten Gründen gehäuft in Jodmangelgebieten vor.

Bei den Schilddrüsenknoten hat sich die Lehrmeinung der Mediziner geändert: Ursprünglich galt eine krankhafte Veränderung der Hirnanhangsdrüse als Ursache. Inzwischen glaubt man jedoch, dass die Schilddrüse selbst – möglicherweise virusbedingt – in ihren Funktionen gestört ist.

Ergänzende Punkte

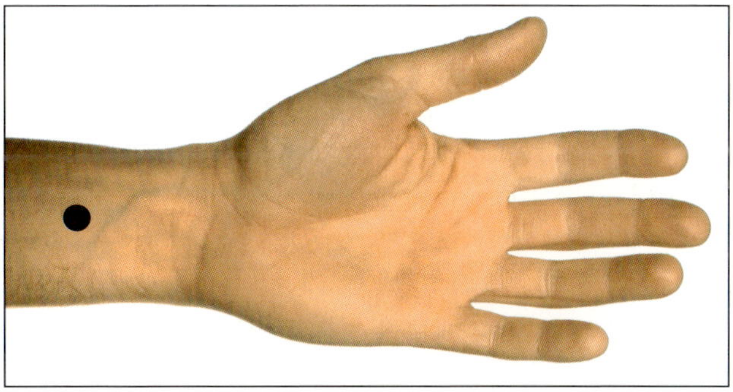

Der erste Punkt befindet sich vier Fingerbreit oberhalb der Beugefalte des Handgelenks an der Innenseite des Unterarms.

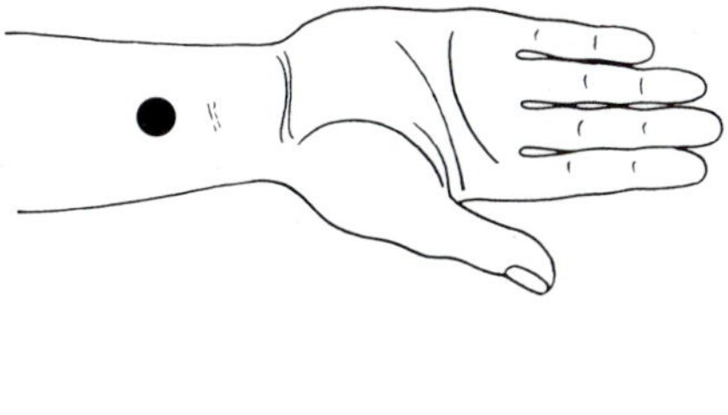

Herkömmliche Behandlung

Ein einfacher Kropf wird gewöhnlich operiert. Bei den Schilddrüsenknoten wurde früher Jod verabreicht, später wurden nacheinander die Operation (bei Knoten immer noch eine vernünftige Lösung) und die Radiojodtherapie empfohlen, wobei Letztere die Drüsenanteile »verbrennt« und nur von erfahrenen Spezialisten durchgeführt werden sollte. Im Regelfall behandelt man heute mit Medikamenten, so genannten Thyreostatika, die die Schilddrüsenfunktionen hemmen.

Stellenwert der Akupressur

Bei einfachen Strumen ist sie allein wenig sinnvoll, kann aber die Wirkung von Thyreostatika unterstützen, deren Dosis oft gesenkt werden kann. Außerdem werden Begleitsymptome von Schilddrüsenerkrankungen gemildert.

Akupressurtechnik

Da es sich um eine chronische Krankheit handelt, sollten die Punkte mehrmals täglich einige Minuten stimuliert werden oder pro Monat vierzehn Tage nacheinander täglich während zehn Minuten.

Reguläre Punkte

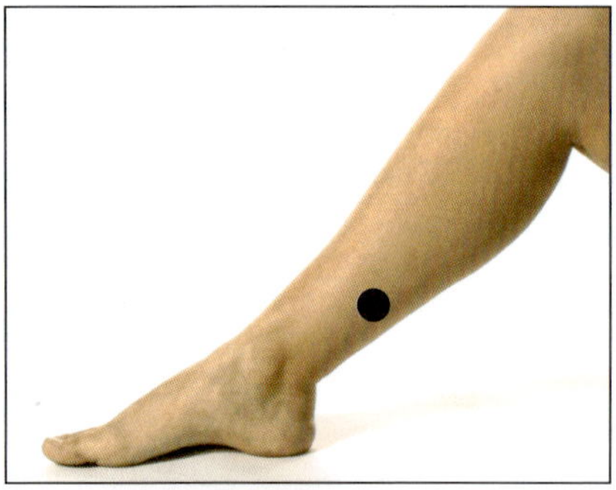

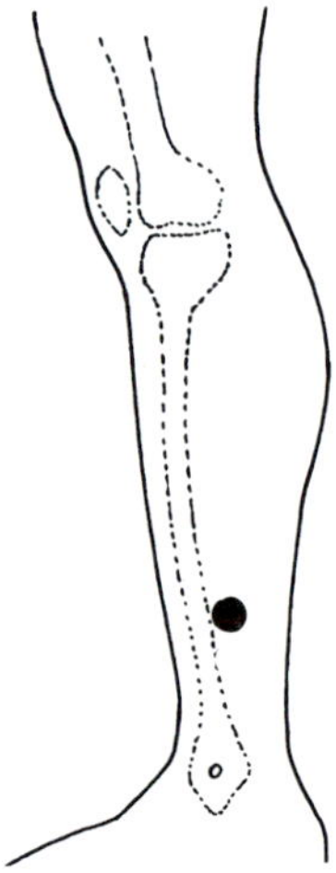

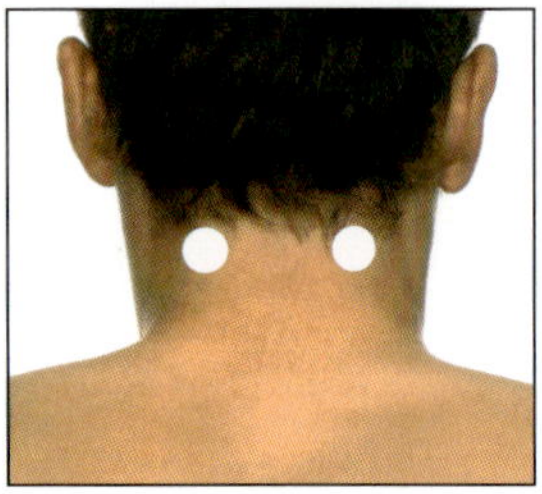

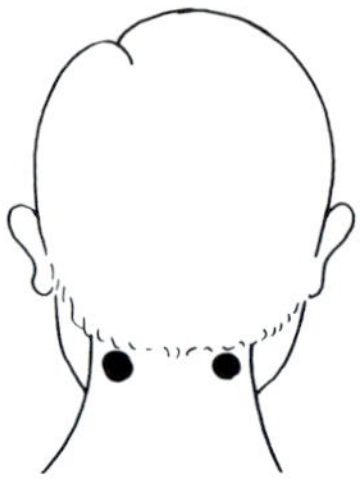

Der zweite Punkt befindet sich am Unterschenkel seitlich vom Schienbein in einer kleinen Mulde eine Handbreit über dem Innenknöchel; der dritte Punkt am Rand des Hinterhauptbeins drei Fingerbreit von der Nackenlinie.

Diabetes (Zuckerkrankheit)

Definition

Zuckerkrankheit oder Diabetes mellitus bedeutet einen zu hohen Zuckergehalt im Blut – fachsprachlich *Hyperglykämie* – und im Urin.

Krankheitszeichen

Zu viel essen. Zu viel trinken. Zu viel Harn ausscheiden. Diese drei Zeichen sind verdächtig, wenn sie zusammen auftreten.

Man unterscheidet zwei Formen von Zuckerkrankheit. Genauer gesagt, sind es zwei verschiedene Krankheiten:

- Typ-1-Diabetes – vor allem bei jungen Menschen, daher oft juveniler Diabetes genannt und mit Gewichtsabnahme verbunden;
- Typ-2-Diabetes – eher bei älteren Menschen (Altersdiabetes) und mit mehr oder weniger starkem Übergewicht verbunden.

Ursachen

Die Ursache sitzt im Pankreas, der Bauchspeicheldrüse, in der normalerweise ein Hormon produziert wird, das den Zuckergehalt unseres Körpers reguliert: das Insulin.

Pauschal kann man sagen, dass die Bauchspeicheldrüse beim Typ-1-Diabetes kein Insulin und beim Typ-2-Diabetes Insulin von schlechter Qualität produziert. Unser Wissen über den Diabetes hat sich allerdings inzwischen vertieft:

- Wir wissen heute, im Gegensatz zur früheren Auffassung, dass der »juvenile« Diabetes im Allgemeinen nicht erblich ist, sondern vielmehr auf einer echten, virusbedingten Zerstörung des Pankreas beruht, zum Beispiel durch das Mumps-Virus.
- Beim Typ-2-Diabetes hingegen gibt es eine erbliche Komponente, die oft mit Übergewicht zusammenhängt; ihr geht eine lange prädiabetische Phase voraus. Es gibt sogar bereits einen Test, mit dem eine Anlage zu diesem Diabetes im Kindesalter festgestellt werden kann: Beim künftigen (Typ-2-)Diabetiker wird nach gleichzeitiger Verabreichung von wenig Alkohol und der Substanz Chlorpropamid, einem Sulfonylharnstoff, eine Hitzewallung ausgelöst. Diese Kombination setzt im Körper Endorphine frei, jene rätselhaften natürlichen Opiate, die auch bei der Akupunktur frei werden. Wir werden später sehen, wie man dies therapeutisch nutzen kann.

Der Spontanverlauf ist reich an Komplikationen. Gewiss, bei einem medikamentös gut versorgten Diabetiker muss es nicht mehr zum Koma kommen, aber die Blutgefäße von Augen, Herz, Beinen und Nieren sind dennoch gefährdet.

Die Gefährdung der Arterien ist oft erblich bedingt, aber unbestreitbar wird sie durch einen schlecht eingestellten Diabetes erhöht. Deswegen ist es zwingend geboten, dass der Erkrankte regelmäßig mit kleinen Teststreifen den Zuckergehalt seines Blutes oder Urins kontrolliert.

Herkömmliche Behandlung

- Der Typ-1-Diabetiker muss sich das fehlende Insulin spritzen und konsequent eine Diät befolgen.
- Der Typ-2-Diabetiker muss zuallererst abnehmen. Falls sein Zuckerspiegel dennoch zu hoch bleibt, muss dieser mittels Tabletten gesenkt werden.

Beim juvenilen Diabetes wird zweifellos die Transplantation der Bauchspeicheldrüse oder die Implantation einer »Insulinpumpe« eines Tages Standardtherapie werden.

Reguläre Punkte

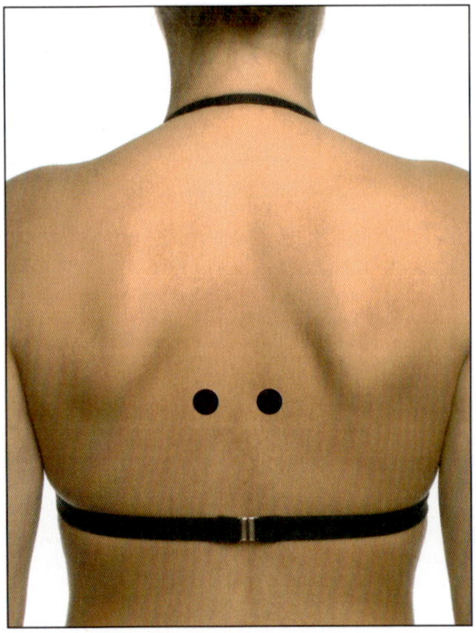

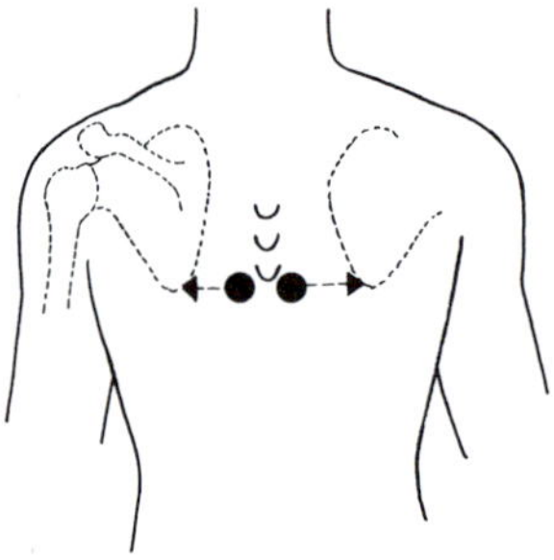

Der erste Punkt befindet sich einen Fingerbreit beidseits des Dornfortsatzes der Brustwirbelsäule in Höhe des unteren Schulterblattwinkels.

Stellenwert der Akupressur

Es sei gleich darauf hingewiesen, dass die Akupressur derzeit beim Altersdiabetes wenig, beim juvenilen Diabetes (bei dem es nichts zu stimulieren gibt) nichts auszurichten vermag. Hier ist die Akupressur nur eine Ergänzung, die gleichwohl nützlich ist, denn sie kann die Dosis der Medikamente senken, mit denen der Diabetes behandelt werden muss.

Akupressurtechnik

Da es sich um eine chronische Krankheit handelt, ist eine lange und wiederholte Stimulation der Punkte erforderlich: zehn Minuten zwei- bis dreimal täglich mittels Fingerdruckmassage oder Nadelung. Mit Sicherheit wird die elektrische Stimulation unsere Therapie des Diabetes um eine neue Dimension bereichern.

Reguläre Punkte

Der zweite Punkt liegt hinter dem Innenknöchel einen Fingerbreit unterhalb des Fersenbeins. Den dritten Punkt finden Sie an der Außenseite des Unterschenkels, eine Handbreit unterhalb der Beugefalte der Kniekehle.

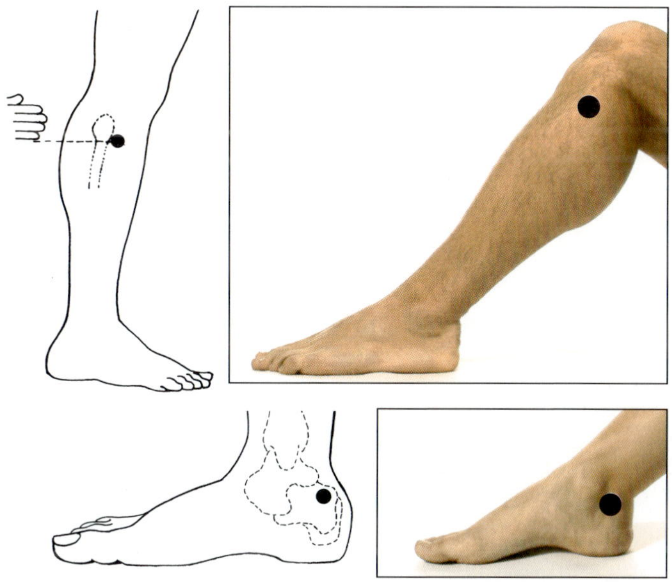

Übergewicht und Fettleibigkeit

Definition

Von Übergewicht und Fettleibigkeit oder auch Fettsucht spricht man definitionsgemäß, wenn ein Mann – oder eine Frau – mehr oder weniger zu dick ist. Diese Definition mag ja einfach sein, doch eigentlich nennt sie nur das Problem, statt eine Lösung anzubieten. Ab wann ist man zu dick? Und vor allem: Ist starkes Übergewicht gesundheitsschädlich?

Krankheitszeichen

Hier ist festzustellen, dass es zwei Arten von Übergewicht gibt: das krankhafte Übergewicht und das von der Mode diktierte. Die ersten, die Alarm auslösten, waren in den fünfziger Jahren des 20. Jahrhunderts amerikanische Versicherungsgesellschaften, die – übrigens aus finanziellen Beweggründen – nachwiesen, dass durch Übergewicht das Krankheitsrisiko zunimmt und dass diese Zunahme statistisch umso größer ist, je höher das Übergewicht ist.

Zu diesen Fakten kommt die Mode: Jede Epoche hat ihren Kanon der männlichen und weiblichen Schönheit. Die sportliche Betätigung und die Gewohnheiten der Freizeitgesellschaft, sich halbnackt an Badestränden zu vergnügen, haben das Ideal des Mannes mit Waschbrettbauch und der gertenschlanken Frau mit Mannequinmaßen populär gemacht.

In der Vorstellung unserer Zeitgenossen sind die üppige Schönheit der Renaissance und der beleibte Bürger des 19. Jahrhunderts eher abstoßend. Wir müssen mit der Zeit gehen …

Ab welchem Gewicht ist man nun also zu dick? Ganz zeitgemäß wurde versucht, Übergewicht mathematisch zu definieren. Zu diesem Zweck wurden jede Menge Tabellen und Formeln entwickelt – hier sei bloß die Formel von Lorenz zur Bestimmung des Idealgewichts genannt:

$$\text{Idealgewicht (kg) für Männer: Größe (cm)} - 100 - \frac{[\text{Größe (cm)} - 150]}{4}$$

$$\text{Idealgewicht (kg) für Frauen: Größe (cm)} - 100 - \frac{[\text{Größe (cm)} - 150]}{2{,}5}$$

In Wirklichkeit dürfte aber keine der vielen in Umlauf befindlichen Formeln absolute Gültigkeit haben. Vielmehr sollte Übergewicht an anderen Kriterien gemessen werden:

Zum einen morphologisch, das heißt nach den Proportionen oder der Körperform. Danach gibt es Übergewicht

- vom männlichen oder »androiden« Typ, bei dem die Fettdepots vor allem den Oberkörper zieren;
- vom weiblichen oder »gynoiden« Typ, mit Fettdepots hauptsächlich an der unteren Körperhälfte;
- schließlich lokale Fettdepots, örtliche taschenförmige Fetteinlagerungen – Zellulite genannt –, die so manche Frau zur Verzweiflung bringt, ist sie doch ein typisch weiblicher Schönheitsfehler an den Hüften (Reithosenspeck), den Oberschenkeln, Knien und Knöcheln.

Mit jeder Form von starkem Übergewicht geht eine eigene Pathologie einher. Der männliche Typ leidet bevorzugt unter Bluthochdruck und Herzkrankheiten, der weibliche an Erkrankungen der Beinvenen (Krampfadern, Venenthrombose).

Die Zellulitis kann eine Frau seelisch stark belasten, denn sie ist nicht einmal durch eine Gewichtsabnahme günstig zu beeinflussen.

Zum anderen spielen auch psychologische Faktoren eine Rolle. Es gibt glückliche, fröhliche Dicke, die sich in ihrer Haut wohlfühlen. Sie sollte man nur mit

Reguläre Punkte

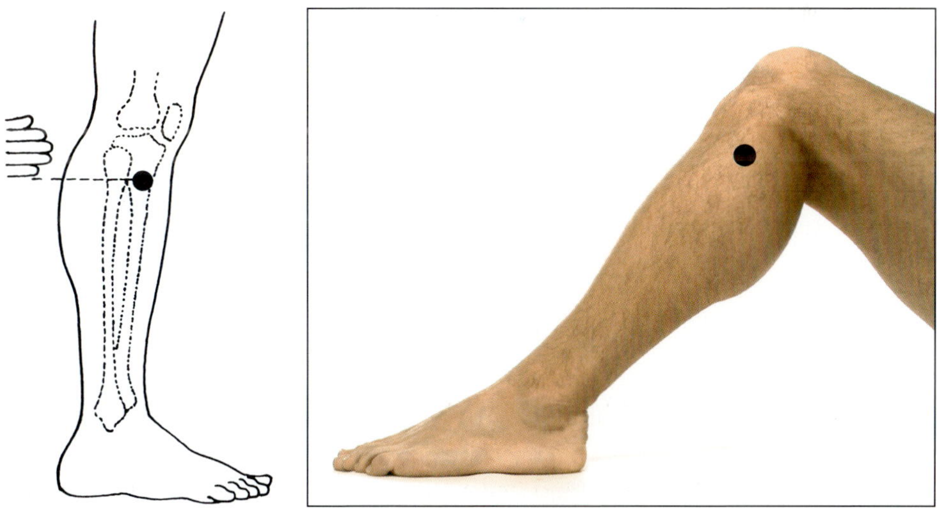

Es gibt deren zwei: Der erste Punkt liegt an der Außenseite der Wade, eine Handbreit unter der Beugefalte des Kniegelenks.

sehr viel Fingerspitzengefühl auf die Risiken ihres Übergewichts hinweisen. Es gibt unechte dicke Männer und vor allem unechte dicke Frauen, die ständig ihr Gewicht kontrollieren. Ihnen müsste man klarmachen, dass sie kein Übergewicht haben – eine schwere Aufgabe!

Daneben gibt es die vielen anderen, die wirklich abnehmen müssten und unter ihrem Übergewicht leiden. Für sie ist dieses Kapitel geschrieben.

Ursachen

Die Erforschung der Ursachen von Übergewicht und Fettsucht hat Milliarden gekostet und Ströme von Tinte fließen lassen.

Wie stets in der Medizin sind die Meinungen zahlreich und geteilt. Ursprünglich machte man »die Drüsen« verantwortlich, insbesondere die gerade entdeckten endokrinen Drüsen, weil seltene Krankheiten (Myxödem usw.) mit starken Fetteinlagerungen einhergingen. Freilich ist das die Ausnahme. Dann unterstellte man – auf dem Höhepunkt der Freud'schen Lehre von der Psychoanalyse – Fresssucht oder »Hyperphagie«, weil die Betroffenen in der »oralen Phase« steckengeblieben seien. Und neuerdings sind Erbfaktoren an der Reihe; man arbeitet daran, die Gene zu identifizieren, die für Fettsucht verantwortlich sind. In allen diesen Theorien steckt ein Körnchen Wahrheit.

Reguläre Punkte

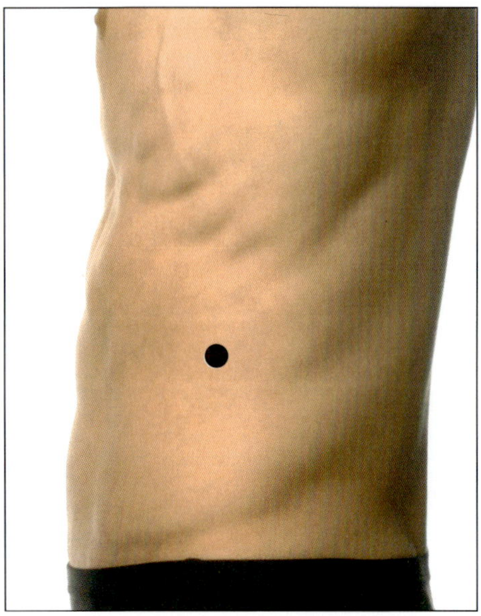

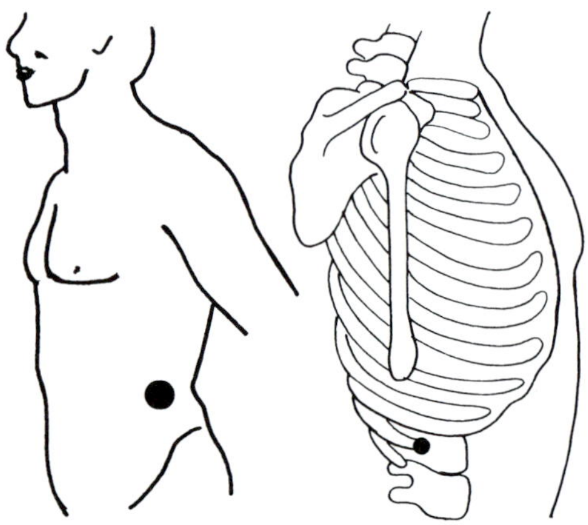

Der zweite Punkt liegt unterhalb des Rippenbogens auf der Spitze der 12. Rippe.

- Es stimmt, dass ein Erbfaktor mitspielen kann, und es gibt tatsächlich fettsüchtige Familien, wobei dieser Erbfaktor ziemlich nahe beim Gen für Diabetes liegt und bei einem Individuum oft beide Krankheiten gleichzeitig auftreten.
- Mindestens ebenso oft besteht eine »Vererbung schlechter Gewohnheiten«, wobei das »Mästen« gutgläubig bereits in der Kindheit beginnt und die Menschen zu viel essen, ohne sich darüber klar zu sein.
- Ebenfalls spielen ungute Alltagsgewohnheiten eine Rolle, das lange Sitzen am Schreibtisch oder hinterm Steuer, Geschäftsessen, alle möglichen Zwischenmahlzeiten, mit denen der Mensch sich überfüttert.
- Psychologische Ursachen wie Langeweile oder Angst sind es, wenn jemand den lieben langen Tag nascht.
- Neuerdings wurden verschiedene chemische Botenstoffe oder »messenger« im Nervensystem als Ursache entdeckt: Beim Erwachsenen soll es sich um einen Stimulator der Insulin-Sekretion handeln, was die Speicherung von Fett in den Zellen bewirkt. Beim Kind kann eine übermäßige Ausschüttung des Hormons Prolaktin vorliegen, das normalerweise für die Bildung der Muttermilch zuständig ist, aber hier eine Zunahme der Fettzellen bewirken soll.

Wichtige Punkte

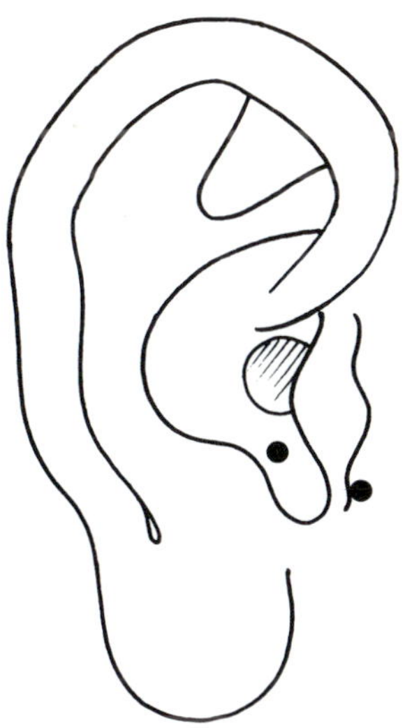

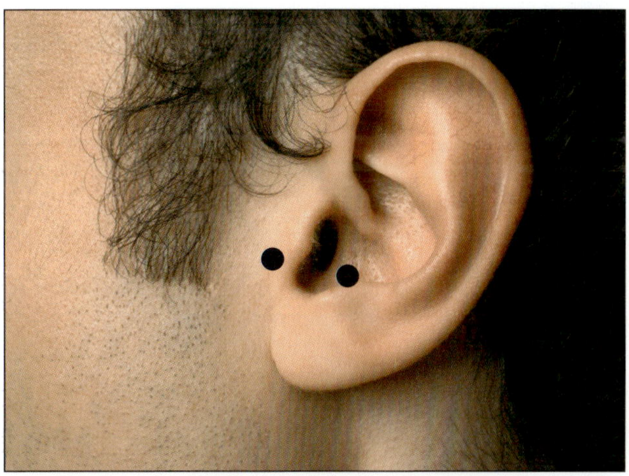

Ohrakupressur: Der erste Punkt liegt einen Millimeter vor dem unteren Ende des Tragus, des kleinen Vorsprungs vor dem Gehörgang; der zweite am Antitragus, dem kleinen Höcker über dem Ohrläppchen.

Herkömmliche Behandlung

Welche Konsequenzen ergeben sich für die Behandlung? Zu allererst, dass eine vernünftige Diät die Grundlage jeder Behandlung ist. Schwierig ist nicht so sehr das Abnehmen, sondern im Alltag das reduzierte Gewicht zu halten. Wie erreicht man das?

Zunächst die Frage: Gibt es Medikamente zum Abnehmen? Die ehrliche Antwort lautet: kaum. Als Erstes die Mittel, die Sie meiden müssen: Appetitzügler, Schilddrüsenextrakte und Diuretika. Die ersten sind schädlich für das Nervensystem, die beiden anderen unlogisch, denn weder die Schilddrüse noch das Wasser im Körper sind für Fettsucht verantwortlich. Und was gibt es noch? Ein paar Enzyme, richtig angewandte und geeignete homöopathische Mittel – und die Akupressur.

Stellenwert der Akupressur

Die Autoren der traditionellen chinesischen Medizin interessierten sich nicht für das Thema. Fettsucht war ein Zeichen von Wohlstand.

Seit einigen Jahren werden vermehrt Anstrengungen unternommen, spezielle Akupunkturpunkte zu finden, über die vor allem der Appetit beeinflusst werden kann.

Akupressurtechnik

Die beschriebenen Punkte sollen 20 Minuten mit den Fingern oder 10 Minuten durch Elektroakupunktur stimuliert werden. In Verbindung mit einer Diät sind die Ergebnisse oft hervorragend.

Rheumatische Beschwerden

Rheumatische Erkrankungen

Definition

Wenn ein Gelenk wehtut, gilt das gemeinhin als Rheuma. Als Begleiterscheinungen des Schmerzes können Schwellung, Rötung, Entstellung oder Behinderung auftreten, das heißt, mehr oder weniger große Schwierigkeiten, das betroffene Gelenk zu bewegen.

Krankheitszeichen und Ursachen

Der Begriff »Rheuma« ist jedoch veraltet und man spricht besser von rheumatischen Erkrankungen. Bei diesen unterscheidet man zwei große Gruppen: die Arthrosen und die Arthritiden.

Die **Arthrose** ist eine degenerative Erkrankung, also Ausdruck von Abnutzungserscheinungen der Gelenke. Der Knorpel, der sämtliche Gelenkflächen überzieht, nutzt sich ab, verschwindet und die Knochen reiben – mit festem Druck – gegeneinander, was Schmerzen und Deformierungen zur Folge hat. Deswegen tritt eine Arthrose meist erst im höheren Alter auf, etwa um das fünfzigste Lebensjahr. Die Ursachen sind noch etwas unklar. Arthrose geht mögli-

Reguläre Punkte

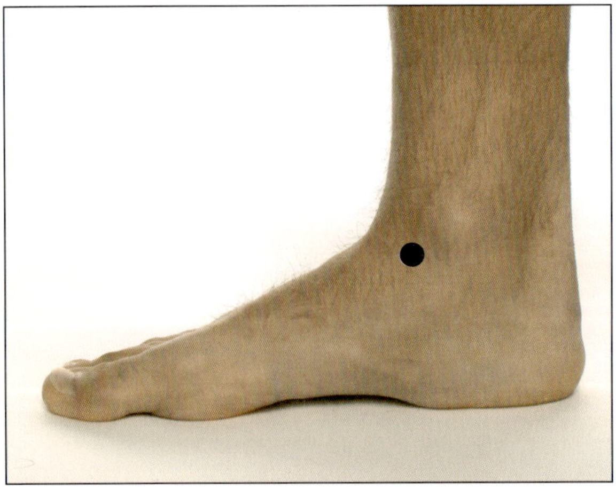

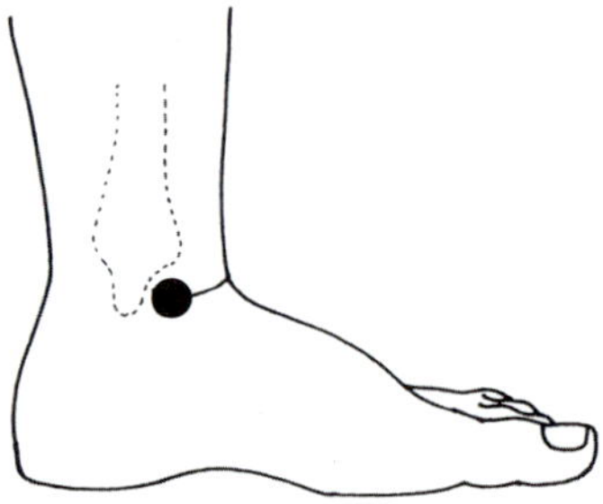

Wenn mehr oder weniger **alle Gelenke** *betroffen sind: Der erste Punkt liegt am Fußrücken schräg vor dem Innenknöchel in der Falte, die beim Anziehen der Zehen entsteht.*

cherweise auf eine Fehlstellung (und damit Fehlbelastung) von Gelenken zurück.

Dagegen besteht bei einer **Arthritis** eine Infektion oder eine Entzündung der Gelenkinnenhaut, welche die Gelenkschmiere (Synovia) in den Gelenkspalt und in kleine Puffer, die Schleimbeutel, absondert. Die Arthritis oder Gelenkentzündung kann durch Viren oder Bakterien ausgelöst sein, meist besteht aber auch eine erbliche Veranlagung.

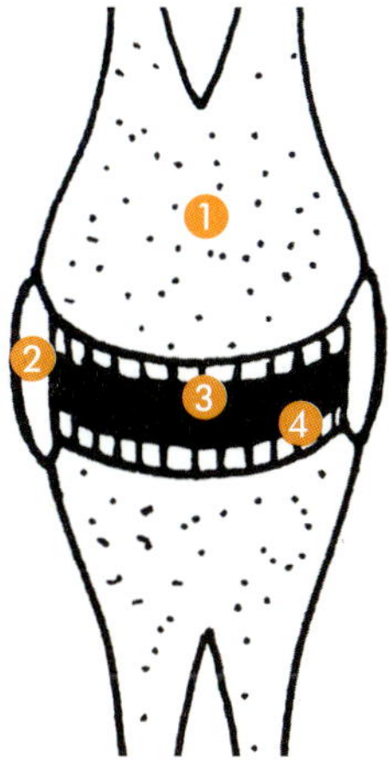

Schema eines Gelenks
① *Knochen* ② *Band*
③ *Gelenkinnenhaut*
④ *Knorpel*

Arthritiden sind eine Erkrankung der Gelenkinnenhaut (Membrana synovialis).

Herkömmliche Behandlung

Trotz der unterschiedlichen Ursachen werden rheumatische Erkrankungen gleich behandelt: mit Ruhe und allgemein oder örtlich (Infiltrationen von Kortison) wirkenden entzündungshemmenden Medikamenten; sie haben sämtlich mehr oder weniger schwere unerwünschte Nebenwirkungen, insbesondere auf den Magen.

Reguläre Punkte

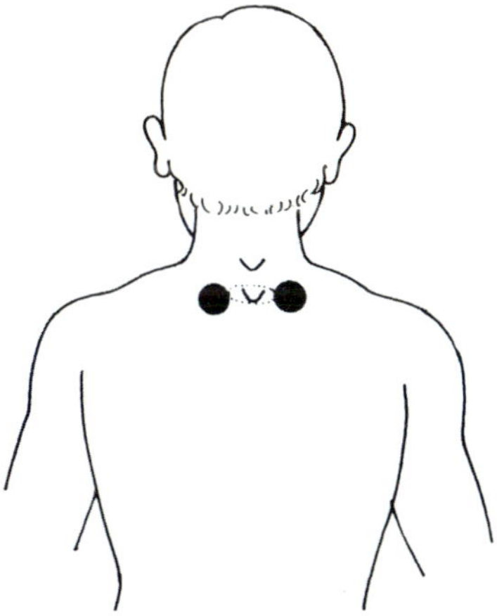

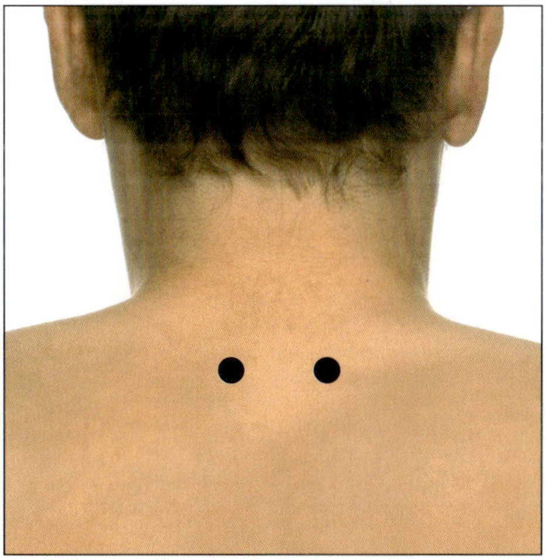

Der zweite Punkt befindet sich im Nacken zwei Fingerbreit rechts und links vom Dornfortsatz des siebten Halswirbels. Bei vorgebeugtem Kopf ist er sehr einfach zu erkennen.

Stellenwert der Akupressur

Die Stimulation der Punkte bei rheumatischen Erkrankungen ist nicht nur wegen der schmerzstillenden Wirkung angebracht. Die Akupressur lindert auch die Zeichen der Entzündung wie Schwellungen und Rötungen. Oft kann man zuschauen, wie eine Schwellung unter der Wirkung der Nadeln abnimmt. Wegen ihrer Wirksamkeit und ihrer Unschädlichkeit ist die Behandlung der Akupunkturpunkte daher immer ratsam.

Nach Möglichkeit sollten aber bei einem erkrankten Gelenk die jeweils entsprechenden Punkte gezielt behandelt werden, wie im Folgenden beschrieben.

Problematisch ist es allerdings, wenn jemand eine Polyarthritis hat, also viele Gelenke erkrankt sind.

Akupressurtechnik

Bei chronischen Schmerzen müssen die betreffenden Punkte zwei- bis dreimal täglich längere Zeit gründlich durch Massage oder elektrisch stimuliert werden.

Ein akuter Schub sollte kürzer behandelt werden, die Punktmassage eher oberflächlich sein.

Reguläre Punkte

Der dritte Punkt liegt an der Außenseite des Unterarms auf der Mitte der Verbindungslinie zwischen Beugefalte des Handgelenks und des Ellenbogens.

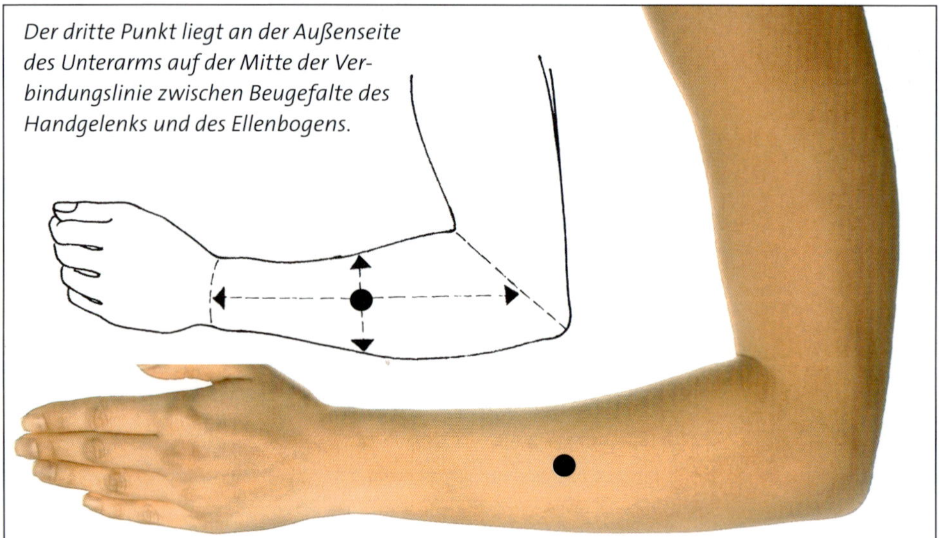

Schulterschmerz

Bei »rheumatischem« Schulterschmerz sind zwei große Gruppen zu unterscheiden:

- das Schulter-Arm-Syndrom (oder Zervikobrachial- bzw. Halswirbelsäulensyndrom, HWS) und
- die Periarthritis humerscapularis (d. h. Arthritis um Oberarmknochen und Schulterblatt).

Was verbirgt sich hinter diesen hochtrabenden Vokabeln?

- Beim Schulter-Arm-Syndrom sind periphere Nerven gereizt, die den Schultergürtel und die Arme innervieren.
- Bei der Periarthritis humeroscapularis haben wir es mit einer Entzündung der Gewebe der Schulter zu tun. Betroffen sind Gelenk, Muskeln und Sehnen.

Es gibt zwar problematische Fälle, im Allgemeinen lassen sich die beiden Krankheitsbilder jedoch gut voneinander unterscheiden.

Beim Schulter-Arm-Syndrom besteht normalerweise keine Bewegungseinschränkung, aber der Schmerz zieht vom Nacken bis in die Hand, ist oft stechend und von »Ameisenkribbeln« begleitet.

Bei der Arthritis humeroscapularis beschränkt sich der Schmerz auf die Schulter und strahlt nur selten in den Arm aus. Die Bewegung des Schultergelenks ist allerdings häufig blockiert und der Patient kann es nur unter starken Schmerzen bewegen.

Nachstehend sind die beiden Krankheitsbilder beschrieben.

Schulter-Arm-Syndrom

Definition

Vom Schmerz beim Schulter-Arm-Syndrom sind einer oder mehrere Nerven eines Arms teilweise oder auf der ganzen Länge betroffen.

Krankheitszeichen

Der Schmerz breitet sich entlang des Nervenverlaufs aus und kann schlimmstenfalls den ganzen Arm vom Nacken bis zur Hand erfassen. Es handelt sich um einen bald brennenden, bald stechenden oder kribbelnden Schmerz. Entscheidend ist, die Schmerzausbreitung genau zu lokalisieren, weil davon die richtige Behandlung abhängt.

Ursachen

Ursache ist gewöhnlich die Kompression einer oder mehrerer Nervenwurzeln. Dazu kommt es meist, wenn sich ein oder mehrere Halswirbel gegeneinander verschoben haben, wobei der Befund durch arthrotische Veränderungen mehr oder weniger verschlimmert wird.

Manchmal schieben sich die Wirbel spontan wieder in ihre normale Stellung zurück. Meistens geschieht diese Normalisierung jedoch sehr langsam und unvollständig.

Herkömmliche Behandlung

Meist werden schmerzstillende und entzündungshemmende Medikamente verordnet. Die gezielte Behandlung besteht in einer chirotherapeutischen Manipulation der Halswirbelsäule. Sie bringt die Wirbel an ihren natürlichen Platz zurück und beseitigt dadurch die Nervenblockade.

Stellenwert der Akupressur

Sie hat einen wichtigen Platz in der Therapie, lindert sie doch den Schmerz und beseitigt die oft damit einhergehende Muskelverspannung. Manchmal genügt bereits die Akupressur, um die Beschwerden zu bessern. Immer ist die Akupressur jedoch eine wirksame Unterstützung anderer Behandlungsmaßnahmen.

Akupressurtechnik

Da es sich um eine akute Erkrankung handelt, müssen die Punkte so lange stimuliert werden, bis die Schmerzen verschwinden. Die Akupressur sollte so oft wie nötig wiederholt werden.

Die Akupressurbehandlung bedient sich einer der ältesten Regeln der traditionellen chinesischen Medizin: der Leitbahnen oder Meridiane. Die genaue Lokalisation des Schmerzes muss festgestellt werden. Grob betrachtet gibt es drei Nervenverläufe, die an drei verschiedenen Stellen der Hand enden:

1) seitlich am Daumen
2) mitten auf dem Handrücken
3) seitlich am kleinen Finger

Die Punkte befinden sich also auf dem Handrücken und an den Grund- und Endgelenken der entsprechenden Finger.
Wichtig: Auch wenn der Schmerz nur mehr oder weniger tief in den Arm zieht, muss man sich den Verlauf im Geist bis in den entsprechenden Finger vorstellen und die zugehörigen Punkte stimulieren.

Reguläre Punkte

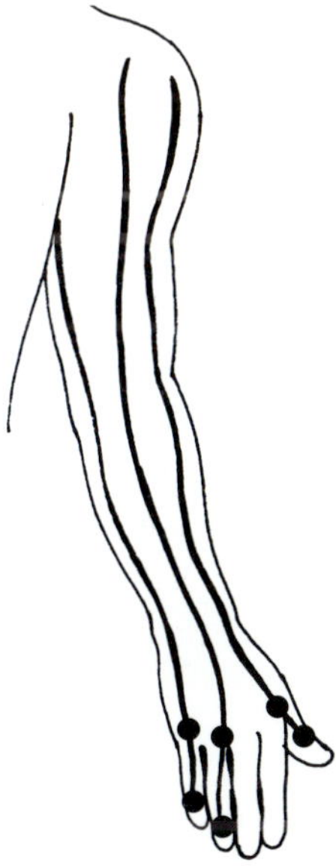

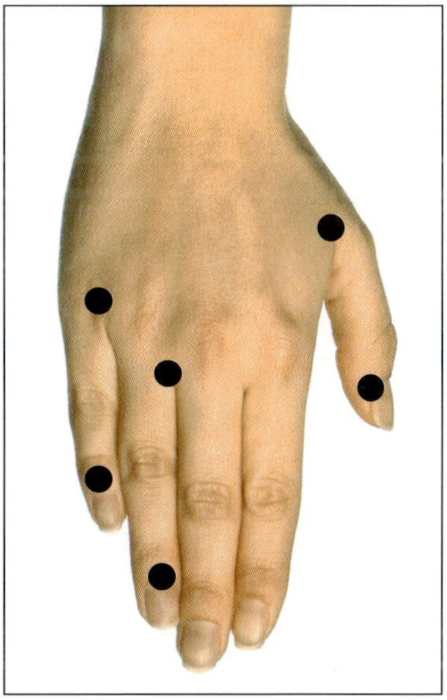

Periarthritis humerscapularis

Definition

Periarthritis bedeutet, dass ein Gelenk im Bereich der Schulter entzündet ist. Was heißt das? Gibt es etwa zwei Gelenke in der Schulter? Genau so ist es.

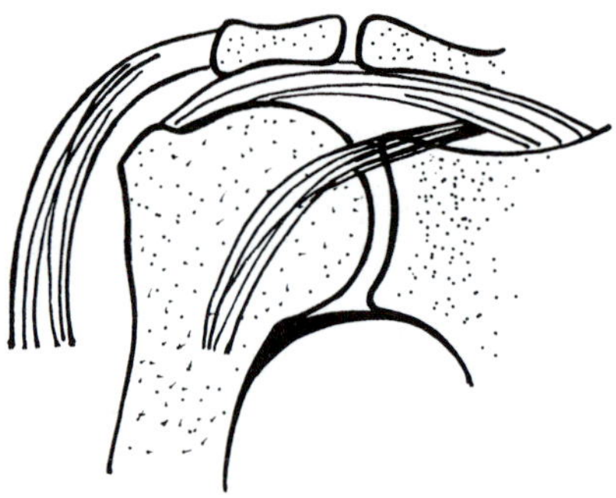

Grobes Schema eines Schultergelenks

Es sieht so aus, als gäbe es außer dem eigentlichen Schultergelenk, das ist die Verbindung zwischen Oberarmknochen und Schulterblatt – was selten die Ursache ist –, ein zweites Gelenk mit umgebenden Schultermuskeln, die an den Bewegungen des Arms mitwirken. Alle diese Muskeln sind am Bewegungsumfang des Schultergelenks beteiligt. Zwischen den Knochen, Muskeln und Sehnen des Gelenks befinden sich zahlreiche Schleimbeutel, die als Druckpolster wirken.

Reguläre Punkte

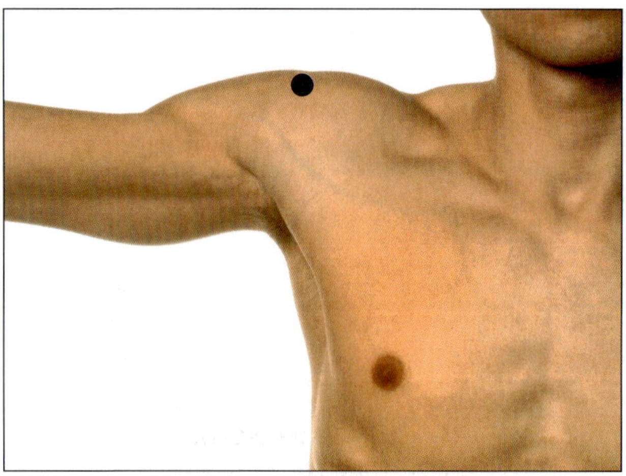

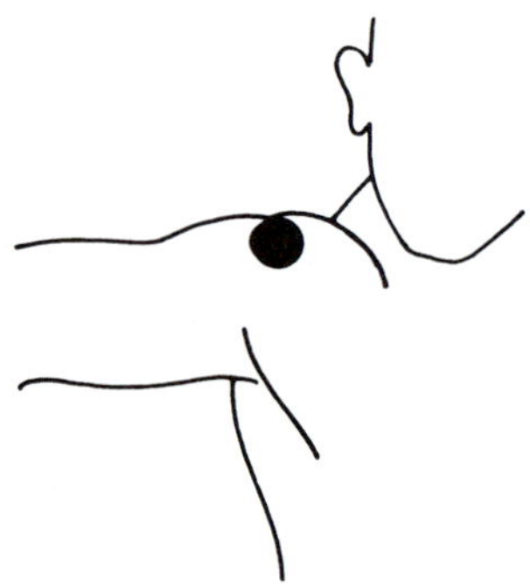

In jedem Fall muss der **reguläre Punkt** *stimuliert werden. Er liegt vorn an der Schulter in der Mulde, die Sie tasten, wenn Sie, mit dem Daumen nach oben, den Arm heben.*

Krankheitszeichen

Im Wesentlichen besteht eine Blockierung, die vollständig sein kann (gefrorene Schulter oder »frozen shoulder«) oder partiell mit Bewegungsbehinderung nur in einer Richtung (etwa wenn man sich auf dem Rücken kratzen will). Diese Bewegung ist schmerzhaft und deswegen eingeschränkt.

Je nachdem ob der vordere oder hintere Anteil erkrankt ist, unterscheidet man Bizepssehnen- und Supraspinatus-Syndrom, was bei der Therapie eine gewisse Rolle spielt.

Ursachen

Neben seltenen Ursachen (Infektionen, Tumoren) liegt der Periarthritis humeroscapularis in der Regel eine Entzündung der Sehnen und Schleimbeutel infolge Schock oder »Abnutzung« durch wiederholte, gleichförmige Bewegungen zugrunde. Manchmal sind es auch Kalkablagerungen, die wie ein richtiger Fremdkörper aussehen.

Die Erkrankung ist oft sehr langwierig und kann zu echter Behinderung führen (Anziehen, bestimmte Arbeiten usw.). Zudem wird sie manchmal nicht vollständig ausgeheilt.

Ergänzende Punkte

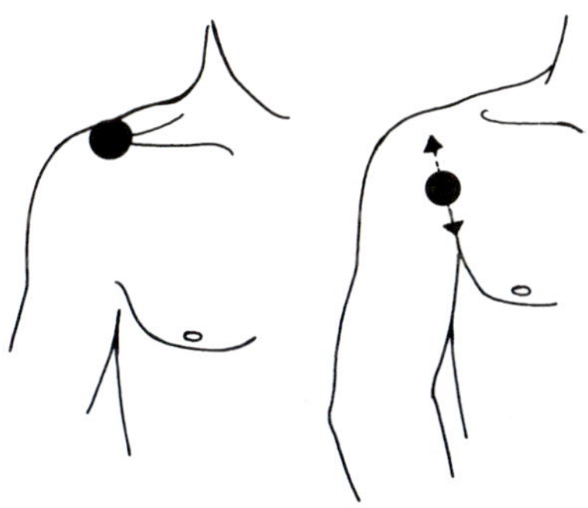

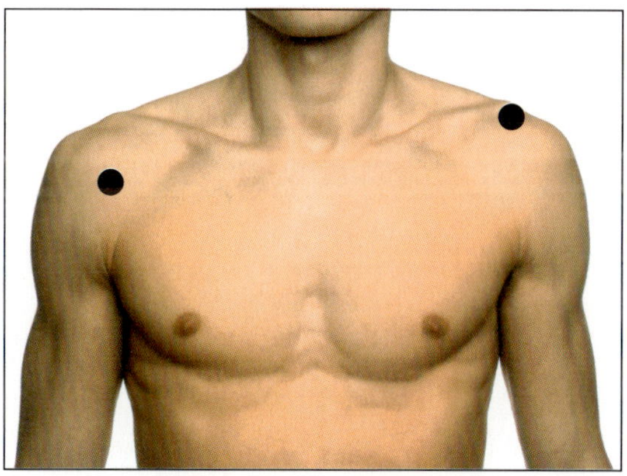

Ergänzende Punkte sind entsprechend dem Hauptsitz des Schmerzes und der Bewegungseinschränkung zusätzlich zu behandeln.

Behinderung nach vorne: *den Punkt zwischen Axillarfalte und dem vorbeschriebenen regulären Punkt stimulieren.*

Behinderung nach der Seite: *den Punkt unter der Höhe des Schulterblatts (Akromion) stimulieren.*

Herkömmliche Behandlung

Ruhe, entzündungshemmende Medikamente und, sobald der akute Zustand abgeklungen ist, Physiotherapie zur Wiederherstellung der Beweglichkeit sind angesagt. Medikamentös wird meist das Einspritzen von Kortison in das Gelenk angewandt. Dies ist aber nicht ungefährlich und darf nur zwei- oder dreimal wiederholt werden.

Stellenwert der Akupressur

Sie wirkt sich im Allgemeinen sehr günstig auf den Schmerz wie auf die Steifigkeit aus. Es empfiehlt sich, mit der Akupressur eine aktive oder passive physiotherapeutische Mobilisation der Schulter zu verbinden.

Akupressurtechnik

Die Stimulierung kann durch manuelle Massage oder Elektroakupunktur erfolgen. In jedem Fall sollte lange stimuliert werden. Gleichzeitig empfiehlt es sich, vorsichtig die verschiedenen Schulterbewegungen auszuführen: Schulter nach vorne, seitlich und rückwärts anheben. Praktisch immer wird durch die Stimulierung der Schmerz gelindert. Erstaunlich ist die zunehmend normalisierte Beweglichkeit nach jeder Therapiesitzung.

Ergänzende Punkte

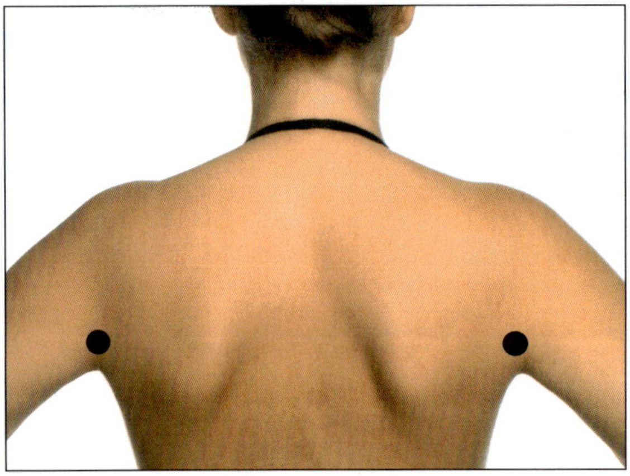

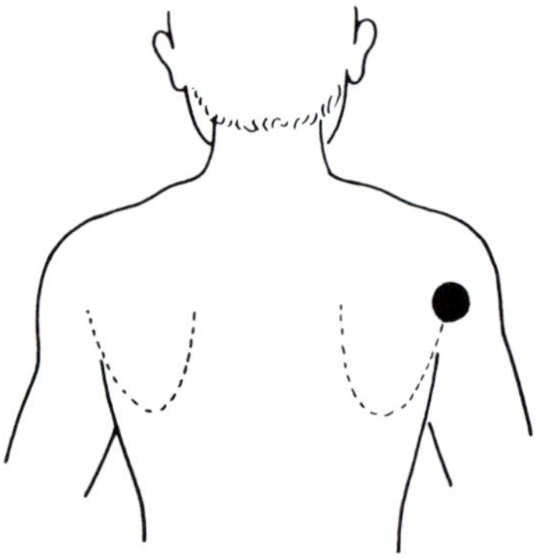

Bei **Bewegungsbehinderung nach rückwärts** *wird ein Punkt einen Querfinger über der Achselfalte stimuliert.*

Ellenbogenschmerzen

Definition

Jeglicher Schmerz in diesem Gelenk. Diese Region besteht jedoch aus mehreren anatomischen Teilen, die Sie jetzt kennenlernen.

Krankheitszeichen

Im Ellenbogen befinden sich eigentlich vier Bewegungseinheiten: das Ellenbogengelenk, das heißt die gelenkige Verbindung des Oberarmknochens (Humerus) mit Speiche (Radius) und Elle (Ulna). Zudem findet sich ein zweites Gelenk zwischen den beiden Unterarmknochen unterhalb des Ellenbogens an der »Daumenseite«.

Außerdem gibt es zwei »falsche Gelenke«. Sie befinden sich am Ende des Humerus an den beiden Knochenvorsprüngen namens Epikondylus medialis (an der »Kleinfingerseite«) und Epikondylus lateralis (»Daumenseite«).

An diesen beiden Vorsprüngen setzen die Sehnen zahlreicher Muskeln an, mit denen die Hand bewegt wird. Außer den vielen Muskeln und Sehnen

Die gelenkigen Verbindungen im Ellenbogen

Epikondylus medialis (und Muskelansätze)
① *Olekranon oder Musikantenknochen (Hakenfortsatz der Elle, liegt hinter dem Oberarmknochen)*
② *Speiche (Radius)*
③ *Elle (Ulna)*

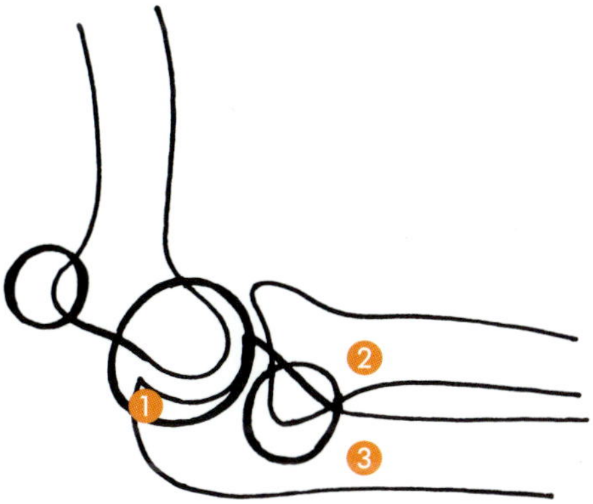

Epikondylus von vorn (Fortsatz des Gelenkkopfes und Muskelansätze)
④ *Oberarmknochen (Humerus)*

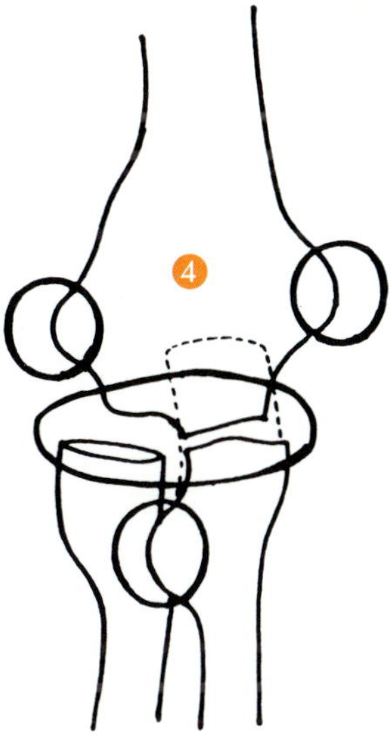

befinden sich hier Gleitlager oder Druckpolster in Form von Schleimbeuteln, fachsprachlich Bursae synoviales.

Diese ganze Region, vor allem daumenseitig, kann sich entzünden. Das bezeichnet man dann als **Epikondylitis** oder populär als »Tennisellenbogen«, weil Tennisspieler besonders oft betroffen sind. Doch nicht nur sie, sondern auch Golfspieler und Menschen, deren Beruf monotone Bewegungen der Arme erfordert, wie Korbflechter, Telefondienste oder auch Hausfrauen, die zu schwere Lasten schleppen. Schmerzen haben die Betroffenen nur bei bestimmten Bewegungen, wie beispielsweise Fenstergriff drehen. Der Schmerz ist dann aber so heftig, dass sie loslassen.

Eine Epikondilitis verläuft oft langwierig und schleppend. Sie führt zu einer stets schmerzhaften Behinderung, die sich häufig sehr nachteilig auf die Berufsausübung auswirkt.

Ursachen

Die Ellenbogenverletzungen sind Folge einer oder wiederholter unergonomischer Bewegungen unter großem Kraftaufwand oder einer Reizung der Nerven im betreffenden Gebiet.

Reguläre Punkte

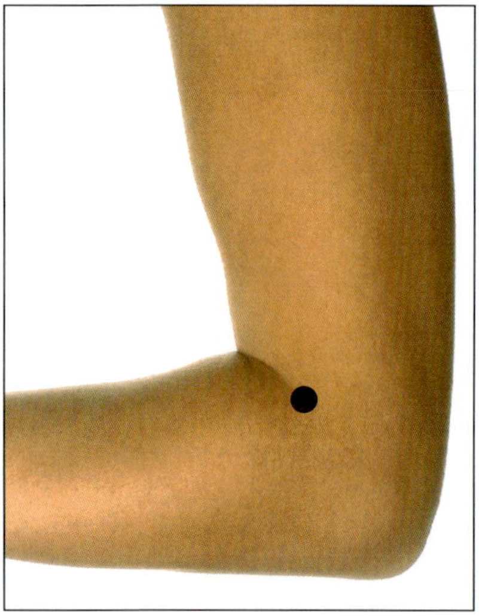

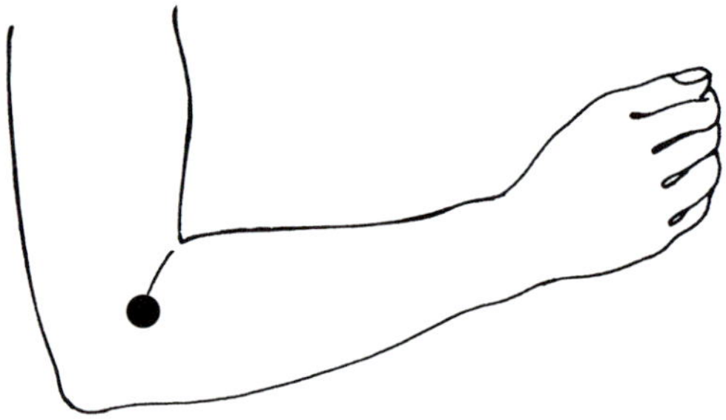

Der reguläre Punkt befindet sich auf der Seite der Speiche am Ende der Ellenbogenfalte.

Herkömmliche Behandlung

Wie bei anderen rheumatischen Erkrankungen werden schmerzlindernde und entzündungshemmende Medikamente verordnet, vor allem lokale Infiltrationen von Kortison, was auf die Dauer Muskeln und Sehnen buchstäblich zerstören kann.

Stellenwert der Akupressur

Bei diesen Leiden hat die Akupressur einen guten Platz, da sie auch hier ungefährlich und wirksam ist.

Akupressurtechnik

Wie bei allen Schmerzen stimulieren Sie die Punkte energisch durch Massage oder Elektroakupunktur, bis die Schmerzen verschwinden. Die Chinesen spritzen sogar schmerzstillende Substanzen an diese Punkte.

Bei chronischen Erkrankungen, z. B Epikondylitis, sollten zusätzlich zur mobilisierenden Physiotherapie täglich 2- bis 3mal mehrere Minuten lang die Punkte stimuliert werden.

Ergänzende Punkte

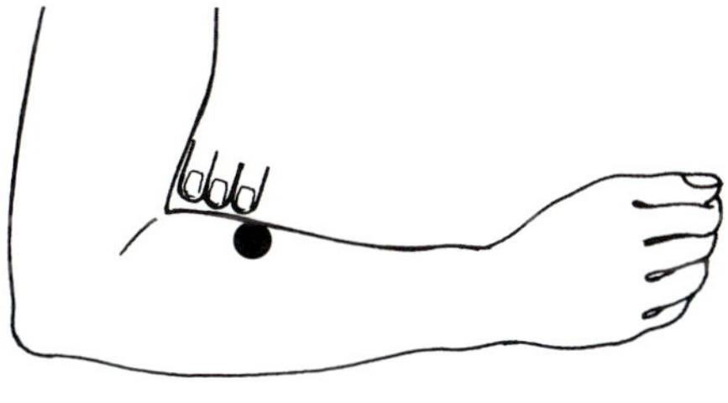

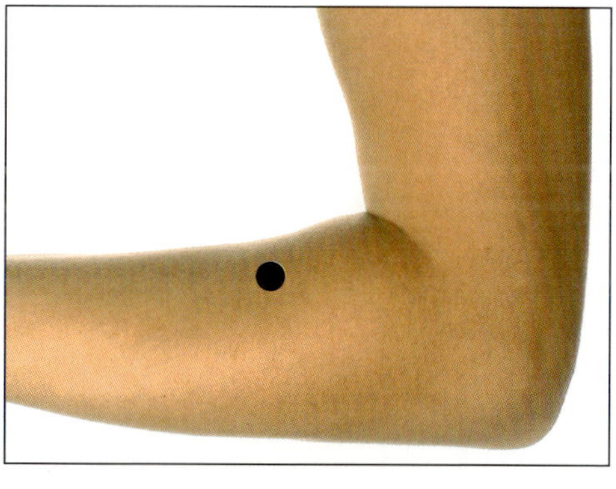

Zwei ergänzende Punkte: der eine drei Fingerbreit unterhalb des vorigen radial am Unterarm; der andere auf dem Handrücken an der Gabelung von Daumen und Zeigefinger auf dem zweiten Mittelhandknochen.

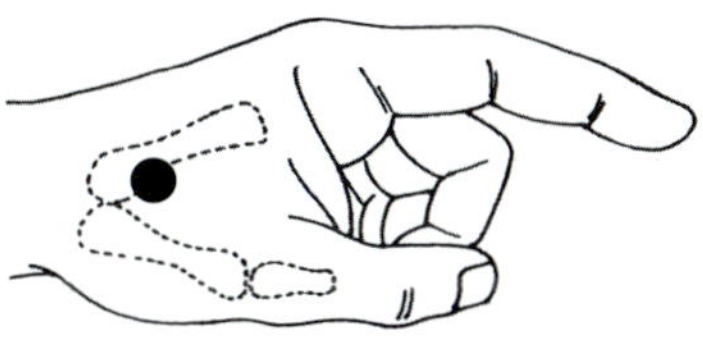

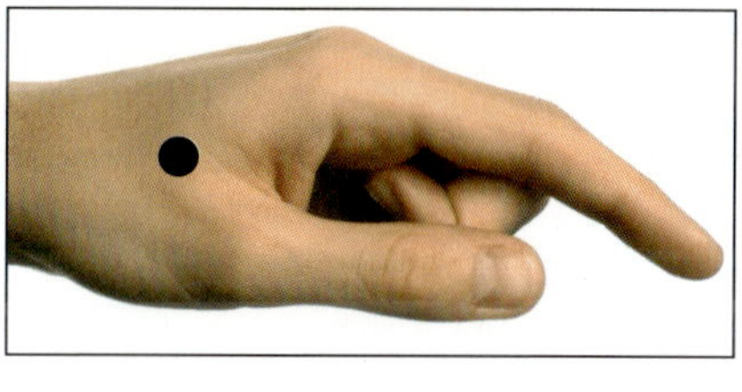

Schmerzen im Handgelenk

Definition

Das Handgelenk besteht aus fünfzehn Knochen (die beiden Unterarmknochen Elle und Speiche, acht Handwurzelknochen, fünf Mittelhandknochen als Verbindung zu den fünf Fingern). Stellen Sie sich die Ansammlung von Handwurzelknochen als vollgepackte flache Kammer vor, über der sich ein festes, breites Band ausspannt: Unter diesem so genannten Retinaculum extensorum befinden sich die Sehnen und Nerven, die zu den Fingern ziehen.

Krankheitszeichen

Schmerzen im Handgelenk können daher zwei ganz verschiedene Ursachen haben:

- **Arthritis des Daumens** mit Befall des Grundgelenks, oft im Rahmen einer Polyarthritis. Das Gelenk tut weh, ist geschwollen und deformiert.
- Ein so genanntes **Karpaltunnelsyndrom** mit Schmerzen in der Hohlhand und vor allem gestörter Sensibilität wie »Ameisenlaufen« und mitunter Brennen in Hand und Fingern besonders nachts.

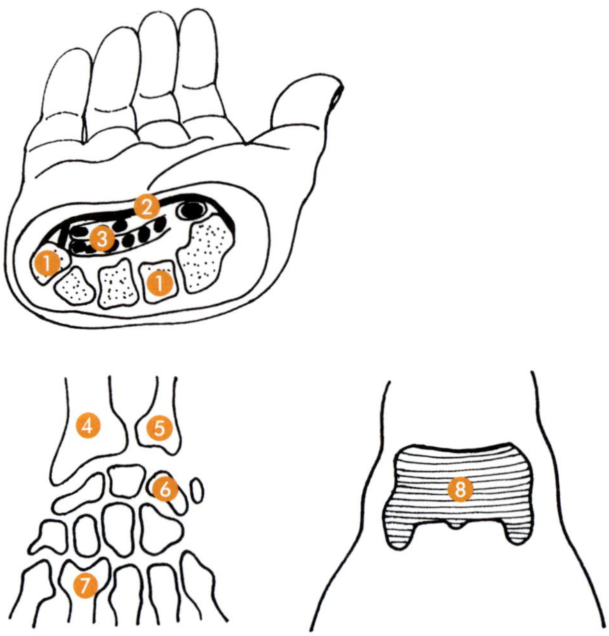

① Handwurzelknochen
② Lig. carpi transversum (in der Hohlhand quer ausgespanntes Band)
③ Sehnen mit Sehnenscheiden
④ Speiche
⑤ Elle
⑥ Handwurzelknochen
⑦ Mittelhandknochen; darüber Handrücken, darunter Hohlhand
⑧ Retinaculum extensorum (unter der Haut des Handrückens ausgespanntes Band)

Die Arthritis des Handgelenks verläuft unterschiedlich je nach dem allgemeinen Verlauf der Polyarthritis. Das Karpaltunnelsyndrom kann Monate oder Jahre des Leidens bedeuten.

Herkömmliche Behandlung

Die Handgelenkarthritis wird mit entzündungshemmenden Medikamenten behandelt. Beim Karpaltunnelsyndrom werden zunächst mehrfache Infiltrationen von Kortison vorgenommen.

Wenn alles nichts hilft, muss operiert werden. Dabei wird das Band in der Hohlhand (Ligamentum carpi transversum) durchtrennt.

Stellenwert der Akupressur

Bei der Daumenarthritis kann Akupressur die Schmerzen und die Entzündung lindern. Das Karpaltunnelsyndrom ist eine wichtige Indikation, da Akupressur aggressive Behandlungen – Kortison oder Operation – vermeiden hilft.

Reguläre Punkte

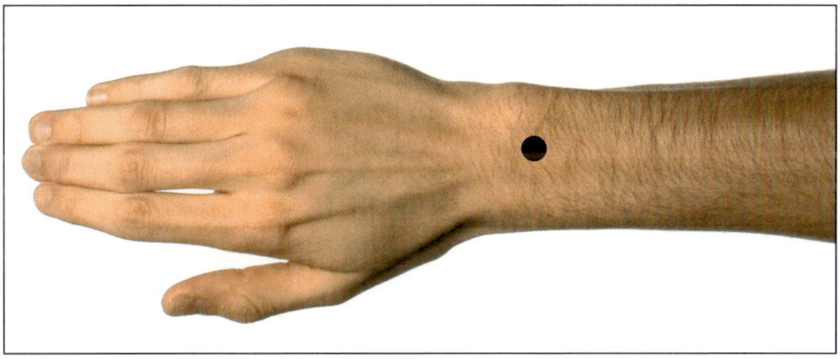

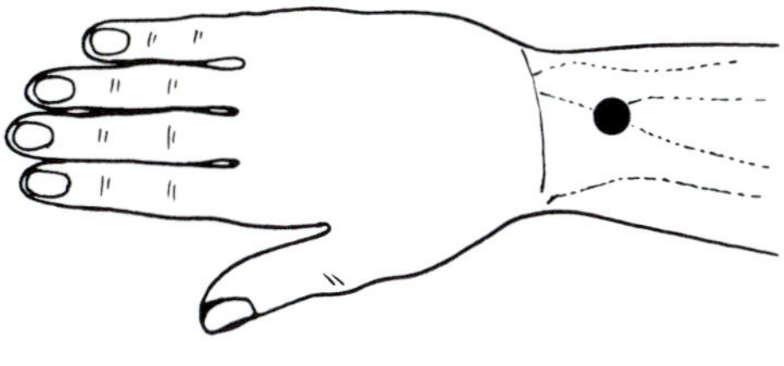

Ein erster Punkt liegt in der Verlängerung des Handrückens zwei Fingerbreit oberhalb der Beugefalte des Handgelenks zwischen Elle und Speiche.

Reguläre Punkte

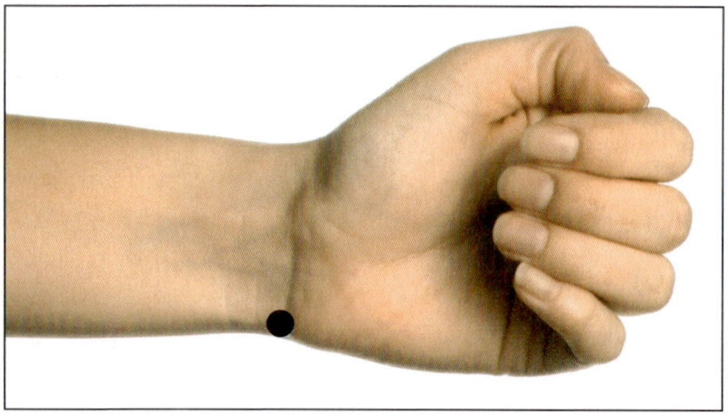

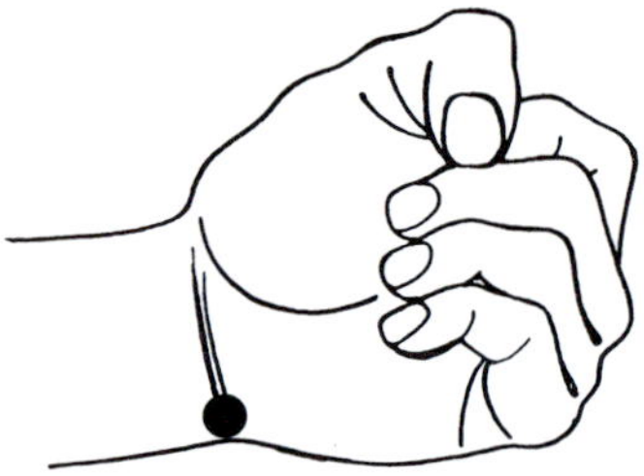

Der zweite Punkt liegt am Ende der Beugefalte des Gelenks an der Kante der Hohlhand.

Akupressurtechnik

Stimulieren Sie nach der üblichen Regel: bei akutem Schmerz, bis dieser aufhört. Chronischen Schmerz behandeln Sie mehrmals täglich zwei- bis dreimal mehrere Minuten. Vor allem beim Karpaltunnelsyndrom muss die Druckpunktmassage tief und anhaltend sein, bis in der Hand ein Gefühl wie »Ameisenlaufen« eintritt. Mit elektrischer Stimulierung wird dies leichter erreicht.

Ergänzende Punkte

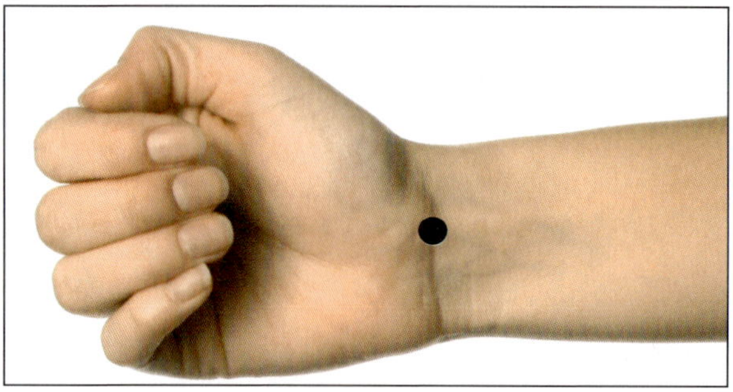

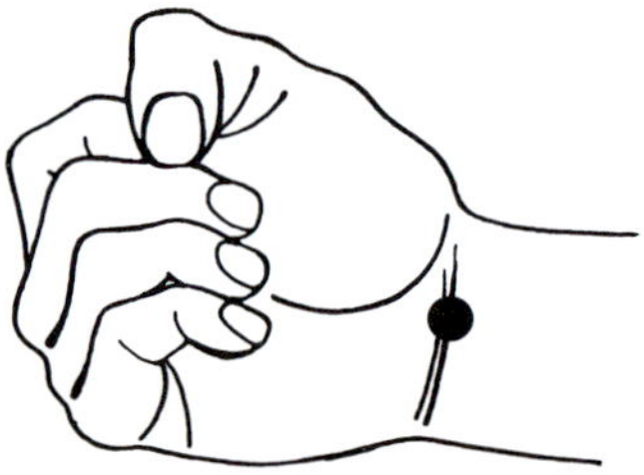

Beim Karpaltunnelsyndrom wird ein zusätzlicher Punkt behandelt: Er liegt mitten auf der Beugefalte an der Innenseite des Handgelenks und muss kräftig und tief bis auf den Knochen massiert werden.

Fingerschmerzen

Definition

Die Bezeichnung spricht für sich. Ein Finger oder mehrere können betroffen sein.

Krankheitszeichen

Diese ungeschützten Teile unseres Körpers sind vorrangig von Traumen und Infektionen betroffen.

Gegen beide gilt es die Finger zu schützen, denn beide können an den komplizierteren und gleichzeitig oberflächennahen Strukturen (Sehnen, Gelenke, Knochen) besonders schlimme Schäden anrichten. Eine unbehandelte gewöhnliche Nagelbettentzündung (Panaritium) kann katastrophale Folgen haben. Dies gilt ebenso für Stiche oder Bisse, über deren winzige Eintrittspforte einiges Unheil in der Tiefe entstehen kann.

Meist ist es jedoch »Rheuma«, das die Finger quält; und auch hier unterscheiden wir zwei große Gruppen:

- Entzündliche Erkrankungen: Die Polyarthritis befällt bevorzugt die Finger. Sie werden hakenförmig verkrümmt.
- Arthrosen, das heißt degenerative Erkrankungen der Gelenke. Sie treten vor allem bei Frauen nach den Wechseljahren auf. Auch hier werden die Fingergelenke deformiert, aber in anderer Weise: Es entstehen kleine Knoten, die zu Beginn wehtun. Besonders betroffen ist das Daumengrundgelenk.

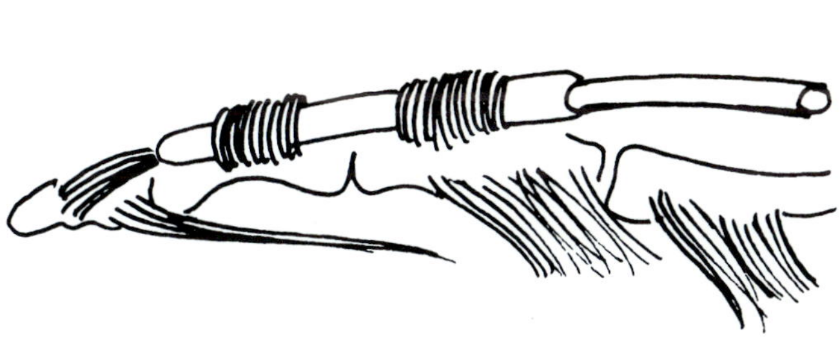

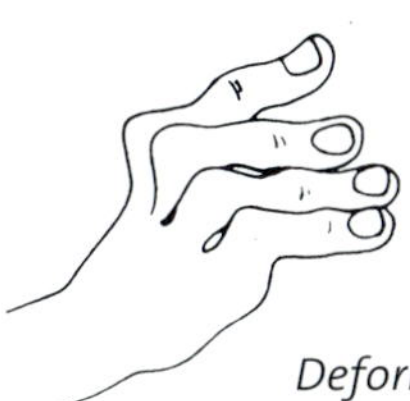

Deformierte Hand bei rheumatoider Arthritis.

Ansicht eines Fingerskeletts von der Seite und von vorn; man erkennt Knochen, Sehnen, Sehnenscheiden und Bänder und versteht, zu welchen Schäden ein schwerer Verlauf führen kann.

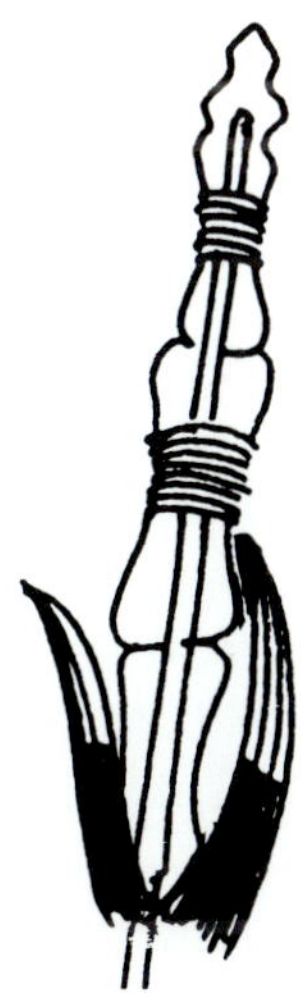

Mit diesen stets schmerzhaften Erkrankungen geht eine beträchtliche Einschränkung der Fingerbeweglichkeit einher. Zuerst sind die Feinbewegungen betroffen, vor allem bei Arbeiten wie Stricken und Schreiben. Dann wird die Hand nach und nach kraftlos und kann Dinge nicht mehr festhalten.

Herkömmliche Behandlung

Neben entzündungshemmenden Medikamenten empfehlen viele Ärzte die örtliche Infiltration von Kortison, beispielsweise in die Fingergelenke. Diese ist sehr schmerzhaft.

Stellenwert der Akupressur

Sie sollte immer zuerst versucht werden, denn ihre Ergebnisse sind gut.

Akupressurtechnik

Massieren Sie die entsprechenden Punkte bei akuten Schmerzen energisch, bis Sie schmerzfrei sind. Bei chronischen Schmerzen stimulieren Sie die Punkte zwei- bis dreimal am Tag mehrere Minuten.

Reguläre Punkte

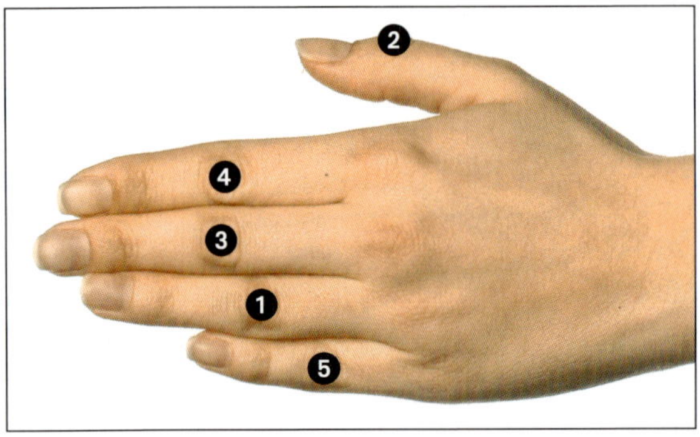

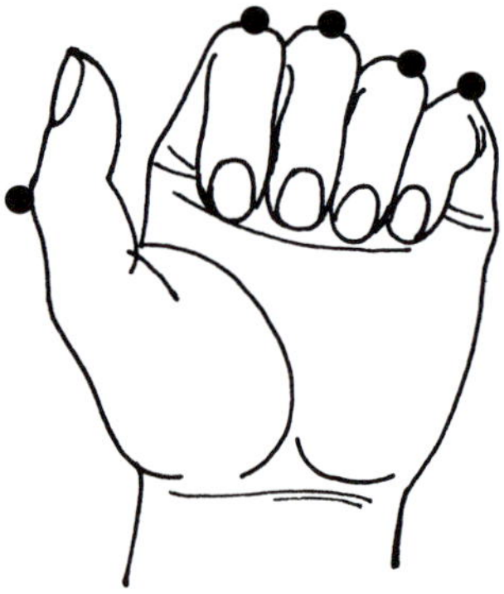

Der reguläre Punkt befindet sich auf dem Handrücken über den mittleren Fingergelenken und über dem Daumenendgelenk. Sind mehrere Finger betroffen, dann stimulieren Sie diese Punkte in der nachstehenden Reihenfolge: ① Ringfinger, ② Daumen, ③ Mittelfinger, ④ Zeigefinger, ⑤ kleiner Finger. Falls nötig, können natürlich auch andere Punkte über den anderen Fingergelenken oder den Fingergrundgelenken massiert werden.

Ischiasbeschwerden

Definition

Der Schmerz beim Ischias folgt ganz oder teilweise dem Verlauf des Ischiasnervs von den Wurzeln bis ins Bein.

Krankheitszeichen

Der Schmerz tritt oft nach einer Anstrengung bei Fehlhaltung auf (z.B. wenn man etwas Schweres hebt), bei einem Hustenanfall oder einem falschen Tritt. Er ist brennend, stechend oder kribbelnd – alles Hinweise auf einen Nervenschmerz.

Da der Ischiasnerv ein motorischer Nerv (mit sensorischen Anteilen) und somit für die Bewegung der Beine und das Gehen zuständig ist, sind diese Funktionen störanfällig. Eine Wurzelreizung kann bis zur Lähmung gehen, bei der das Bein schlapp und funktionsunfähig ist.

Der Ischiasnerv, der längste und dickste Nerv des Körpers, geht aus Nervenwurzeln hervor, die seitlich zwischen zwei übereinander liegenden Wirbeln heraustreten.

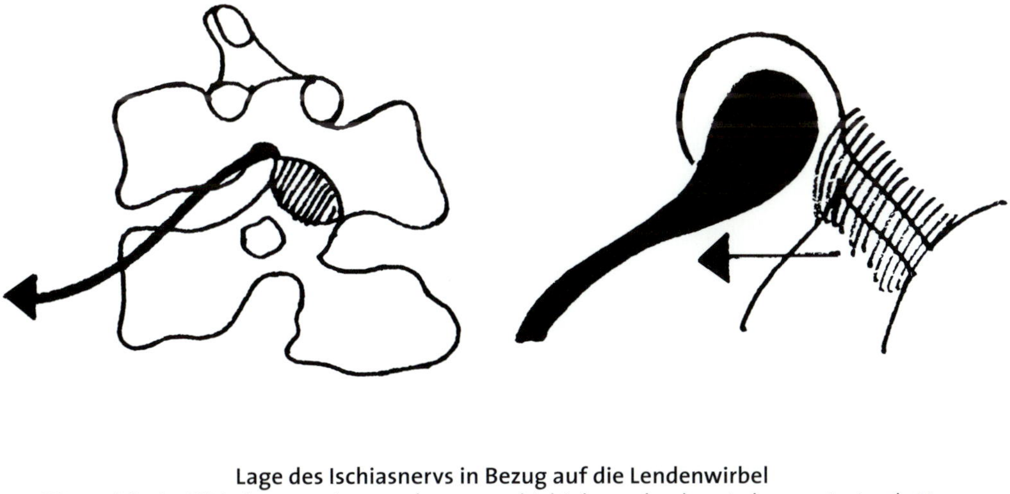

Lage des Ischiasnervs in Bezug auf die Lendenwirbel

Wenn sich ein Wirbel gegen einen anderen verschiebt, kann der dazwischen austretende Nerv leicht »gequetscht« werden. Auf diese Weise kommt es zum Ischiassyndrom.

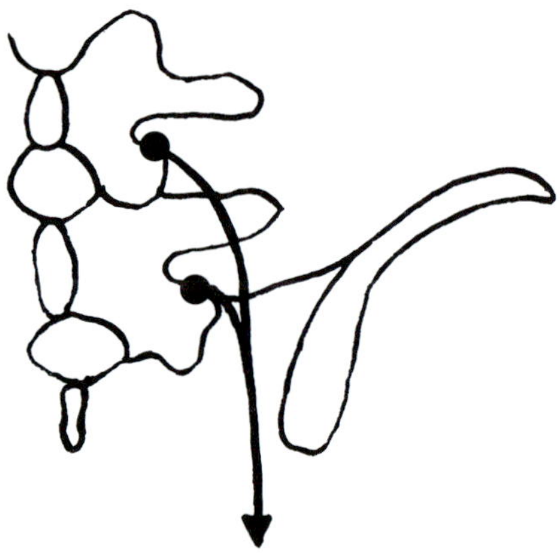

Die beiden Wurzeln des Ischiasnervs

Wenn der Ischias bis in den Großzeh zieht, ist die Wurzel zwischen dem vierten und fünften Lendenwirbel betroffen.

Zieht der Schmerz aber bis in den kleinen Zeh, dann handelt es sich um die Wurzel zwischen dem fünften Lendenwirbel und dem Kreuzbein. Wie wir sehen werden, hat diese Unterscheidung auch therapeutische Konsequenzen.

Ursachen

Abgesehen von Ausnahmefällen wie Tumoren oder Infektionen wird über die eigentliche Ursache des Ischiassyndroms immer noch gestritten.

Lange Zeit galt ein Bandscheibenvorfall als einzige Ursache: das kleine Polster zwischen den Wirbelkörpern, das herausrutscht und die Nervenwurzel zusammendrückt. Es scheint aber, dass es sich öfter um eine Verschiebung der Wirbel

Reguläre Punkte

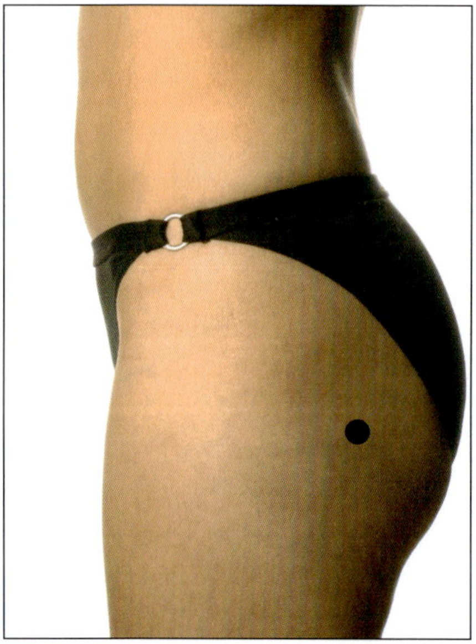

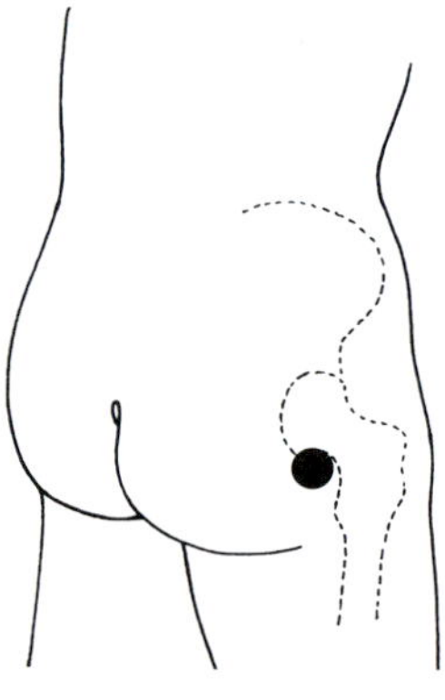

Der erste Punkt, der immer stimuliert werden muss, befindet sich am Gesäß hinter dem Kopf des Oberschenkelknochens. Sie finden ihn leicht, indem Sie den Kranken auf die gesunde Seite lagern. Dann halten Sie die Hand mit zum Rücken gestreckten Fingern quer auf das Gesäß des Kranken, sodass der Daumen längs des Darmbeinkamms liegt, der das Becken nach oben begrenzt. In dieser Position zeigt die Spitze des kleinen Fingers auf den Punkt hinter dem Oberschenkelknochen.

gegeneinander handelt, die den Nerv »quetscht« und Schmerzen oder Lähmungen bewirkt.

Unbehandelt kann sich das Ischiassyndrom mit einem kurzen und erträglichen Schmerz äußern. Es kann aber auch Wochen und Monate dauern, den unglücklichen Patienten bewegungsunfähig machen und ein Martyrium für ihn bedeuten. Nach und nach nehmen die Schmerzen ab. Aber oft bleibt die Beweglichkeit eingeschränkt, der Fuß ist taub oder bei der nächsten Gelegenheit wird der Ischias wieder aktiv.

Herkömmliche Behandlung

Sie ist selbstverständlich passiv und besteht aus Bettruhe, Infiltrationen von Lokalanästhetika oder Kortison und schmerzlindernden Medikamenten: insgesamt Tage des Leidens und der Arbeitsunfähigkeit. Oft endet das Ganze auf dem Operationstisch, was nicht immer die beste Lösung ist. Tatsächlich lässt sich das Drama durch eine gezielte Chirotherapie abkürzen.

Stellenwert der Akupressur

Wegen ihrer allgemein entspannenden und auflockernden Wirkung, die den Nervenschmerz lindert, hat die Akupressur hier einen hohen Stellenwert.

Ergänzende Punkte

Die Behandlung weiterer Punkte folgt einer alten chinesischen Regel, der zufolge die Endpunkte der Meridiane stimuliert werden sollen:

a) Bei Ausstrahlung in den großen Zeh sind es dort ein Punkt am Nagelbett und einer am Zehengrundgelenk.

b) Bei Ausstrahlung in den kleinen Zeh liegen die Punkte entsprechend am Nagelbett und am Zehengrundgelenk.

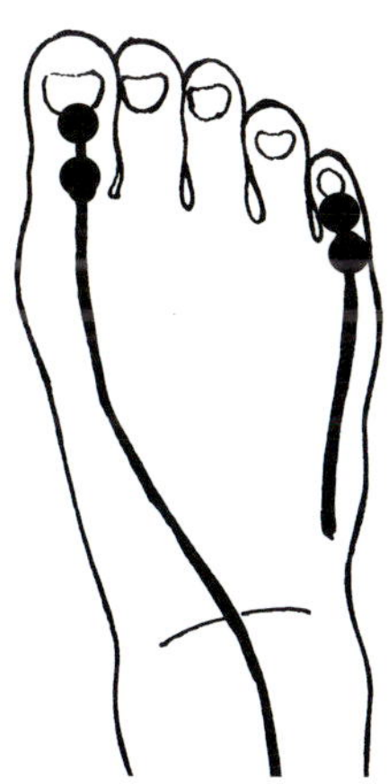

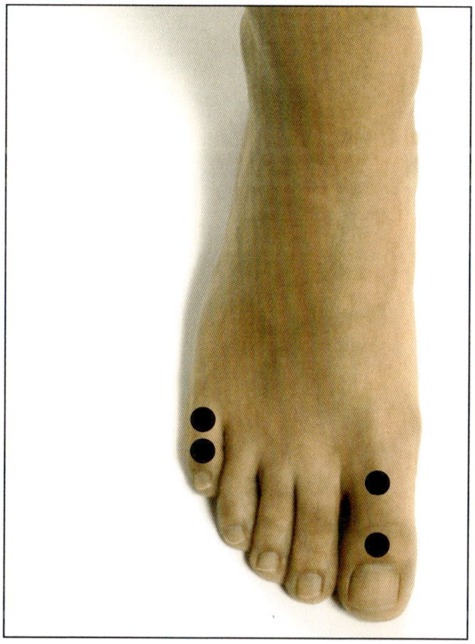

Akupressurtechnik

Da es sich definitionsgemäß um eine akute Erkrankung handelt, müssen die Punkte so lange energisch massiert werden, bis der Schmerz verschwindet. Erneut behandeln, so oft erforderlich. Falls der Schmerz weiterbesteht, ist Elektroakupunktur angebracht.

Schmerzen an Fuß und Zehen

Definition

Der Fuß und die Zehen, ein einzigartiges Bauwerk aus 23 Knochen, auf dem das ganze Gewicht des Körpers lastet, können in einzelnen Teilen erkranken, etwa wenn ein Zeh verstaucht oder gebrochen ist. Allerdings kommt es selten vor, dass nicht der gesamte Fuß gleichzeitig betroffen ist. Warum? Weil dieser Teil des Körpers eine erstaunliche funktionelle Einheit darstellt. Betrachten wir einen Fuß von der Seite und dann von vorn: Beachten Sie, wie gleichmäßig die Lasten zwischen vorn und hinten, zwischen innen und außen verteilt sind. Sogar die Feinstruktur der Knochen folgt dieser Verteilung.

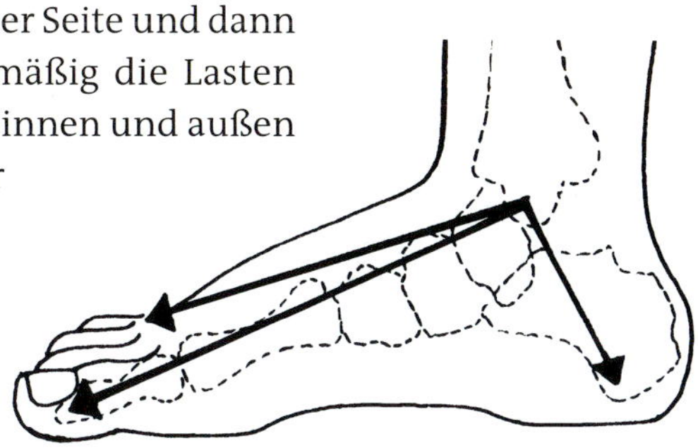

Verteilung der Kräfte: der »Dreipunkt«

Reguläre Punkte

Der reguläre Punkt befindet sich mitten auf dem Fußrücken, von beiden Fußkanten gleich weit entfernt.

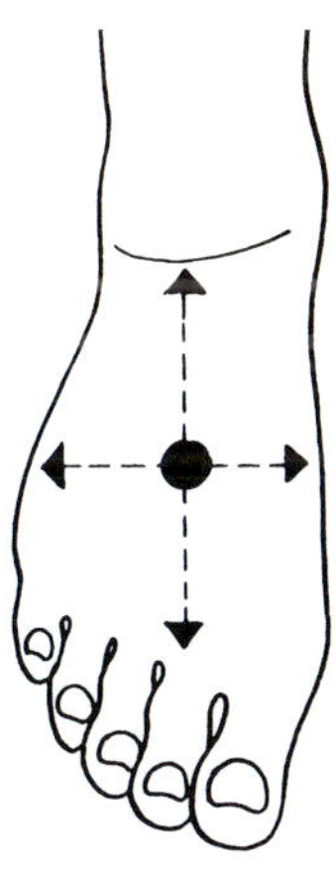

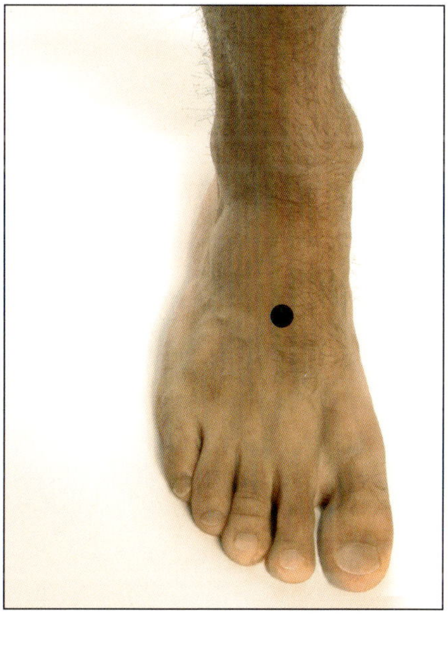

Krankheitszeichen

Neben den üblichen Krankheiten der Fußknochen und -gelenke – Verstauchungen, Frakturen, Infektionen und »Rheuma« im weitesten Sinn des Wortes – haben die Fußdeformitäten Schmerzen und Gehprobleme zur Folge. Wie äußern sich diese Komplikationen?

- Anfangs als zwei konträre Fehlbildungen

– Beim Plattfuß, indem alle Gelenke nach unten sinken. Das gesamte Fußgewölbe ruht dann auf dem Boden.
– Beim Hohlfuß, indem das Fußgewölbe zu stark ausge-

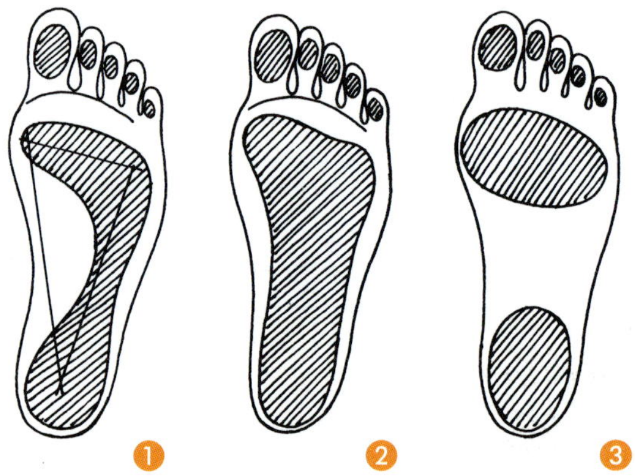

Die Lastenverteilung beim Fuß
① *normaler Fuß mit den drei Punkten der Maximalbelastung*
② *Plattfuß*
③ *Hohlfuß*

Ergänzende Punkte

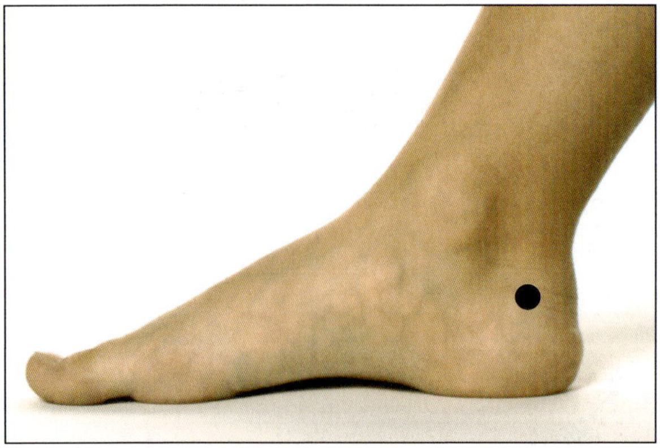

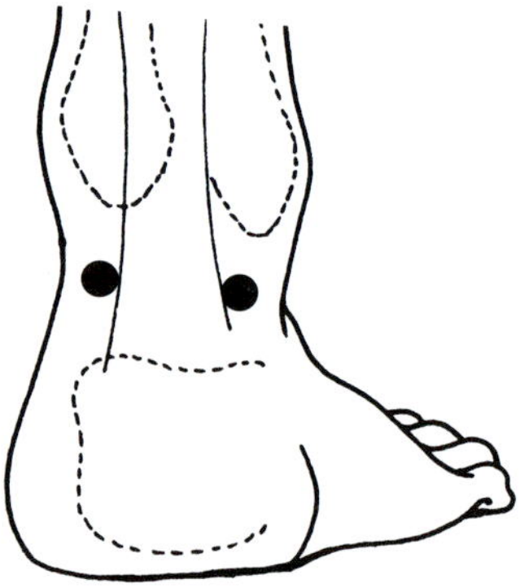

prägt ist, sodass das gesamte Körpergewicht auf zwei Punkten lastet wie bei einer Vogelkralle.

- Später als Deformitäten.

  Sie werden mit der Zeit irreparabel und wirken sich an den Zehen aus, die in eine Fehlstellung geraten. Der Großzehenballen schiebt sich nach außen (der leidige »Hallux valgus«), der kleine Zeh nach innen, die drei dazwischen werden übereinander geschoben und das Ganze drückt gegen den Schuh, sodass Hühneraugen, Schwielen und Dornwarzen entstehen können. Diese verursachen ihrerseits oft heftige Schmerzen (siehe Zeichnung).

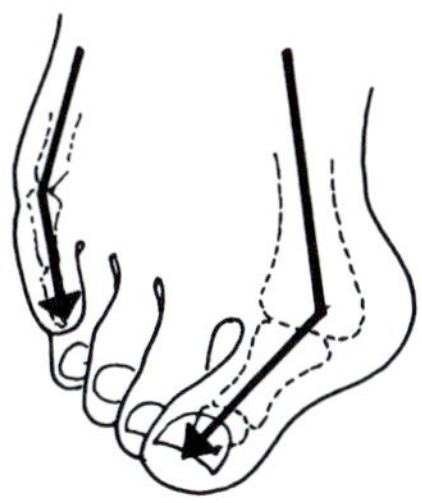

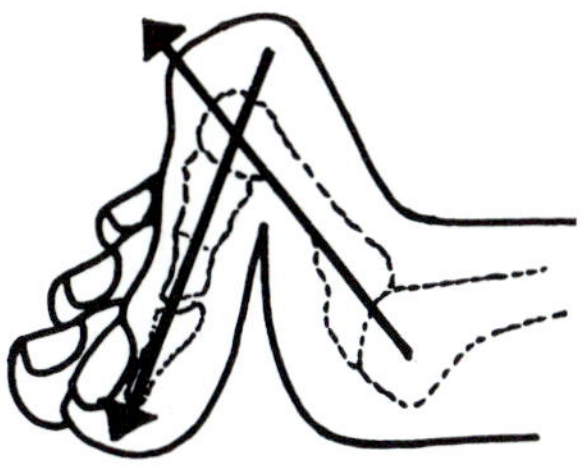

Ergänzende Punkte

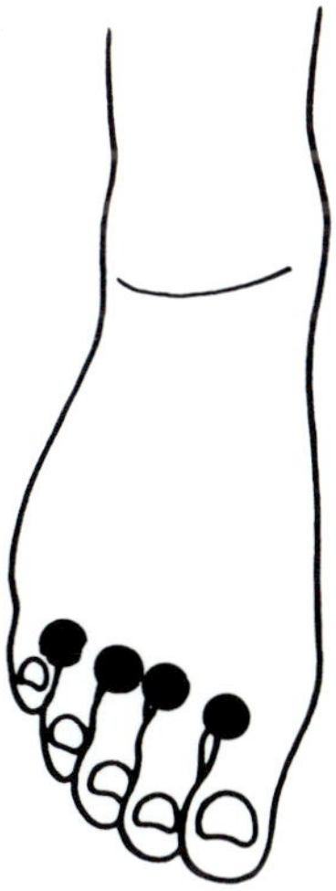

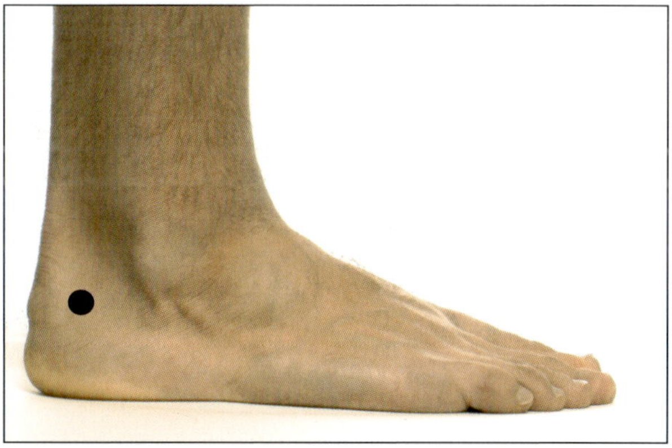

Die ergänzenden Punkte befinden sich

a) zu beiden Seiten des oberen Fersenbeinrandes, zwischen Achillessehne und Knöchel. Diese Punkte sind sehr nützlich bei Fersenschmerzen.

b) in den vier Zehenzwischenräumen, hinter der Basis der Zehen.

Ursachen

Diese echte funktionelle Kalamität kann zunächst durch eine angeborene Veranlagung bedingt sein, mit zu lockeren oder zu harten Muskeln, die von vornherein die Struktur des Fußes deformieren. Deshalb sollte man so oft wie möglich barfuß laufen, um den Muskeltonus zu normalisieren.

Vor allem aber ist auf die erworbenen Deformitäten durch ungeeignete Schuhe, insbesondere bei Frauen, hinzuweisen. Am schlimmsten sind vorn spitze Schuhe mit Stiletto-Absätzen. Viele Frauen, die der Eleganz Opfer bringen, ahnen nicht, was für schmerzliches Lehrgeld sie in zehn Jahren dafür zahlen werden, wenn die Deformität stabil geworden ist.

Herkömmliche Behandlung

Außer schmerzlindernden Mitteln ist Fußgymnastik angesagt, dabei müssen Sie morgens und abends alle Gelenke der Füße bewegen. Hilfreich ist es auch, das Fußgewölbe durch Einlagen zu stützen und zu normalisieren, die die Ferse aufrichten und die Fehlbelastung der Knochen korrigieren.

Stellenwert der Akupressur

Akupressur wirkt auf zwei Weisen, zum einen indem sie von Schmerzen befreit, zum anderen vorbeugend, indem sie bleibende anatomische Schäden vermeiden hilft. Durch Stimulation der Muskeln und Bänder werden diese gekräftigt und geschmeidig gemacht.

Akupressurtechnik

Stimulieren Sie die dargestellten Punkte ausgiebig; oft genügt eine einfache Massage, z. B. abends, wenn Sie die Schuhe ausziehen. Dadurch werden die Muskeln gelockert und die Knochen behalten ihren Platz. Bewegen Sie anschließend aktiv alle Gelenke. Zupfen Sie an den Zehen, beugen Sie die Gelenke, bis Sie gleichzeitig mit der Stimulation der Punkte, die das Manöver praktisch schmerzlos macht, ein Knacken hören. Bereits nach wenigen Tagen werden Sie spüren, wie gut Ihnen das tut.

Erkrankungen der Hüfte

Definition

Hüftleiden sind meist Folgen schädlicher Einwirkungen auf das Hüftgelenk, das größte und stärkste Gelenk unseres Körpers. Dieses Gelenk hat die Aufgabe, gleichzeitig das Körpergewicht auf die Beine zu übertragen und zu verteilen und für den aufrechten Gang zu sorgen.

Krankheitszeichen

Es gibt im Wesentlichen zwei Krankheitszeichen:

- zuerst Schmerzen; doch Vorsicht! Nicht immer sitzt der Schmerz in der Hüfte. Viel öfter strahlt er ins Knie aus.
- später Hinken: beim Erwachsenen deutlich, beim Kind erst durch genaues Beobachten erkennbar, denn die Kleinen versuchen oft, ihren Gang dem Problem anzupassen.

Auf Röntgenaufnahmen sind Schäden leicht zu erkennen.
Mit fortschreitender Krankheit wird das Gehen immer beschwerlicher und schließlich unmöglich. Freilich ist dieser Verlauf meist äußerst langsam.

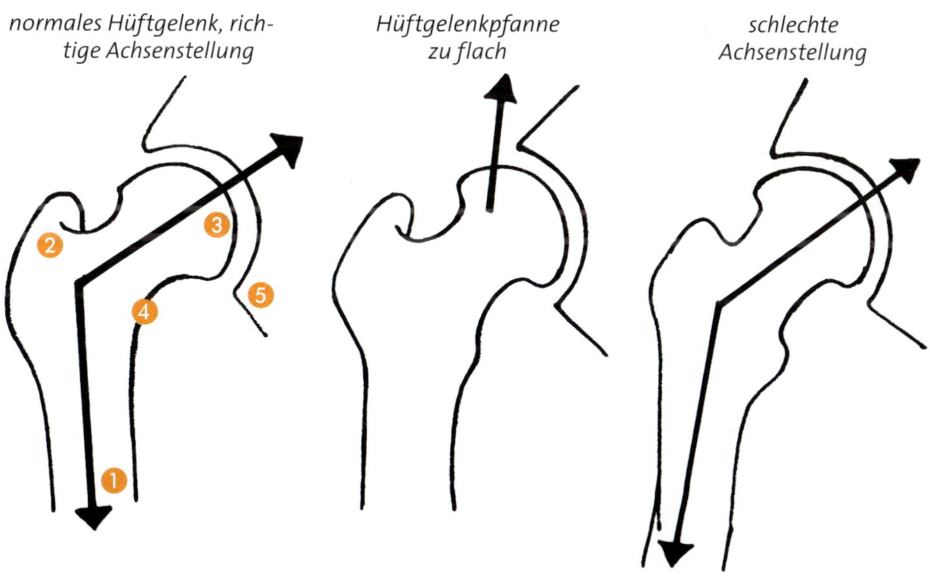

① *Schenkelbein*
② *großer Rollhügel*
③ *Oberschenkelkopf*
④ *Oberschenkelhals*
⑤ *Darmbein*

Ursachen

Ein Gelenk, das derartige Aufgaben zu erfüllen hat, muss sehr solide gebaut sein. Es kann von den gleichen Leiden heimgesucht werden wie die anderen Gelenke: rheumatische Erkrankungen, Knochenbrüche usw.. Am häufigsten sind jedoch Fehlbildungen des Gelenks.

Bei der Untersuchung zeigt sich eine schlüsselähnliche Funktion, indem das obere Ende des Schenkelbeins (Schlüssel) in die Aushöhlung der Hüftgelenkpfanne (Schloss) eingeschoben ist.

Leider ist der Schlüssel sehr dick und passt gerade knapp in das Schloss. Bei einer Fehlbildung, einer kleinen Unzulänglichkeit in diesem Bereich verschiebt sich das Gelenk und funktioniert nicht richtig. Der Knorpel degeneriert und es entsteht die häufigste Hüftgelenkserkrankung: die **Koxarthrose.**
Wichtig ist es zu klären, ob die Deformität angeboren ist, ob das Gelenk beckenseitig von vornherein fehlgebildet ist oder ob eine rheumatische Erkrankung zur Fehlstellung des Gelenks geführt hat.

Herkömmliche Behandlung

Sie ist zuallererst vorbeugend. Bereits bei der Geburt ist darauf zu achten, dass die Knochen in der richtigen Stellung sind, indem man dem Neugeborenen eine

Reguläre Punkte

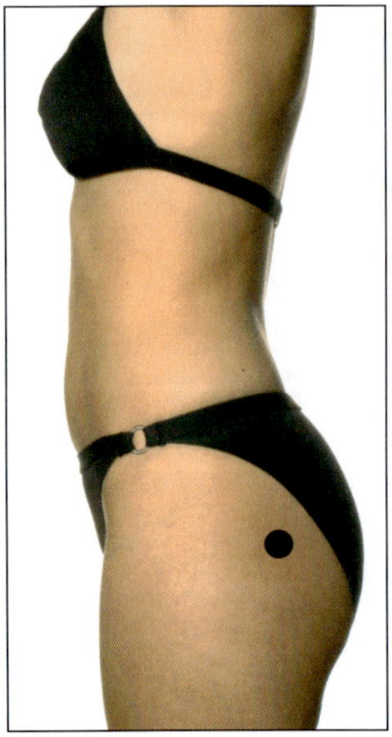

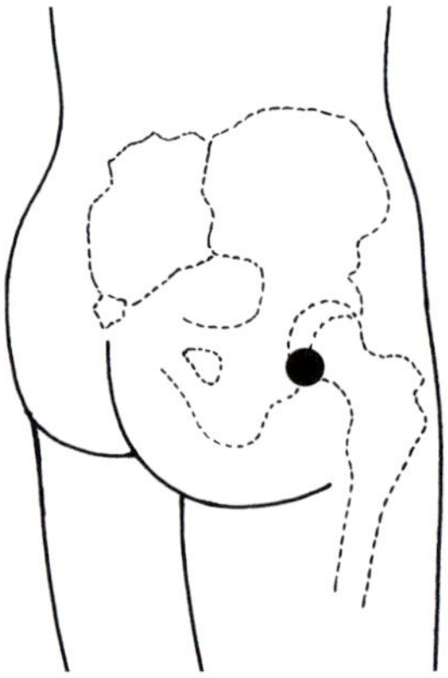

Der reguläre Punkt befindet sich hinter dem dicken Rollhügel. Sie legen den Daumen auf den Darmbeinkamm, die seitliche Begrenzung des Beckens, sodass die Finger zum Rücken weisen. Die Handfläche liegt dann auf dem Gesäß und die Spitze des kleinen Fingers auf dem Punkt.

Art Polster zwischen die Beine legt. Fortgeschrittene Schäden können nur chirurgisch beseitigt werden. Am meisten bewährt hat sich die totale Hüftgelenksplastik (Totalendoprothese). Die Chirurgen bemühen sich aber, diesen großen Eingriff möglichst lange hinauszuzögern. Dazu eignen sich alle Methoden wie Physiotherapie und Analgetika.

Stellenwert der Akupressur

Sie ist gefahrlos und stets nützlich, sei es als alleinige Maßnahme oder zusätzlich zu allen möglichen etablierten Behandlungen.

Ergänzende Punkte

Die beiden ergänzenden Punkte können mit Gewinn zusammen behandelt werden: Der eine befindet sich mitten in der Leistenbeuge, der andere an der Innenseite des Unterschenkels eine Handbreit unter dem Knie, hinter dem Schienbeinkopf.

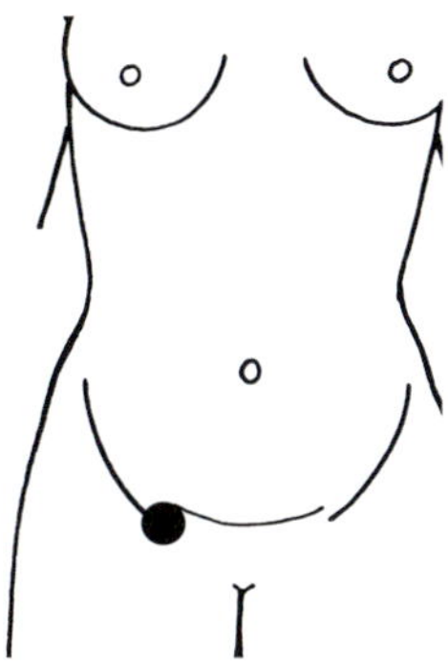

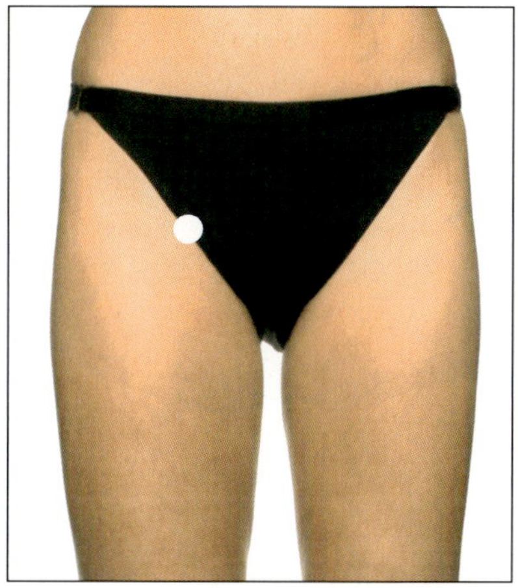

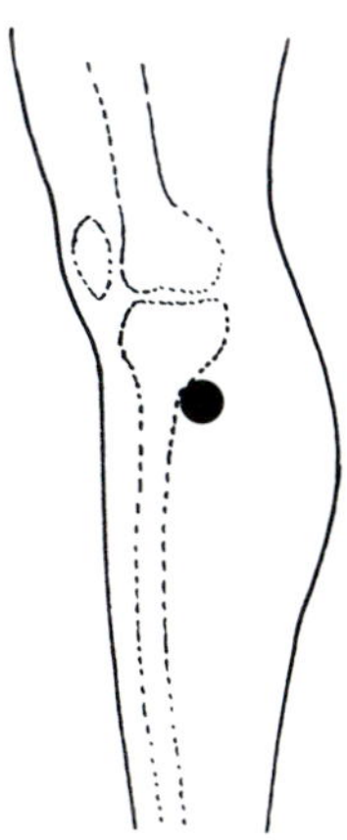

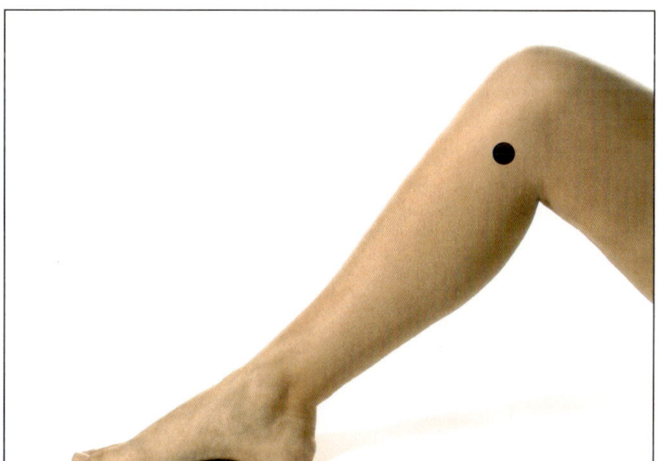

Akupressurtechnik

Hier sind die verschiedenen Methoden, wie Massage und dauernde Stimulation der Punkte, angebracht. Die Chinesen spritzen schmerzlindernde Mittel in die Punkte.

Wie stets bei schmerzhaften Erkrankungen kommen zwei Verfahren in Frage, die sich optimal ergänzen: in der schmerzhaften Phase energische *Stimulation,* bis Schmerzfreiheit eintritt. Darüber hinaus regelmäßig morgens und abends fünfzehn Minuten *Massage* der Punkte, um Schmerzspitzen vorzubeugen.

Erkrankungen des Knies

Definition

Alles was dem Kniegelenk schadet, kann Erkrankungen hervorrufen. In diesem Gelenk treffen drei Knochen zusammen: das Schenkelbein (Femur), das Schienbein (Tibia) und die Kniescheibe (Patella).

Krankheitszeichen

Die drei wichtigsten sind:

- Schmerz, beim Gehen heftiger, besonders auf Treppen beim Hinabgehen,
- teilweise oder vollständige Deformität des Kniegelenks,
- Gelenkerguss – fachsprachlich *Hydarthros* – das heißt Flüssigkeit im Gelenk, kann aber auf das gesamte Knie übergreifen.

Ungeachtet der Ursache kann das Knie ganz (das ist am häufigsten) oder teilweise betroffen sein, beispielsweise Kniegelenk unter Einbeziehung der Kniescheibe.

Eine spezielle Läsion ist der Meniskusriss, eine Verletzung eines der Druckpolster auf dem Schienbeinkopf. Das wichtigste Symptom ist die Streckhemmung des betroffenen Beins. Ein Meniskusriss entsteht beispielsweise, wenn ein Fußballer den Ball verpasst und ins Leere kickt.
Die richtige Therapie setzt voraus, dass die Diagnose durch eine Röntgenaufnahme gesichert wurde.

① *Schenkelbein*
② *Meniskus*
③ *Kreuzbänder*
④ *Wadenbein*
⑤ *Kniescheibe*
⑥ *Schleimbeutel*
⑦ *Schienbein*

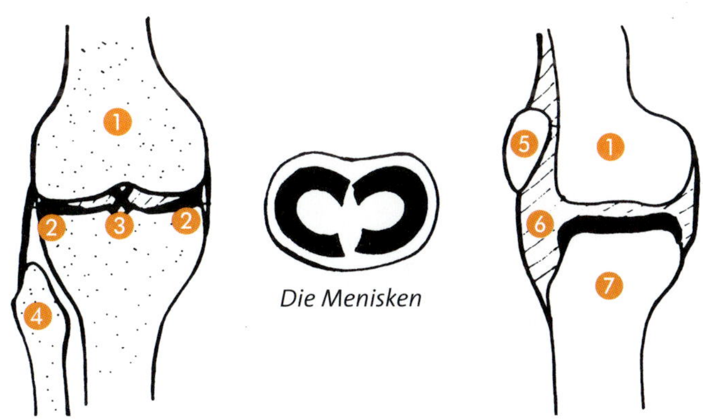

Ursachen

An erster Stelle sind *Traumen* zu nennen, von Knochenbrüchen über Zerrungen der verschiedenen Bänder (inneres oder äußeres Seitenband), die oft schlimmer sind als die eigentlichen Knochenbrüche, bis zur einfachen Quetschung. Die Ausübung belastender Sportarten (Fußball, Ski) erhöht das Unfallrisiko. Ein Sonderfall am Knie sind Schäden an den Menisken, das sind Puffer oder Druckpolster auf den Gelenkflächen des Schienbeins.

An zweiter Stelle kommen die *Krankheiten*. Alle rheumatischen Erkrankungen können auch am Knie auftreten: Gicht, infektiöse und entzündliche sowie vor allem degenerative rheumatische Erkrankungen. Die Arthrose des Kniegelenks heißt **Gonarthrose** und führt zur Achsenfehlstellung und Deformität des Gelenks.

Bei Kindern und Jugendlichen können so genannte Wachstumsschmerzen auftreten. Dabei kann es sich um eine **Epiphysitis,** eine Entzündung der Epiphysen (Wachstumszonen der langen Knochen), handeln. Immer muss geprüft werden, ob einer der in diesem Alter vorkommenden seltenen Knochentumoren vorhanden ist.

Wichtige Punkte

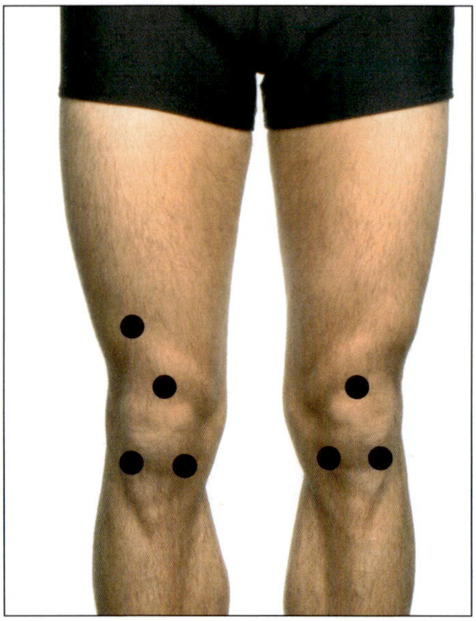

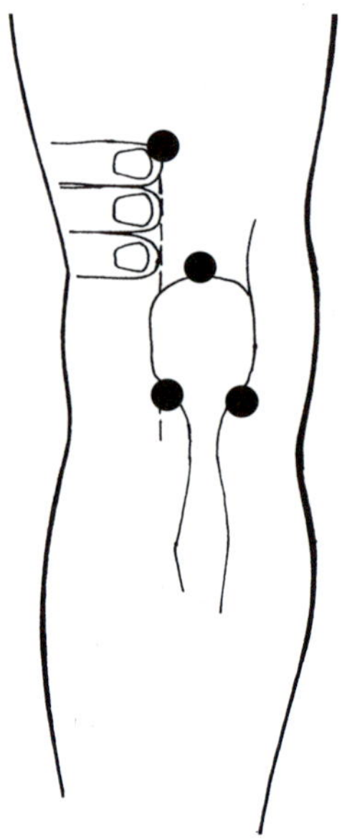

Ein regulärer Punkt liegt drei Fingerbreit oberhalb des äußeren oberen Winkels der Kniescheibe. Von den drei ergänzenden Punkten liegen zwei beidseits am unteren Rand und einer mitten am oberen Rand der Kniescheibe.

Herkömmliche Behandlung

Bei Knochenbrüchen sind selbstverständlich chirurgische Eingriffe und Gipsverband angesagt. Ebenso bei schweren Verrenkungen, die so schlimm sind wie Frakturen und bei denen die Funktionsfähigkeit des Gelenks auf dem Spiel steht.

Stellenwert der Akupressur

Vor allem in drei Fällen ist sie sinnvoll: bei mittelschweren Verstauchungen, Arthrosen und Wachstumsschmerzen.

Akupressurtechnik

Knieschmerzen sind eine besondere Indikation für eine erwärmende Stimulation, das heißt für Elektroakupunktur. Dabei gibt es zwei Möglichkeiten: bei Schmerzen fest und tief stimulieren, bis der Schmerz verschwindet. Zur Vorbeugung stimulieren Sie weniger stark, aber dafür drei- bis viermal täglich fünf Minuten.

Erkrankungen des oberen Sprunggelenks

Definition

Alle Schädigungen des oberen Sprunggelenks, in dem sich drei Knochen treffen: Schienbein, Wadenbein und Sprungbein.

Krankheitszeichen

Knochenbrüche und Verrenkungen können einen Knochen, das innere oder äußere Gelenk oder das ganze Gelenk betreffen.

Oberes Sprunggelenk
① *Schienbein*
② *Wadenbein*
③ *Sprungbein*
④ *Fersenbein*

Man erkennt seitlich die starken Bänder, die bei einer Zerrung reißen können.

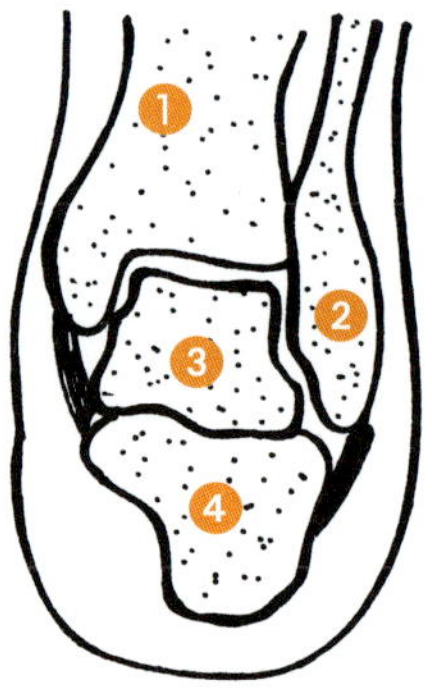

Ursachen

Erkrankungen des Sprunggelenks sind meistens traumatisch bedingt. Nach einem direkten Stoß oder einer falschen Fußbewegung gibt etwas nach: die Knochen in Form einer Fraktur, ein oder mehrere Bänder als Zerrung oder Verstauchung.

Einen verstauchten Fuß muss man stets ernst nehmen. Abgesehen von den Schmerzen und einer mehr oder weniger langen Arbeitsunfähigkeit hat das verstauchte Gelenk eine Neigung zu rezidivieren, denn diese Bänder, die das Gelenk verankern, sind nun vorgeschädigt.

Herkömmliche Behandlung

Über die Behandlung von Knochenbrüchen brauche ich kein Wort zu verlieren. Dagegen ist die der **Verstauchungen** ein weites Feld. Manche Patienten benötigen einen Gipsverband, andere nicht. Manche Chirurgen verdonnern den

Kranken zur Ruhe, andere erlauben ihm bald wieder zu laufen. Einige Mediziner empfehlen die Anwendung von warmem, andere von kaltem Wasser und wieder andere sogar von Eis.

Stellenwert der Akupressur

Viele Ärzte haben sich zur Akupunktur und Akupressur bekehrt, weil die Nadelung der Punkte bei Verstauchungen des Fußgelenks erstaunlich wirksam ist. Welche Form der Punktebehandlung auch angewandt wird, sie ist immer einen Versuch wert.

Akupressurtechnik

Beginnen Sie gleich nach dem Unfall, die Punkte stündlich zehn Minuten zu stimulieren und dehnen Sie dann die Zeit zwischen den Behandlungen entsprechend dem Rückgang der Schwellung aus. Wenn Sie nach mehrfachen Verstauchungen leicht »umknicken«, kräftigt eine fünfminütige Stimulation morgens und abends die Bänder.

Reguläre Punkte

Die beiden **regulären Punkte** *befinden sich unmittelbar auf den Knöcheln. Hinzu kommen zwei* **ergänzende Punkte:** *der erste auf dem Wadenbein drei Fingerbreit über dem Außenknöchel, der zweite in einer kleinen Mulde am hinteren Rand des Schienbeins eine Handbreit über dem Innenknöchel.*

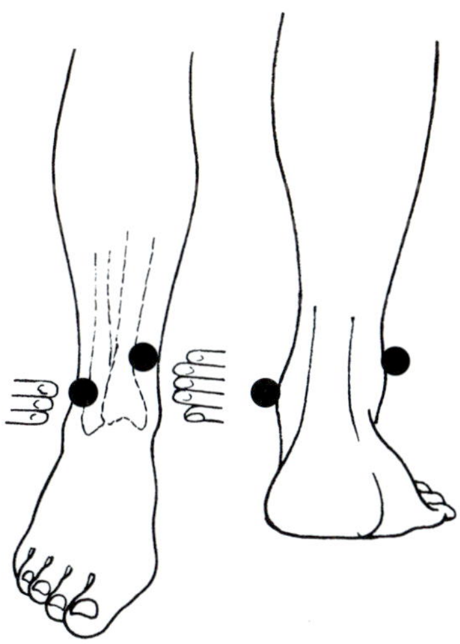

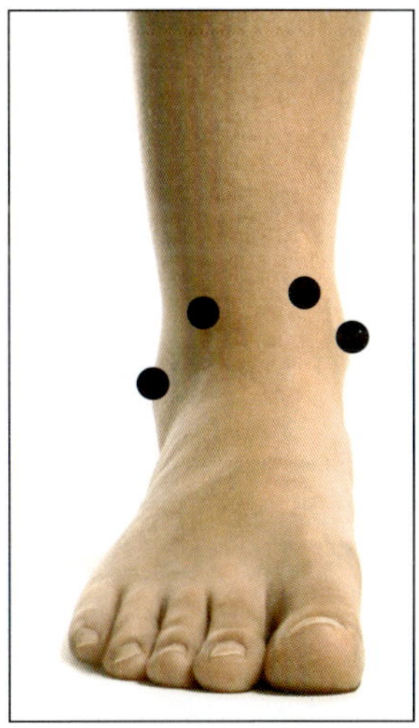

Schiefhals und Nackenschmerzen

Definition

Der Schiefhals oder *Torticollis* beim Erwachsenen ist eine akute Blockierung des Nackens. Die dadurch verursachten Schmerzen können auch mehr oder weniger chronisch werden.

Krankheitszeichen

Sie sind ziemlich eindeutig. Nach einer »falschen Bewegung« oder einfach beim Aufwachen, wenn man schlecht gelegen hat, ist der Hals »verspannt« oder schlimmer noch, man kann den Kopf nicht mehr drehen. Der Kopf sitzt »falsch«, die Bewegung ist behindert und manchmal überhaupt blockiert.

Ursachen

Es gibt schwere Erkrankungen der Halswirbelsäule: Tumoren, Infektionen, Rheuma. Auch sollte man, wenn ein Trauma vorausgegangen ist, stets an eine Wirbelfraktur denken.

In den meisten Fällen handelt es sich aber um eine Verschiebung eines oder mehrerer Halswirbel.

Und wie ist es bei Arthrose? Die Arthrose der Halswirbelsäule als solche tut nicht weh, aber die damit verbundene Fehlstellung fördert Nervenkompressionen und löst dadurch Schmerzen aus. Ein verschobener Wirbel drückt auf die Nerven, die zwischen ihm und den benachbarten Wirbeln austreten: Das ist der Hauptgrund für die Erkrankungen dieser Region.

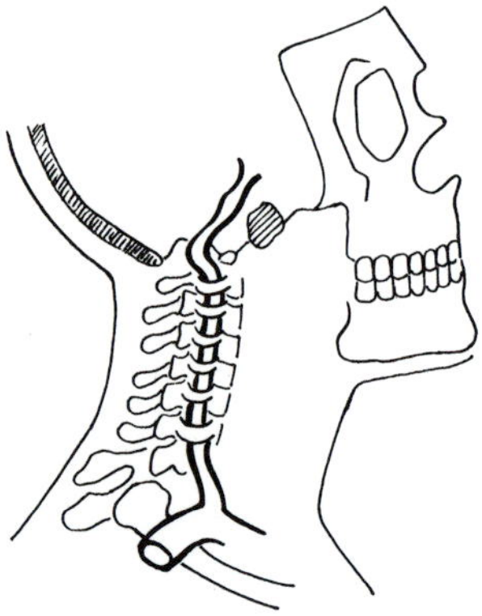

Halswirbelsäule: eingezeichnet ist der Verlauf der Arteria vertebralis.

Die Folgen sind zunächst örtliche Schmerzen, dann Muskelkontrakturen, die für die Blockierung des Halses verantwortlich sind.

Falls ein oberer Halswirbel, etwa der erste oder der zweite, betroffen ist, kann sogar der Schädel wehtun, also eine einseitige oder diffuse Migräne auftreten.

Bei tiefer sitzenden Halswirbelläsionen hingegen strahlen die Schmerzen in die Schulter und den Arm und oft sogar bis in die Hand aus. Dann spricht man von einer zerviko-brachialen Neuralgie, einfacher –

und fälschlich – von einer »Neuritis«. In jedem Fall kann es zu Drehschwindel kommen: Eine Verschiebung von Halswirbeln ist die häufigste Ursache von Schwindelgefühl.

Herkömmliche Behandlung

Die übliche Behandlung besteht aus schmerzlindernden und muskelentspannenden Medikamenten. Sie ist somit nicht kausal, sondern symptomatisch. Die einzig richtige Behandlung von Torticollis und Nackenschmerzen ist jedoch die vorsichtige Manipulation, die den oder die verschobenen Wirbel wieder an die richtige Stelle rückt. Eine derartige Manipulation sollte nur nach Ausschluss anderer Ursachen wie Fraktur oder Tumor und nur von einem chirotherapeutisch sehr erfahrenen Arzt durchgeführt werden.

Stellenwert der Akupressur

Sie ist sehr wichtig und man darf sagen, dass die Stimulation der empfohlenen Punkte nicht nur gestattet, einen Bogen um Analgetika zu machen, sondern auch, da Akupressur die Muskelkontrakturen bessert, nachhaltig zur spontanen oder allmählichen Normalisierung der Wirbelstellung beiträgt.

Reguläre Punkte

Der reguläre Punkt befindet sich auf der Hohlhand in der Verlängerung der Herzlinie zwischen viertem und fünftem Mittelhandknochen.

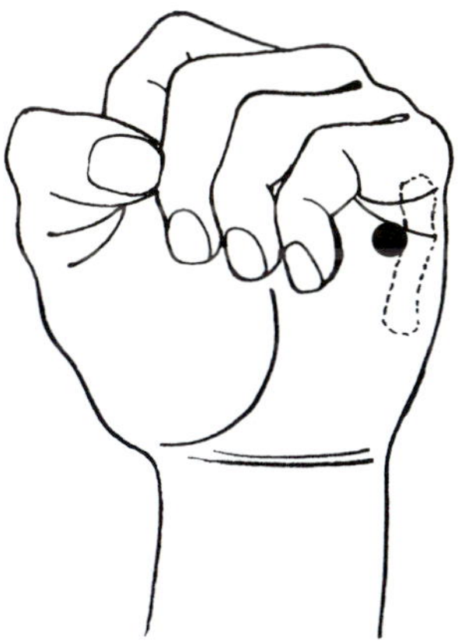

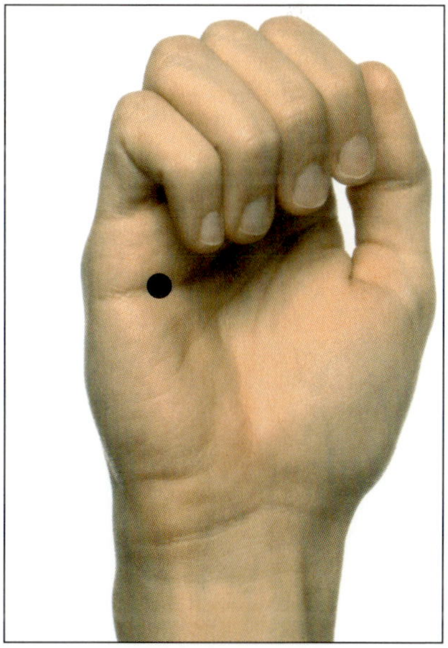

Akupressurtechnik

Bei akutem Torticollis stimulieren Sie energisch die angezeigten Punkte, bis der Schmerz nachlässt, und wiederholen dies nach Bedarf. Die Stimulation kann manuell oder mittels Elektroakupunktur durchgeführt werden.
Bei chronischen Nackenschmerzen sollten die Punkte zwei- bis dreimal täglich fünf Minuten stimuliert werden.

Ergänzende Punkte

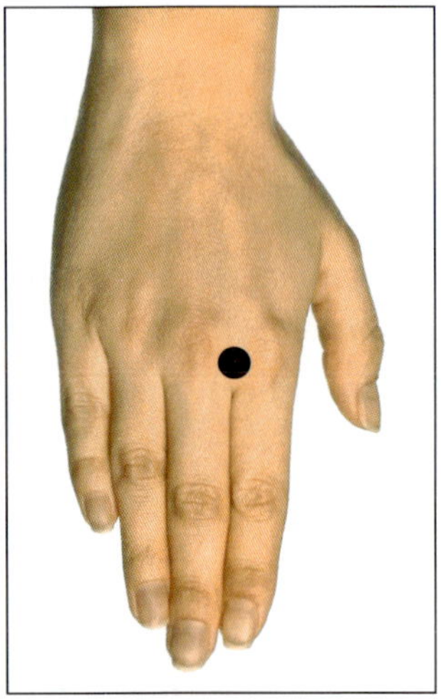

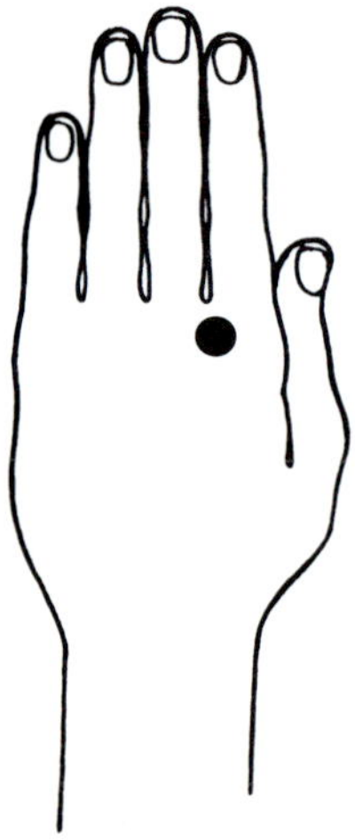

Von den beiden ergänzenden Punkten befindet sich der erste zwei Fingerbreit oberhalb der Wadenmitte an ihrer Außenseite. Der zweite liegt auf dem Handrücken zwischen Zeige- und Mittelfinger.

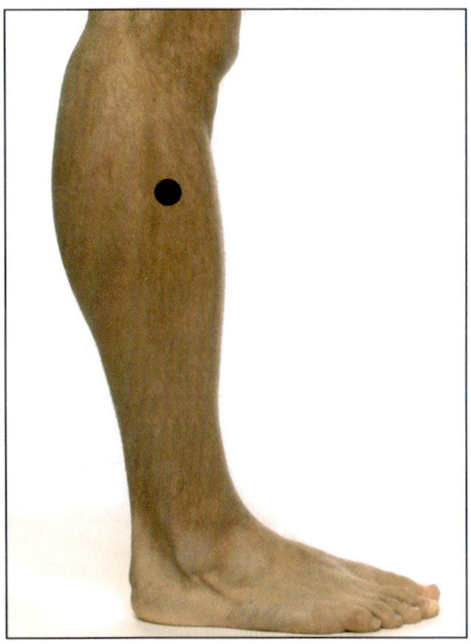

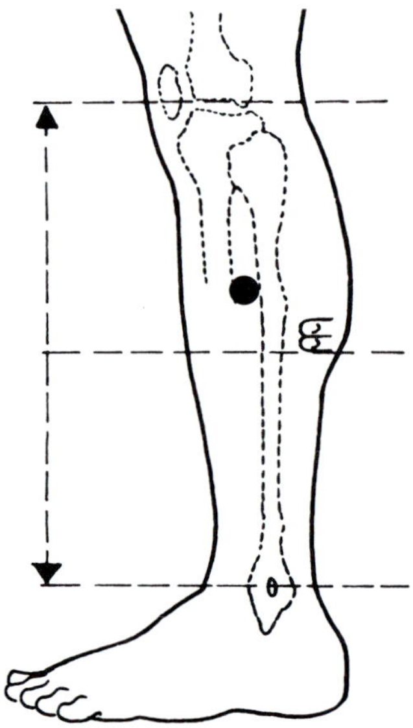

Rückenschmerzen

Definition

»Ich hab Rückenschmerzen«, jammern die Datentypistin, der Maschinenbuchhalter, der Pianist, der Zahnarzt – alle, die im Sitzen und vorgeneigt arbeiten. Durch diese ungünstige Haltung kommt es zu Schmerzen im Rücken, dem Abschnitt vom Nacken bis zur Lendengegend.

Krankheitszeichen

Im Allgemeinen klagen die Patienten abends nach stundenlanger Arbeit über dumpfe und stechende Schmerzen. Mitunter tritt der Schmerz akut nach einer schweren Arbeit auf wie beispielsweise Möbel rücken. Manche Ärzte sprechen dann von Dorsalgie, eine ähnliche Wortbildung wie Lumbalgie bei Problemen mit den Lendenwirbeln.

Ursachen

An der Wirbelsäule sind es immer die gleichen Ursachen: Die Verschiebung eines Wirbels nach großem Kraftaufwand bei schlechter Haltung quetscht die Nervenwurzeln und führt im Einzugsgebiet des Nervs zu Schmerzen und Muskelverspannungen.

Die Nerven, die aus den Brustwirbeln austreten, sind Interkostalnerven (wörtlich: die zwischen den Rippen verlaufen). Eine Interkostalneuralgie oder Schmerzen im Umfeld können somit auf ein Rückenleiden hinweisen. Die Nerven aus den unteren Rückenwirbeln ziehen dagegen unter der Haut zum

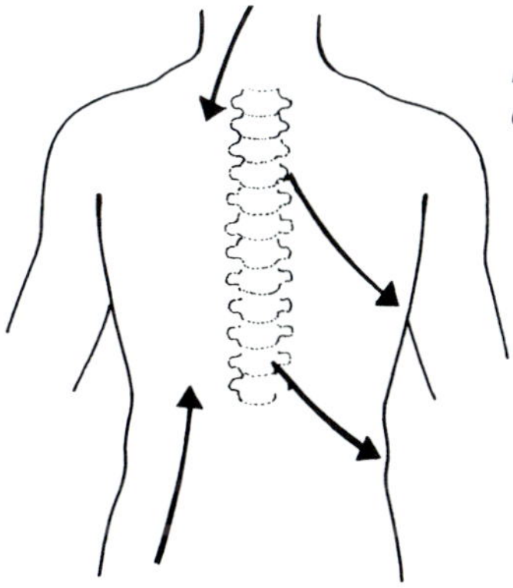

Rückenschmerzen indirekter Ursache: durch Hals- oder Lendenwirbel

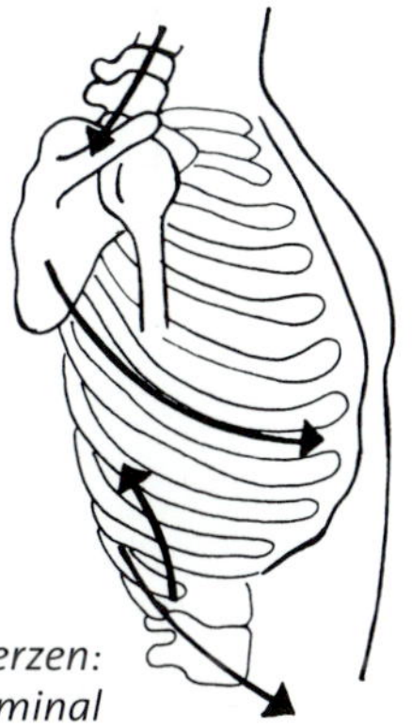

Zwei Arten ausstrahlender Schmerzen: interkostal und abdominal

Bauch (Abdomen) und wenn es dort wehtut, denkt man vielleicht an ein Leber- oder Magenleiden. Wegen der entlang der Wirbelsäule auf- oder absteigenden Nerven wird manchmal für Rückenschmerzen gehalten, was in Wirklichkeit durch verschobene Hals- oder Lendenwirbel verursacht ist.

Herkömmliche Behandlung

Die gezielteste Behandlung ist die Chirotherapie durch einen kompetenten Arzt, der die Wirbel in die richtige Stellung bringt, sodass die Schmerzen nachlassen.

Stellenwert der Akupressur

Sie ist immer sinnvoll, denn sie lindert nicht nur den Schmerz, sondern führt zu einer Abnahme der Muskelverspannungen und erleichtert das Eingreifen des Chirotherapeuten.

Akupressurtechnik

Bei akuten Schmerzen stimulieren Sie energisch, bis sie verschwunden sind. Zur Vorbeugung und Linderung chronischer Rückenschmerzen stimulieren Sie den Punkt morgens und abends etwa zehn Minuten.

Wichtige Punkte

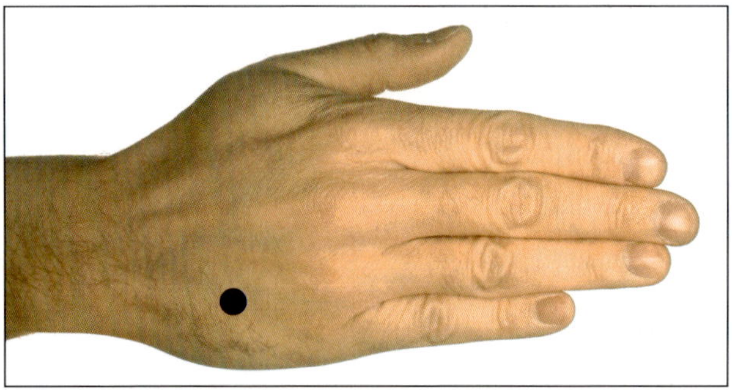

Ein sehr einflussreicher Punkt befindet sich auf dem Handrücken im Winkel zwischen den Mittelhandknochen von Ringfinger und kleinem Finger.

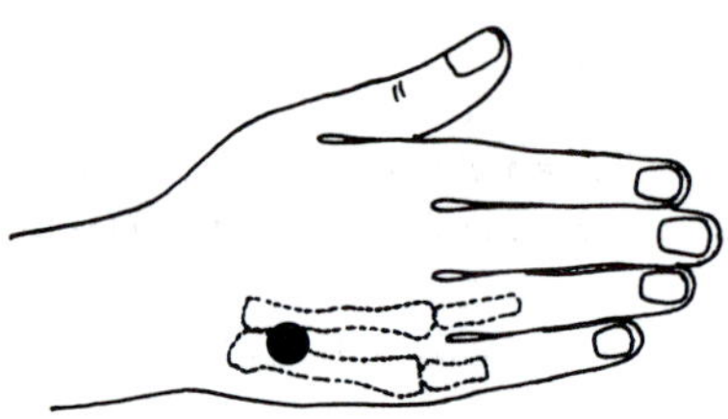

Lumbago und »Hexenschuss«

Definition

Bei »Hexenschuss & Co.« handelt es sich um eine schmerzhafte akute Erkrankung der Lendenwirbelsäule.

Krankheitszeichen

Die klassischen Zeichen einer Wirbelsäulenerkrankung finden wir auch hier: Schmerz und eingeschränkte Beweglichkeit.

Der Schmerz sitzt an einer oder beiden Seiten der Dornfortsätze und strahlt mehr oder weniger ins Gesäß aus. Man beobachtet alle Schweregrade vom einfachen Schmerz in der Lendenregion bis zu Lenden- und Kreuzschmerzen, die bis in den Fuß ausstrahlen. Auffallend ist die eingeschränkte Beweglichkeit. Der Kranke kann sich nicht bücken, etwa um die Schnürsenkel zu binden. Aber ebenso wenig kann er sich aufrichten. Der Dornfortsatz des betroffenen Wirbels erscheint nach der Seite verdreht.

Manchmal erwischt es noch sehr junge Menschen nach einer schweren körperlichen Anstrengung in schlechter Haltung. Der Patient wollte etwas vom Boden

---

Reguläre Punkte

Ein sehr wichtiger Punkt mitten auf der Beugefalte des Knies: der Kniepunkt.

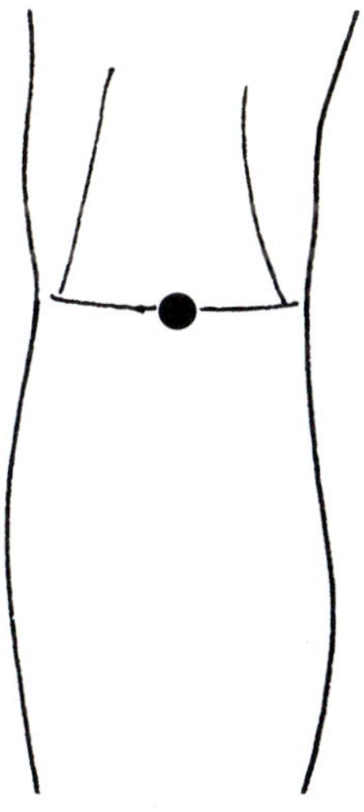

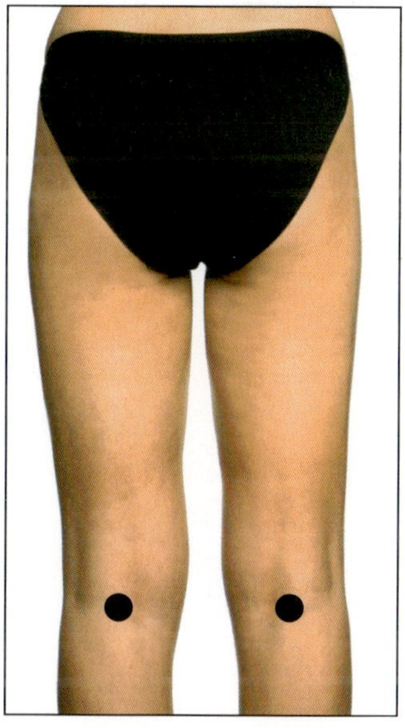

aufheben oder ein schweres Möbelstück rücken: Er spürte plötzlich einen stechenden Schmerz in der Lendengegend und konnte sich nicht mehr rühren. Das also ist ein Hexenschuss.

Der Patient ist außerstande, sich zu bewegen, auch nur einen Fuß vor den anderen zu setzen. Das dauert ein paar Tage, manchmal auch Wochen. Dann geht es spontan oder unter Behandlung nach und nach wieder besser.

Doch meistens wiederholt sich das Ereignis und der Kranke ist erneut mehr oder weniger stark bewegungsgehemmt.

Von einem Hexenschuss zum nächsten wird die Lumbalgie chronisch und der Patient hat ständig Schmerzen – vor allem morgens beim Aufstehen – und kann sich zeitweise nicht bewegen.

Ursachen

Um sich ein Bild zu machen, wie eine Lumbago entsteht, muss man sich den Bau der Lendenwirbelsäule vorstellen.

Zwischen den Wirbelkörpern sitzen so genannte Zwischenwirbelscheiben oder Diszi, die als Puffer wirken. Jeder Diskus besteht aus einem festen Rand und einem zentralen gelartigen Kern. Die häufigste Ursache der Lumbago ist eine »Diskushernie«, ein Bandscheibenvorfall. Durch einen Riss im Rand der

Ergänzende Punkte

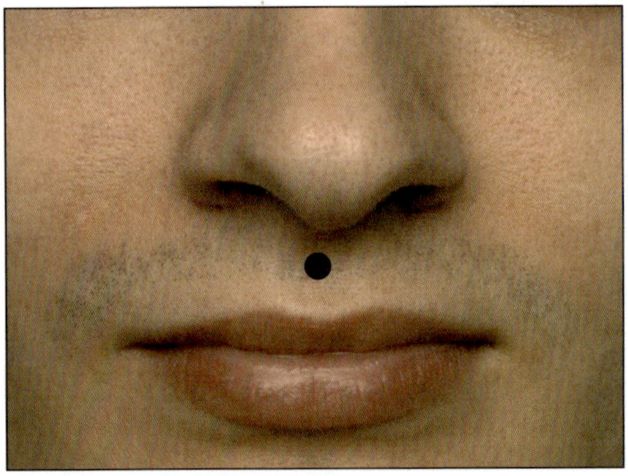

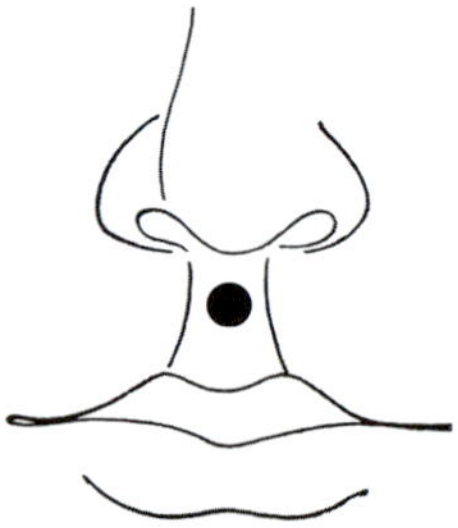

Ein Punkt liegt auf der Mitte der Rinne zwischen Nase und Oberlippe.

Bandscheibe rutscht der halbflüssige Kern nach hinten und drückt auf die Nervenwurzel, was den Schmerz auslöst.

Eine weitere Ursache ist ein verklemmter Lendenwirbel: Ein Wirbel verschiebt sich gegen einen anderen und sein hinterer Anteil drückt auf den Nerv.

Herkömmliche Behandlung

Sie besteht hauptsächlich in Ruhe und Analgetika. Der Kranke wird auf eine feste Matratze gebettet, manchmal sogar in ein Gipsbett gelegt. Er bekommt allgemein und/oder lokal wirkende schmerzstillende und muskelentspannende

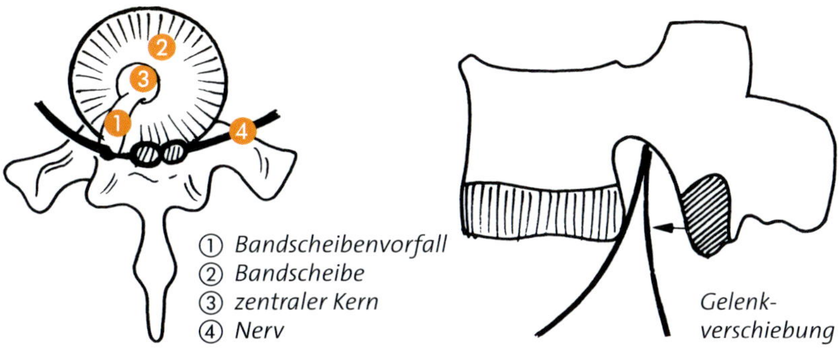

Ergänzende Punkte

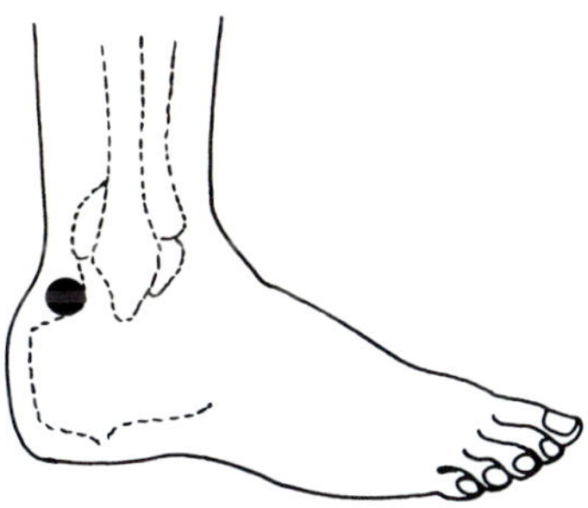

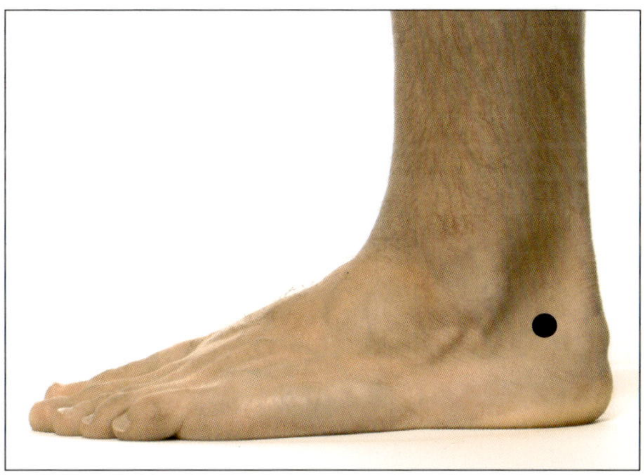

Der andere Punkt befindet sich beidseits in gleicher Höhe zwei Fingerbreit hinter den Knöcheln auf einer kleinen Knochenverdickung.

Medikamente. Häufig aber stellt eine gezielte Chirotherapie den Normalzustand wieder her und nimmt den Schmerz. Der »Hexenschuss« ist eigentlich eine Zivilisationskrankheit, denn unsere Zeit bringt es mit sich, dass wir uns zu wenig bewegen: Wir spazieren vom Bett in den Aufzug, vom Aufzug gehen wir zum Auto oder zur U-Bahn und von der Haltestelle zu unserem Stuhl im Büro oder an die Maschinen in der Fabrik.

Stellenwert der Akupressur

Auch hier ist sie sinnvoll, denn sie lindert den Schmerz und lockert Muskelverspannungen.

Akupressurtechnik

Bei akuter Lumbago stimulieren Sie die Punkte intensiv durch Massage oder Elektroakupunktur und versuchen, sich wieder aufzurichten. Bei der chronischen Lumbago sind morgens und abends zehn- bis fünfzehnminütige Behandlungen ratsam.

Verdauung

Hämorrhoiden und andere Erkrankungen im Analbereich

Definition

Hämorrhoiden sind die häufigste Erkrankung des Afters. Und hier ist gleich ein Missverständnis zu klären: Von Natur aus umgibt ein Venengeflecht den After. Wenn diese Gefäßschlingen sich erweitern, spricht man von Hämorrhoiden. Mit anderen Worten: Hämorrhoiden sind Krampfadern am After.

Krankheitszeichen

Die drei wichtigsten Symptome sind Schmerz, Blutung und schleimige Sekretion. Der Schmerz ist meist dumpf, drückend und nimmt bei der Darmentleerung zu. In diesem Moment blutet die Hämorrhoide, mit dem Kot wird helles Blut ausgeschieden. Zwischen zwei Stuhlgängen bleibt der Anus feucht, weil ein schleimiges, übel riechendes Sekret ausgeschieden wird, das die umgebende Haut reizen kann.

Manchmal bildet sich ein schmerzhafter kleiner Blutklumpen, der im After oder außen liegend eine Venenthrombose herbeiführt. Mitunter kommt es

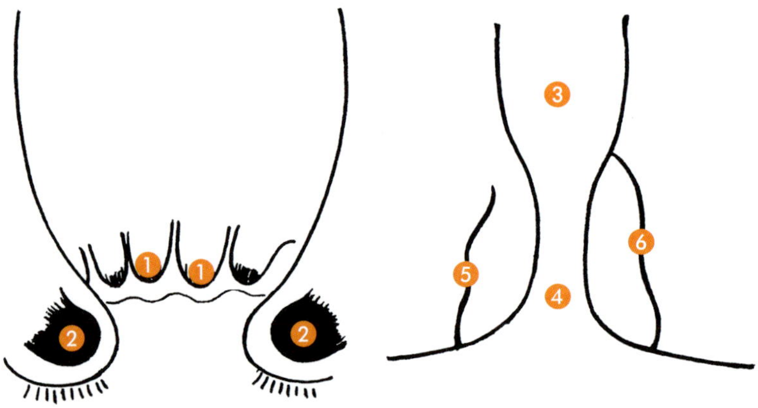

Längsschnitt durch die Analregion
① *Rektalvenen*
② *Afterschließmuskel*
③ *Mastdarm (Rektum)*
④ *Darmausgang*
⑤ *inkomplette Fistel ohne Verbindung zum Darm*
⑥ *äußere Darmfistel, Verbindung zwischen Darm und Körperoberfläche*

auch zu einer Entzündung der Hämorrhoidalgefäße (Proktitis) oder, wenn diese nach außen gedrückt werden, zu einem Analprolaps.

Hämorrhoiden sind aber bei weitem nicht die einzigen Erkrankungen der Analregion. Daneben gibt es Analfissuren und -fisteln.

Bei den Fissuren handelt es sich um äußerst schmerzhafte Risse in der Analhaut, bei den Fisteln um kleine, Sekret und Eiter absondernde Öffnungen, die häufig am äußeren Rand des Afters sitzen. Eine Fistel kann Ursache (oder Folge) schlimmer Abszesse sein.

Schließlich sollte man auf jegliche anomale Erscheinung in der Analregion achten und, da es ein gutartiger oder bösartiger Tumor sein könnte, einen Spezialisten – einen Proktologen – aufsuchen. Dies gilt vor allem bei Alarmzeichen wie Abgang von schwarzem Blut zwischen den Darmentleerungen.

Starker Juckreiz am After kann bei Fissuren und Fisteln, aber auch unabhängig davon auftreten. Mögliche Ursachen sind vor allem

- beim Kind: Wurmbefall,
- beim Erwachsenen: Zuckerkrankheit.

Im Allgemeinen entwickeln Hämorrhoiden sich in Schüben mit stummen Intervallen. Nicht selten kommt es jedoch zu Infektionen, also einem Abszess, oder auch zum Heraustreten der Hämorrhoiden, einem Hämorrhoidalprolaps, der einen medizinischen Notfall darstellt und sofort behandelt werden muss. Fisteln und Fissuren werden außerdem sehr oft infiziert.

Ursachen

Lange Zeit hat man für Hämorrhoiden Verstopfung verantwortlich gemacht, da das Drücken beim Stuhlgang zur Erweiterung der Venen führe. Tatsächlich scheinen aber Durchfälle die häufigeren Verursacher zu sein. Sagen wir, dass jede Verdauungsstörung zu Hämorrhoiden führen kann, wie übrigens auch jede Abflussstauung des venösen Blutes, beispielsweise in der Schwangerschaft.

Analfissuren und -fisteln haben verschiedene Ursachen. Die Fissuren sind meist Folge von Schleimhautrissen durch zu starken Druck bei der Darmentleerung, etwa bei hartnäckiger Verstopfung oder in der Schwangerschaft. Fisteln können angeboren sein und als Blindgänger in die Haut münden. Äußere Fisteln sind Verbindungen zwischen Darm und Körperoberfläche.

Herkömmliche Behandlung

Eine akute Hämorrhoidenerkrankung wird im Allgemeinen mit Venentonika behandelt, das sind venenkräftigende Mittel. Darüber hinaus bekommt der

Patient schmerzstillende und entzündungshemmende Medikamente, die teils geschluckt, teils örtlich in Form von Salben und Zäpfchen angewandt werden.

Bei Hämorrhoidalthrombose muss das kleine Blutgerinnsel wie ein Abszess aufgeschnitten werden. Das bringt sofortige Schmerzlinderung.

Bei sehr häufigen Attacken oder ausgedehnten Hämorrhoiden ist eine radikale Behandlung erforderlich. Entweder werden die Hämorrhoiden verödet, sozusagen »ausgetrocknet«, oder operativ entfernt.

Stellenwert der Akupressur

Bei akuter Erkrankung ist die Akupressur oft sehr hilfreich. Sie lindert die Schmerzen bei Fissuren. Regelmäßig angewandt, verlängert sie die Pausen zwischen den Schüben und ist oft auch sehr wirksam gegen den Juckreiz.

Akupressurtechnik

Bei akuten Beschwerden werden die wichtigsten Punkte energisch massiert oder stimuliert, bis Linderung eintritt. Notfalls wird nach einigen Minuten erneut stimuliert.

Die Stimulation sollte bei chronischen Beschwerden und bei Juckreiz zwei- bis dreimal täglich minutenlang wiederholt werden.

Reguläre Punkte

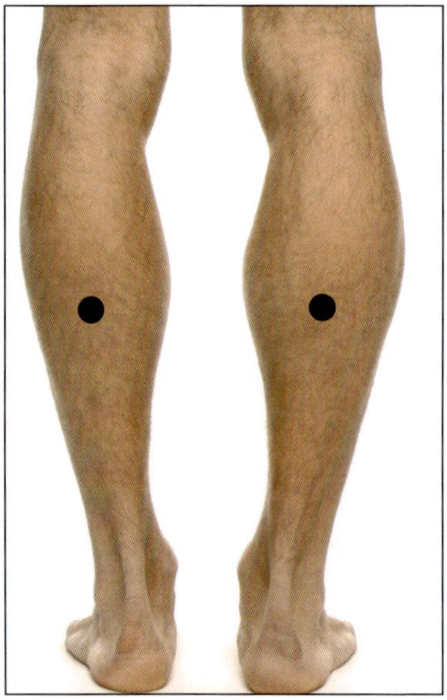

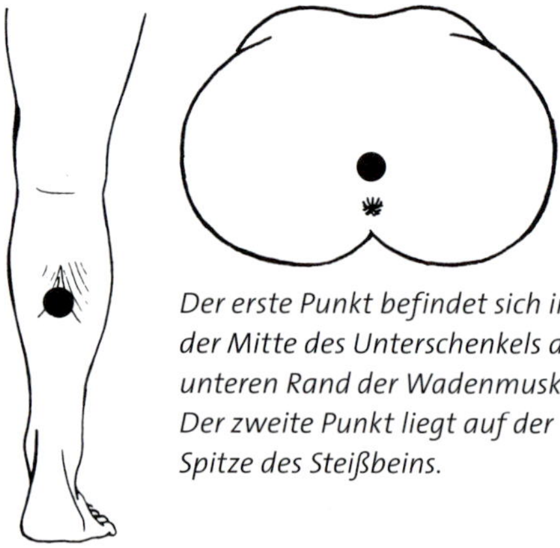

Der erste Punkt befindet sich in der Mitte des Unterschenkels am unteren Rand der Wadenmuskeln. Der zweite Punkt liegt auf der Spitze des Steißbeins.

Für Fissuren und Fisteln gibt es spezielle Behandlungen: bei Fissuren Injektion von schmerzstillenden Medikamenten, bei Fisteln die Operation.

Der hartnäckige Juckreiz am After kann die Patienten zur Verzweiflung bringen – aber auch den Arzt.

Ergänzende Punkte

Der erste ergänzende Punkt liegt in der Mitte der Verbindungslinie Nase–Oberlippe. Der zweite Punkt liegt mitten auf dem Scheitel auf der gedachten Verbindung zwischen den Ohrmuscheln. Dieser Punkt wird bei Hämorrhoidalprolaps behandelt.

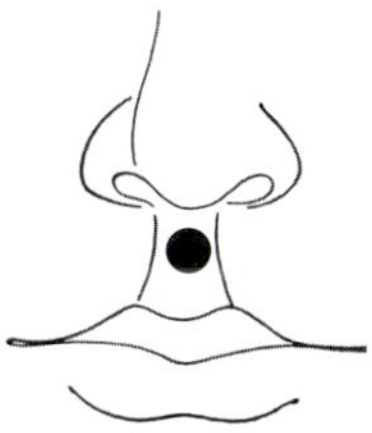

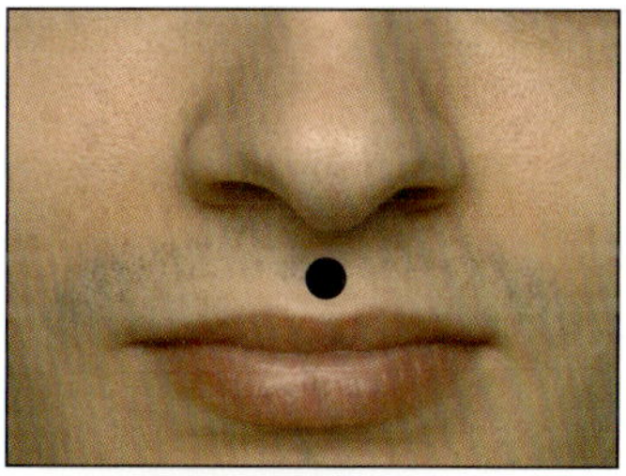

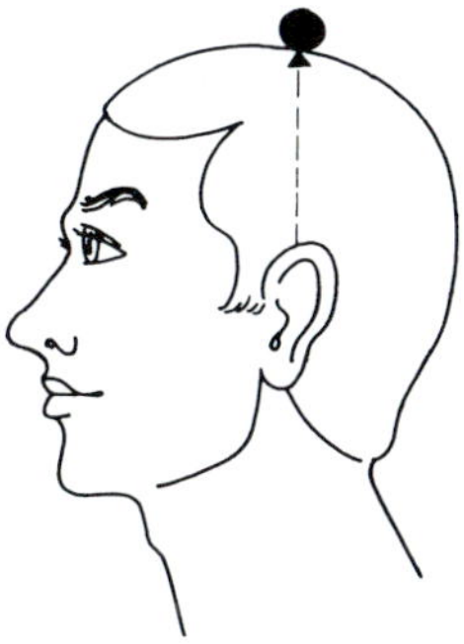

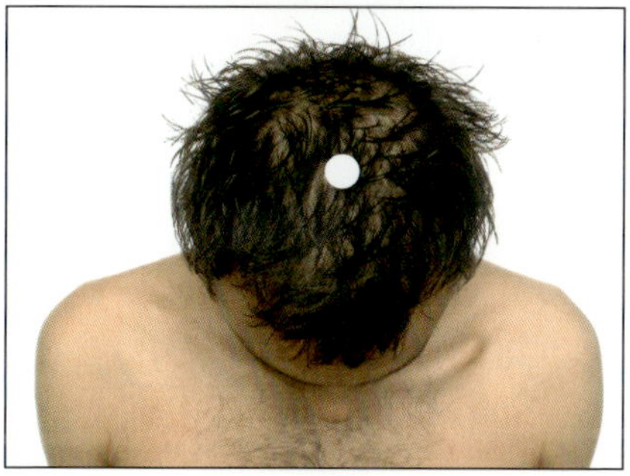

Verstopfung und Dickdarmentzündung

Definition

Das Ausbleiben einer regelmäßigen Darmentleerung gilt als echte Zivilisationskrankheit. Praktisch jeder Mensch leidet zumindest zeitweise an Verstopfung. Die Verstopfung *(Obstipation)* ist eine Dickdarmerkrankung. Im Folgenden werden wir diesen verschwommenen Begriff, der manchmal zu Unrecht auch in der modernen Gastroenterologie benutzt wird, präzisieren.

Krankheitszeichen

Wer an Verstopfung zu leiden glaubt, sollte sich genau beobachten. Wie oft wird der Darm täglich entleert? Ein- oder zweimal, das ist individuell verschieden. Wenn es nicht täglich klappt, dann vielleicht alle zwei oder drei Tage oder seltener? Wie sieht der Stuhlgang aus? Kleine Küttel oder voluminös? Tritt von Zeit zu Zeit eine Diarrhö (Durchfall) auf? Oder Schmerzen und Blähungen?

Schließlich ist auch die Frage zu klären, ob die Verstopfung neuerdings auftritt oder schon immer. Während ein träger Darm von Kind an zwar unangenehm, aber nicht wirklich schlimm ist, muss man sich bei einer plötzlich auftretenden Verstopfung Gedanken machen und die Ursache klären.

Üblicherweise unterscheidet man eine Verstopfung bei schlaffem Darm, die vielleicht erst alle acht Tage eine Darmentleerung zulässt, ohne dass die betroffene Person sonderlich darunter leidet, von der schmerzhaften spastischen Verstopfung, bei der Episoden von Durchfall vorkommen.

Tatsächlich findet man die Ursache der beiden Formen auf zwei verschiedenen Ebenen: die schlaffe oder atonische Verstopfung im Anus, die spastische in einer gestörten Dickdarmfunktion, einer Kolitis.

Ursachen

Die *atonische Verstopfung* beruht auf einer Entleerungsstörung des Anus, einer »Dyschezie«. Hier finden wir die zivilisatorischen Gründe: unregelmäßige Mahlzeiten hinsichtlich Menge und Zeit, zu viele Kalorien in Form von Fleisch, Süßigkeiten, Soßen, zu wenig Flüssigkeit, zu wenig Bewegung. All dies trägt dazu bei, den Defäkationsreflex einzuschläfern, sodass der Körper ihn schließlich vergisst. Hinzu kommt ein psychologisches Moment: Angst verschließt den Sphinkter. Sorgenvolle Menschen neigen dazu, den Stuhlgang und nicht nur den zurückzuhalten. Psychoanalytiker haben einen Teil ihrer Theorie auf die »anale Phase« gebaut, deren Überwindung zur Persönlichkeitsentwicklung gehört.

Es gibt aber noch prosaischere Ursachen: Mit dem Aufkommen der englischen Sitz-Toiletten kamen die früheren »türkischen« Klos, bei denen man die für die Darmentleerung physiologisch günstigere Hockstellung einnahm, aus der Mode.

Die *spastische Verstopfung* ist zumeist Folge einer Dickdarmerkrankung, also einer *Kolitis*. Dieser Begriff ist eine Art Schublade, in die alle möglichen Ursachen gepackt werden. Schauen wir genauer hin. Eine Kolitis kann auftreten als Folge

- eines gutartigen oder bösartigen Tumors. Daran ist stets bei neu auftretender Verstopfung zu denken;
- bei parasitären Erkrankungen wie Amöben, Candida, Würmer usw.;
- mehr oder weniger häufig nach Behandlung mit Antibiotika in hohen Dosen oder über längere Zeit.

Im Allgemeinen sind Kolitiden jedoch »psychosomatisch« bedingt. Unter der Bezeichnung »spastische Kolitis« oder »funktionelle Dickdarmerkrankung«

Ergänzende Punkte

Der erste Punkt befindet sich am großen Zeh im zehenseitigen Nagelfalzwinkel, der zweite Punkt an der Außenseite des Unterschenkels vier Fingerbreit unter der Beugefalte des Knies unter dem Wadenbeinköpfchen.

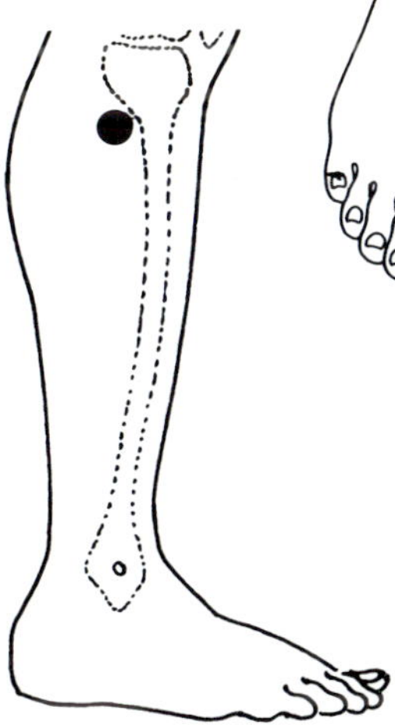

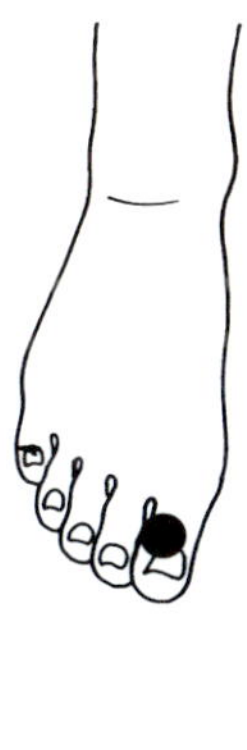

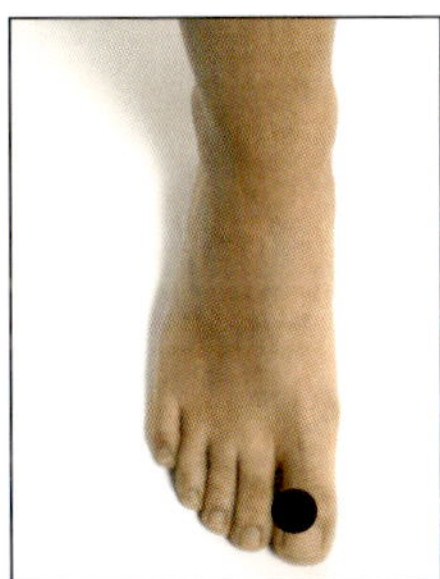

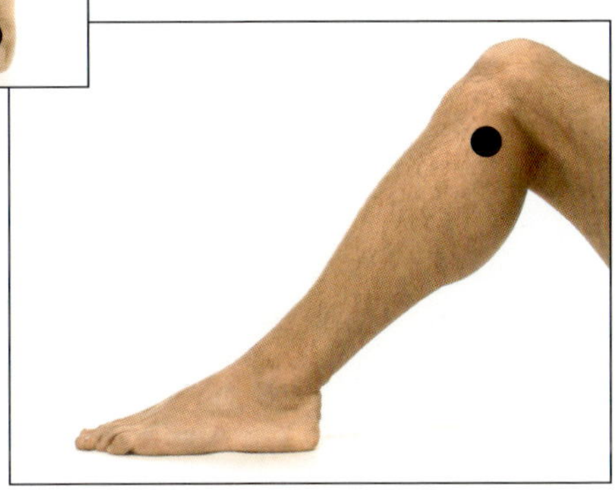

sind sie ein Spiegel der seelischen Verfassung. Die Verstopfung erklärt sich dadurch, dass es abwechselnd zu Darmbewegungen und stagnierendem Transport des Speisebreis kommt.

Verstopfung und Kolitis sind oft lebenslange Leiden, je nach den Lebensumständen von Phasen der Besserung und solchen der Verschlimmerung unterbrochen. Allerdings muss man sich klar machen, dass die Misslichkeit, sich nicht richtig entleert zu haben, nicht das einzige Problem ist. Zunehmend wird die Verstopfung für zwei große Krankheiten unserer Zeit verantwortlich gemacht:

- für Darmkrebs wegen der chronischen Reizung der Darmwand durch verbleibenden Kot,
- für erhöhte Cholesterinwerte, weil die langwierige Verdauung vermehrt Cholesterin freisetzt.

Herkömmliche Behandlung

Was keinesfalls ratsam ist, ist die Einnahme von Abführmitteln. Sie sind Ursache eines der am meisten verbreiteten Leiden: des Abführmittelmissbrauchs mit seinen üblen Folgen wie Entwässerung und Verlust von Mineralien, und das kann im Extremfall tödlich sein.

Ergänzende Punkte

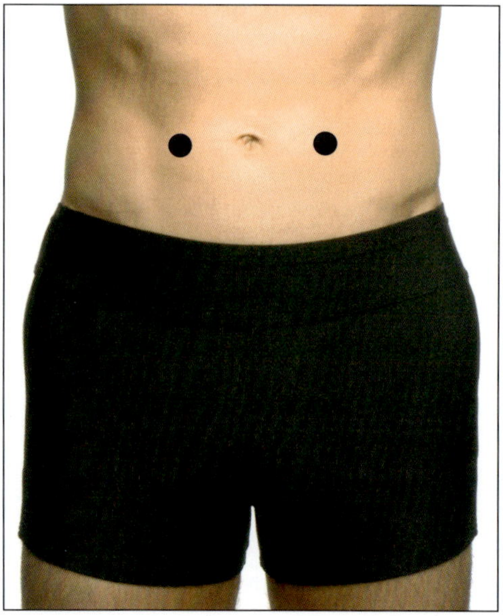

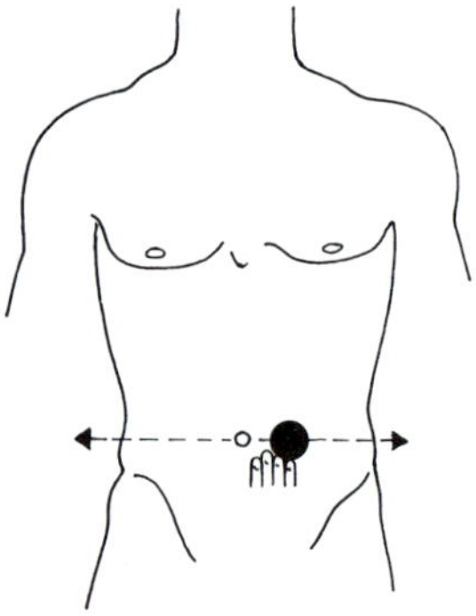

Der erste Punkt befindet sich vier Fingerbreit beidseits des Bauchnabels.

Vernünftig ist dagegen eine Umstellung der Lebensweise, der Ernährung vor allem mit mehr Ballaststoffen, viel grünem Gemüse und besonders Heilerde. Deren Wiederentdeckung bedeutet einen großen therapeutischen Fortschritt.

Stellenwert der Akupressur

Es ist ein Segen, bei einer chronischen und derart tückischen Krankheit über eine einfache und wirksame Methode wie die Akupressur zu verfügen. Ihr gebührt uneingeschränkt der Vorzug.

Akupressurtechnik

Setzen Sie sich zu festen Zeiten auf die Toilette und massieren Sie energisch den ersten Punkt. Um Ihren Darm umzuerziehen, stimulieren Sie morgens zwei Minuten lang nacheinander die verschiedenen Punkte.
Bei schmerzhafter Kolitis spricht der zweite ergänzende Punkt besonders gut an und sollte dreimal täglich stimuliert werden.

Ergänzende Punkte

Der zweite Punkt befindet sich an der Innenseite des Unterschenkels eine Handbreit unter dem Knie hinter dem Schienbeinköpfchen.

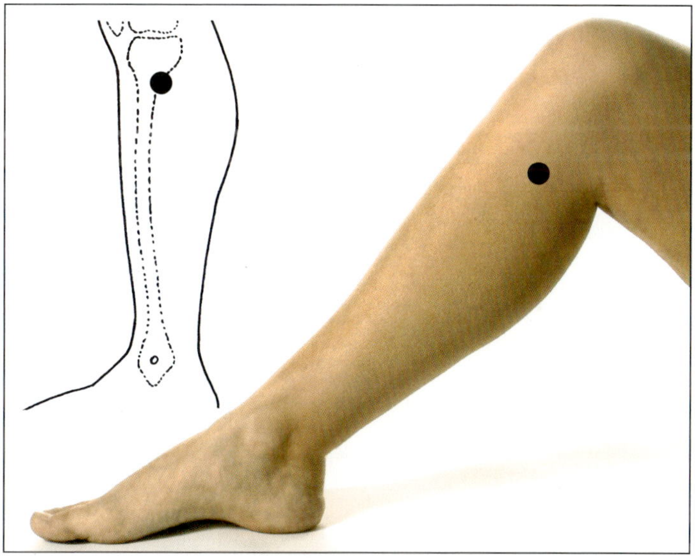

Erbrechen und Magenverstimmung

Definition

Unter Erbrechen versteht man die Entleerung festen und flüssigen Mageninhalts über die Speiseröhre und den Mund nach außen.

Krankheitszeichen

Wer hat nicht schon mal erbrechen müssen? Was normalerweise ein unangenehmer Zwischenfall ist, kann zur Katastrophe ausarten. Entweder durch das Ausmaß, wenn der Kranke literweise Flüssigkeit erbricht, wie etwa bei der Cholera, und dadurch eine akute Dehydrierung, also Austrocknung, eintritt. Oder durch wiederholtes Erbrechen. Das kommt vor allem bei Säuglingen vor, die zur Verzweiflung der Mutter manchmal einen großen Teil des Fläschcheninhalts wieder ausspucken. Oder durch die Art des Erbrochenen: außer farblosen oder grünlichen Nahrungsbestandteilen sowie Gallensaft kann rotes oder verdautes schwarzes Blut erbrochen werden. Letzteres bedeutet stets eine Gefahr.

Wichtige Punkte

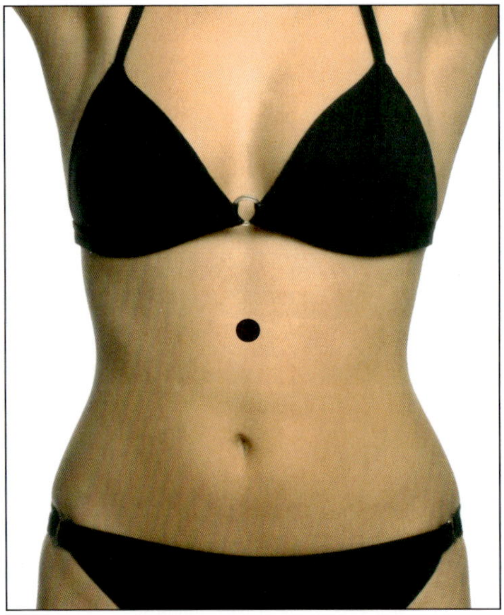

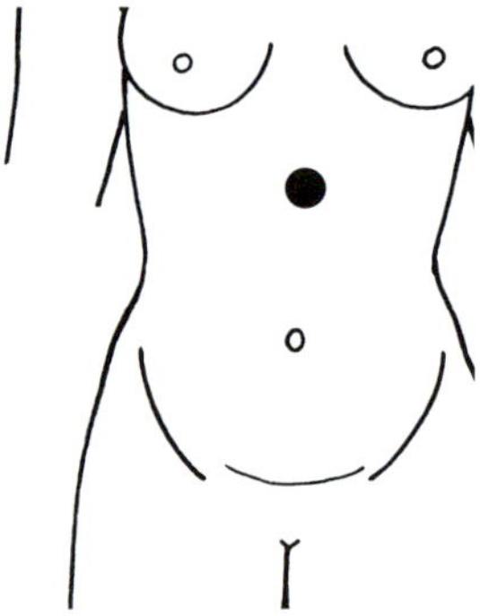

Der erste einflussreiche Punkt befindet sich am Bauch auf der Mitte der Verbindungslinie zwischen Nabel und Brustbeinende (Processus xiphoideus).

Ursachen

Diesen letzten Fällen muss sorgfältig nachgegangen werden, denn hier ist das Erbrechen nur ein Symptom, das auf eine ernste Erkrankung hinweist:

- Verdauungsorgane: Ulkus, Speiseröhren- oder Magenkrebs, Appendizitis (»Blinddarm«), Cholezystitis (Gallenblasenentzündung), »akuter Bauch« der Chirurgen;
- allgemeine Ursachen: Infektionen, Vergiftungen, gestörte Harnstoffsynthese, Diabetes, azetonämisch bei Kindern;
- »psychosomatisch« im weiten Sinn oder reflektorisch: wiederholtes Erbrechen kann auf Hirnhautentzündung oder Gleichgewichtsstörungen hinweisen oder psychisch bedingt sein, etwa bei der Pubertätsmagersucht.

Glücklicherweise ist das Erbrechen aber meist harmlos und es handelt sich nur um eine Magenverstimmung. Eine »gutartige« Magenverstimmung ist nur eine vorübergehende Unpässlichkeit, wenn man zu viel gegessen oder zu viel getrunken hat. Sie kann mit Erbrechen, gelegentlich mit Fieber einhergehen.

Wichtige Punkte

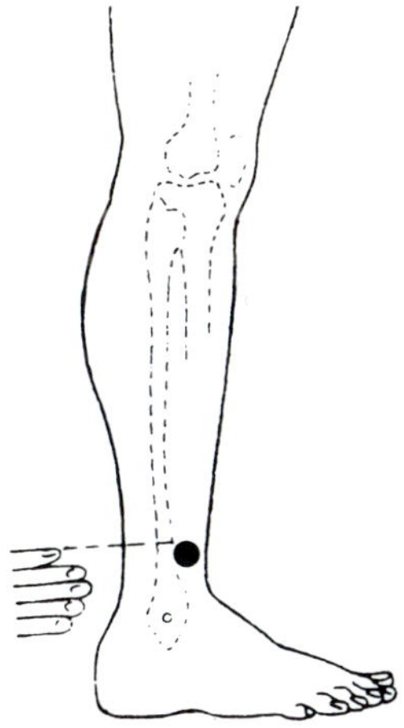

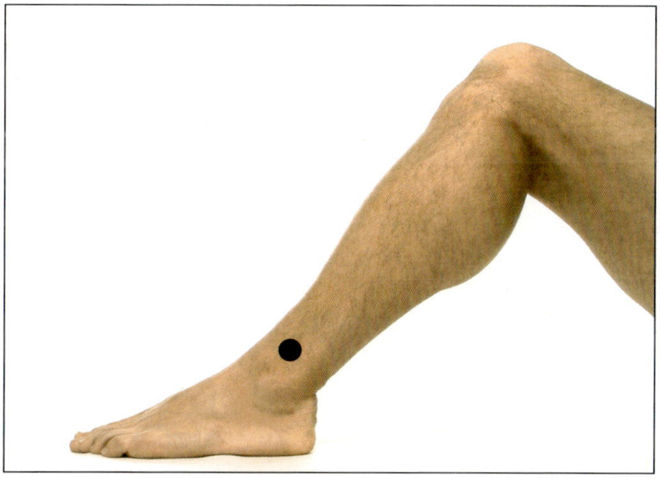

Der zweite Punkt liegt außen am Unterschenkel eine Handbreit über dem Knöchel. Wenn Sie die Hand anlegen, zeigt der Daumen auf den Punkt.

Herkömmliche Behandlung

Zunächst muss nach Möglichkeit die Ursache der Beschwerden behandelt werden. Ansonsten gibt es heute Medikamente, die direkt auf das Erbrechen wirken, aber schläfrig machen, was vor allem beim Säugling unerwünschte Wirkungen haben kann. Bei Magenverstimmungen genügt in der Regel leichte Kost während 24 bis 48 Stunden, damit alles wieder in Ordnung kommt.

Stellenwert der Akupressur

Sie eignet sich zur Behandlung nahezu aller genannten Beschwerden:

- bei schwerem Erbrechen kann sie dazu beitragen, die Wasserverluste zu verringern.
- bei Verdauungsbeschwerden kürzt sie die Dauer ab und mildert die Symptomatik.
- den Müttern von Säuglingen erweist sie große Dienste, denn sie verbessert den Ernährungszustand des Babys, ohne dass Medikamente erforderlich sind.

Akupressurtechnik

Bei Verdauungsbeschwerden von Erwachsenen sind die ersten beiden einflussreichen Punkte sehr wirksam. Massieren Sie diese langsam und mit steigendem Druck, bis der Brechreiz aufhört. Die Fingerpunkte sind beim Säugling sehr nützlich. Sie werden nach dem Stillen von der Mutter massiert. Das Baby macht sein Bäuerchen und die Milch bleibt im Magen.

Wichtige Punkte

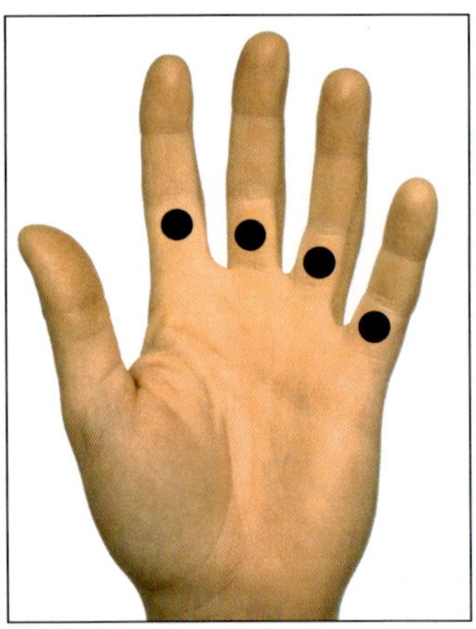

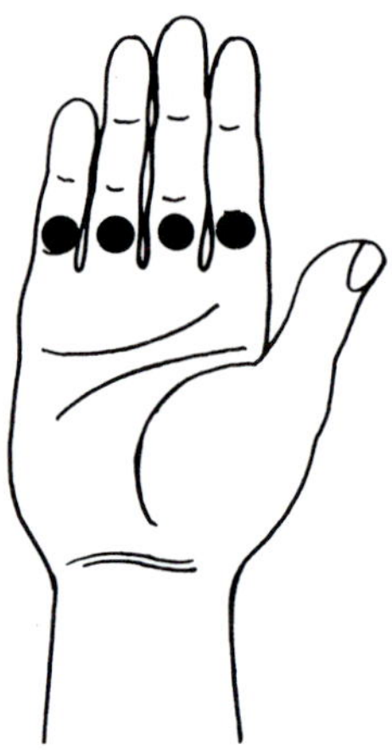

Die dritten einflussreichen Punkte (es gibt deren acht) sind an unerwarteter Stelle. Sie befinden sich nämlich in der Hohlhand in der Mitte jedes ersten Fingergliedes vom Zeigefinger bis zum kleinen Finger.

Gallenblasenentzündung, Gallensteine, Gallenkoliken

Definition

Die Gallenblase, ein kleines Säckchen unter der Leber, spielt bei der Ernährung eine ähnliche Rolle wie eine Schleuse für die Bewässerung in der Landwirtschaft.

Tatsächlich wird in der Gallenblase die aus der Leber ankommende Gallenflüssigkeit ständig eingedickt und gespeichert, weil sie nur im Moment der Verdauung im Darm benötigt und nur dann entleert wird.

Dieses Gebilde ist durch eine Anzahl kleiner Kanäle mit der Leber und mit dem Darm verbunden.

Da diese Kanäle von den gleichen Leiden befallen werden können wie die Gallenblase, erläutere ich sie gemeinsam.

Krankheitszeichen

Bei Erkrankungen der Gallenblase und ihrer Anhänge finden wir drei Gruppen von Symptomen: Fieber, Schmerz, Verdauungsstörungen, die fallweise einzeln oder zusammen auftreten. Zusätzlich kann es zur Gelbsucht, dem Ikterus, kommen.

- Das Fieber ist meist sehr unregelmäßig, mit niedrigen Temperaturen und Schüben bis 40 °C, die oft an Sumpffieber erinnern. Das ist eine Tropenkrankheit, mit der Schüttelfrost, Fieber und Schweißausbrüche einhergeht.

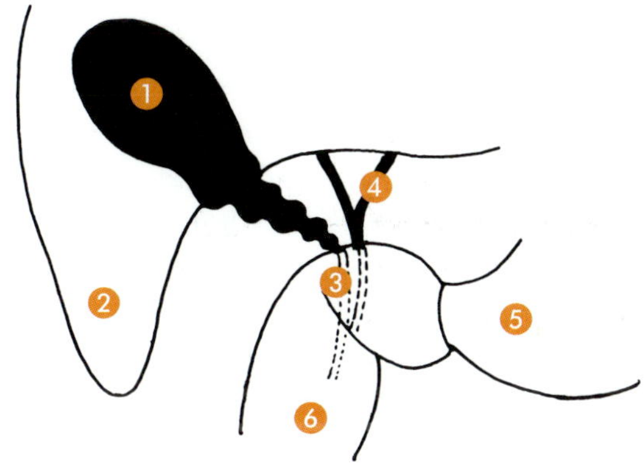

① Gallenblase
② angehobene Leber
③ Gallengang
④ Lebergang
⑤ Magen
⑥ Zwölffingerdarm

- Der Schmerz tritt hauptsächlich in zwei Formen auf:
  – schwer, drückend, als liege ein Stein unter den Rippen, oder
  – schneidend scharf mit örtlichen Spasmen und Koliken, sodass der Kranke vor Schmerzen wimmert.

Beiden Fällen ist gemeinsam, dass die Schmerzen auf den Rücken unter das rechte Schulterblatt ausstrahlen – ein fast untrügliches Zeichen für eine kranke Gallenblase.

- Die Verdauungsstörungen sind vielfältig: Durchfall oder Verstopfung, Übelkeit und Erbrechen. Sehr häufig beobachtet man im Zusammenhang mit Erkrankungen der Gallenblase auch Luftschlucken und einen aufgeblähten Bauch.
- Eine Gelbsucht schließlich kann bei Gallenblasenerkrankungen auftreten, wenn ein Gallenstein den Gallengang verstopft, sodass die Galle nicht abfließen kann. Man spricht dann von einem »Verschlussikterus«.

Ursachen

Der beschriebenen Gallenblasensymptomatik können drei verschiedene Erkrankungen zugrunde liegen:

- Infektion der Gallenblase (Cholezystitis),
- Funktionsstörungen der Gallenblase (Dyskinesien),
- Gallensteine mit ihren Komplikationen.

Die **Cholezystitis** ist eine Infektion der Gallenblase durch Keime aus dem Darm. Diese sind schuld an den Fieberschüben. Gelegentlich wird die Cholezystitis eitrig, dann muss sofort die Gallenblase entfernt und die Infektion mit Antibiotika bekämpft werden.

Bei den **Dyskinesien** stimmen die Kontraktionen zur Entleerung der Gallenblase nicht. Die Muskeln des Organs ziehen sich nicht genügend oder zu heftig zusammen oder – meistens – beides im Wechsel.

Das größte Problem sind jedoch die **Gallensteine,** die in allen möglichen Größen und Mengen vorkommen können. Manche wiegen mehrere Gramm und können die Gallenblase ausfüllen; andere sind winzig, aber zahlreich wie Gries.

Neben den Funktionsstörungen können Gallensteine, wenn sie sich in den Gallengängen festsetzen, eine Kolik oder einen Verschlussikterus auslösen.

Herkömmliche Behandlung

Sie ist fallweise medikamentös oder chirurgisch. Bei der Cholezystitis sind oft hoch dosierte Antibiotika erforderlich. Bis vor einigen Jahren wurden Gallensteine und ihre Komplikationen ausschließlich chirurgisch behandelt.

Inzwischen gibt es Medikamente, mit denen allerdings nur cholesterinhaltige (kleine) Steine in der Gallenblase aufgelöst werden können. Sie werden aber nicht immer gut vertragen.

Gegen Dyskinesie gibt es längst eine Fülle von so genannten Choleretika, mit denen die Kontraktionen der Gallenblase angeregt oder gebremst werden können. Doch in Wirklichkeit braucht man ein Verfahren, das die Bewegungen der Gallenblase harmonisiert. Mit Medikamenten gelingt das nur schwer.

Bei einer Gallenkolik sind sehr stark wirkende Analgetika in Form von Tabletten, Zäpfchen oder Spritzen notwendig.

Stellenwert der Akupressur

Wegen ihrer besänftigenden Wirkung eignet sich die Akupressur ganz besonders zur Behandlung von Dyskinesien.

Sie ist jedoch auch bei heftigsten Schmerzen, besonders bei der Gallenkolik, hilfreich.

Reguläre Punkte

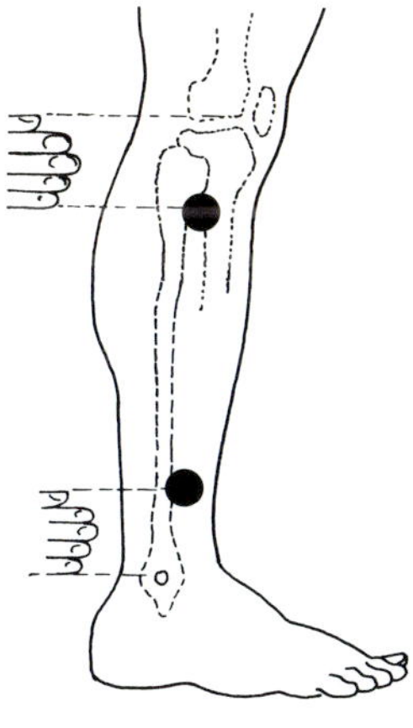

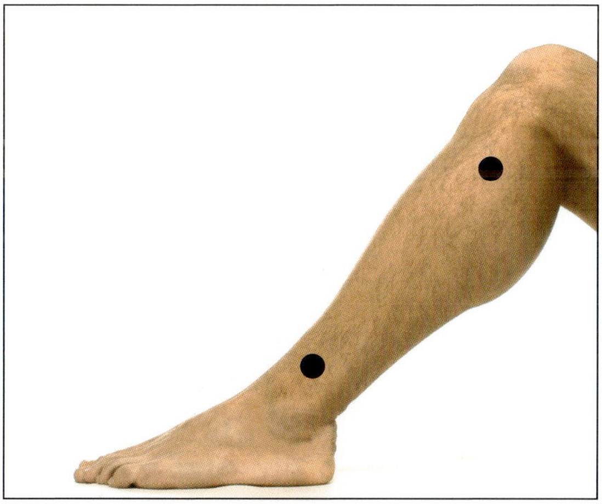

Der erste Punkt liegt an der Wade eine Handbreit über dem äußeren Knöchel vor dem Wadenbein, der zweite ebenfalls außen auf der Wade vier Fingerbreit unter der Beugefalte des Knies vorn unter dem Köpfchen des Wadenbeins.

Akupressurtechnik

Bei geringen Beschwerden massieren Sie mittags und abends während der Verdauung jeweils zehn Minuten die entsprechenden Punkte. Das hilft bei vielen »Dyspepsien«. Bei starken oder schmerzhaften Attacken (vor allem Gallenkolik) stimulieren Sie kräftig alle vier Punkte, besonders den zweiten ergänzenden Punkt.

Ergänzende Punkte

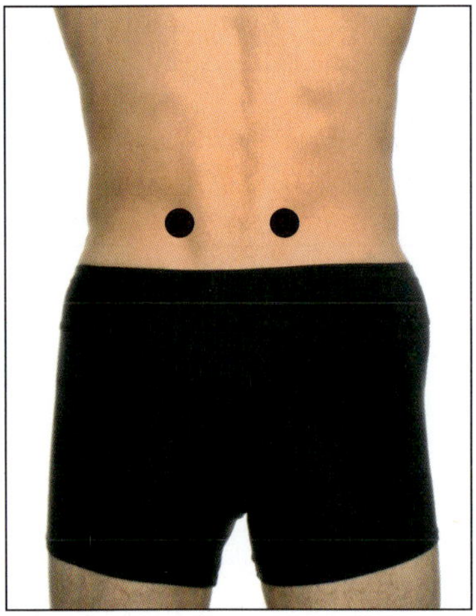

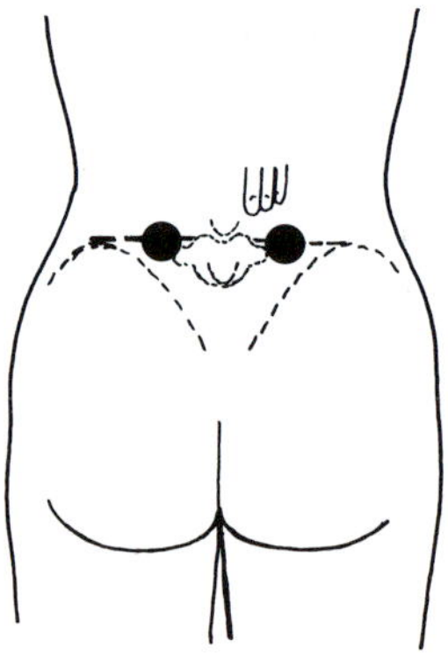

Der erste befindet sich am Rücken in Höhe des Darmbeinkamms beidseits drei Fingerbreit vom Dornfortsatz; der zweite wiederum an der Wade, aber innen, eine Handbreit unter dem Knie etwas unter dem Schienbeinkopf.

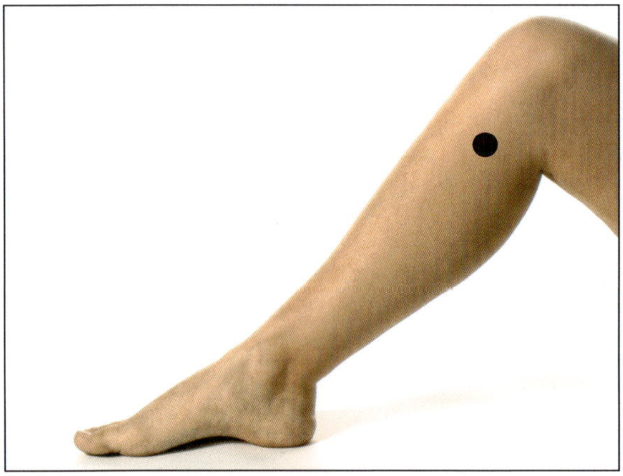

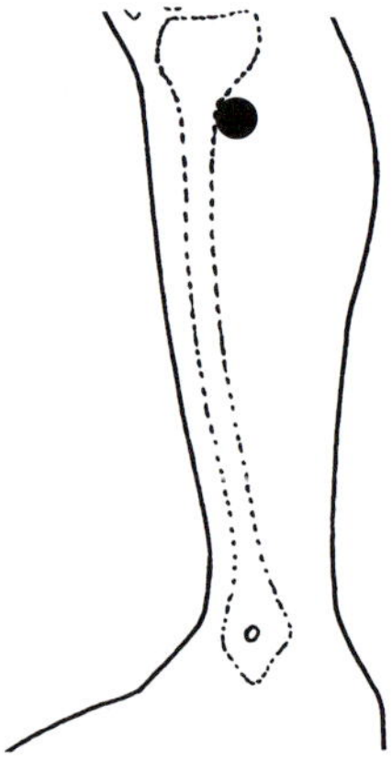

Infektiöse Hepatitis und Gelbsucht

Definition

Die Gelbsucht ist das Leitsymptom einer Leber-Gallen-Erkrankung und beruht auf einer Ablagerung von Gallenfarbstoff in der Haut und den Augen.

Krankheitszeichen

Die Gelbsucht, fachsprachlich *Ikterus* genannt, ist das auffallendste Zeichen der Hepatitis, allerdings nicht das einzige. Hinzu kommen Fieber, Juckreiz, eine Entfärbung des Stuhls und starke Verfärbung des Urins – so braun wie dunkles Bier.

Gelbsucht ist kein anderes Wort für infektiöse Hepatitis. Auch andere Erkrankungen können dieses Symptom aufweisen: bestimmte Blutkrankheiten, Vergiftungen und vor allem eine Verstopfung der Gallengänge durch einen Gallenstein.

Im Allgemeinen ist die infektiöse Hepatitis gutartig und heilt innerhalb von zwei bis drei Wochen folgenlos aus.

Oft bleibt aber die Gelbfärbung lange erhalten und noch länger ein Gefühl starker Erschöpfung.

Neben dieser relativ harmlosen Hepatitis gibt es den schweren, lebensgefährlichen Ikterus, der vor allem mit Blutungen verbunden ist.

Außerdem kennen wir chronische Formen mit einem allmählichen Schrumpfen des Lebergewebes, die ebenfalls oft tödlich enden.

Ursachen

Leberentzündungen sind Viruskrankheiten. Sie werden seit gut zwanzig Jahren intensiv erforscht. Die bekanntesten Virusgattungen sind, in der Reihenfolge ihrer Häufigkeit:

- Hepatitis-A-Virus, Ursache gutartiger Hepatitiden. Ansteckung über verunreinigtes Wasser und Lebensmittel.
- Hepatitis-B-Virus, Ursache der meisten schweren Hepatitiden, lange Zeit durch Bluttransfusionen und verunreinigte Spritzen übertragen; heute oft Ansteckung bei Geschlechtsverkehr, daher gilt Hepatitis B als Geschlechtskrankheit.
- Hepatitis-C-Virus, Übertragung ebenfalls durch Spritzen und sexuell.

Akupressurtechnik

Bis zur Besserung der Symptomatik werden die Punkte fünf- bis sechsmal am Tag zehn Minuten lang ausgiebig stimuliert.

Dennoch sollten, auch nachdem die Gelbsucht abgeklungen ist, die Punkte mindestens noch einen Monat lang behandelt werden, um Spätfolgen der Hepatitis zu verhindern.

Herkömmliche Behandlung

Eine gezielte medikamentöse Behandlung der infektiösen Hepatitis gibt es nicht, aber gefährdete Personen können sich gegen Hepatitis A und Hepatitis B impfen lassen.

Stellenwert der Akupressur

Natürlich ist jede Behandlung willkommen, die eine Besserung herbeiführen kann, somit auch die Akupressur, entweder durch manuelle oder elektrische Stimulation.

Reguläre Punkte

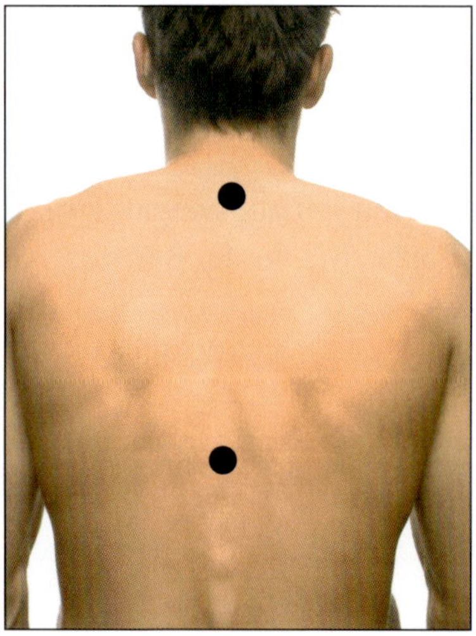

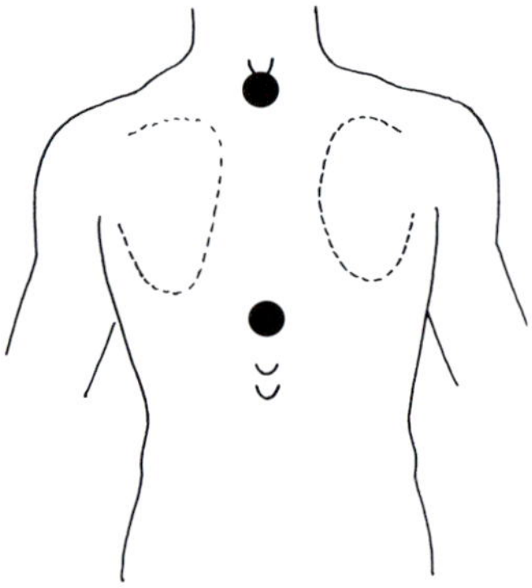

Beide regulären Punkte liegen auf Dornfortsätzen: der erste auf dem des siebten Halswirbels, der zweite auf dem Dornfortsatz in Höhe der unteren Schulterblattspitzen.

Ergänzende Punkte

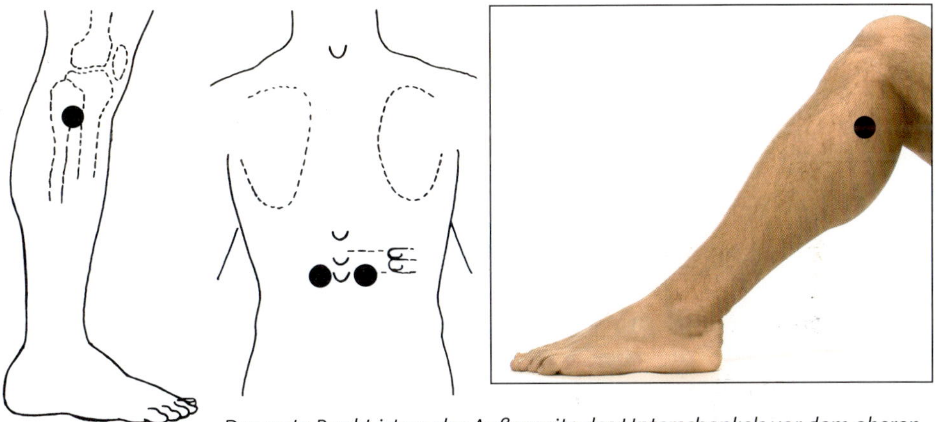

Der erste Punkt ist an der Außenseite des Unterschenkels vor dem oberen Wadenbeinkopf; der zweite beidseits des Dornfortsatzes zwei Fingerbreit unter dem zweiten regulären Punkt.

Durchfall

Definition

Durchfall ist die Entleerung von flüssigem Darminhalt.

Krankheitszeichen

Verschiedene Arten von Durchfall sind zu unterscheiden:

- nach der Konsistenz, total flüssig oder aber breiartig wie Püree, manchmal inhomogen, nämlich flüssig mit geformten Teilchen.
- nach der Farbe, wie braun, gelb oder grün, kann mehr oder weniger Blut, Schleim oder Fett enthalten.
- nach dem Verlauf, denn gelegentlicher, plötzlicher Durchfall infolge eines verdorbenen Magens ist nicht zu vergleichen mit einer chronischen Diarrhö, bei der tagein, tagaus anomale Stühle entleert werden.

Ursachen

Akute Durchfälle haben fast immer eine äußere Ursache: Unverträglichkeit eines Lebensmittels oder Infektion mit Mikroben oder Parasiten. Manche dieser

Reguläre Punkte

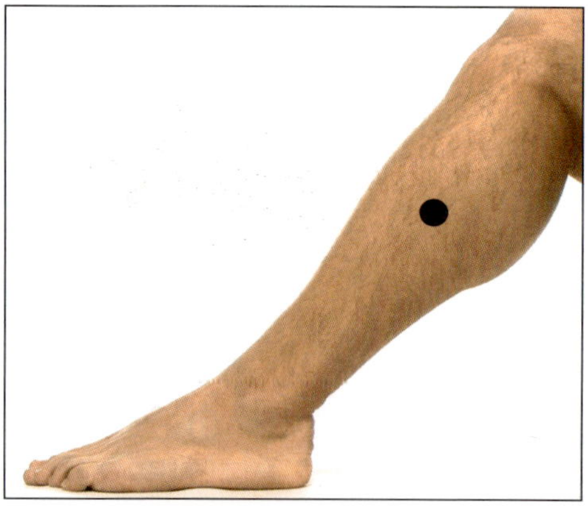

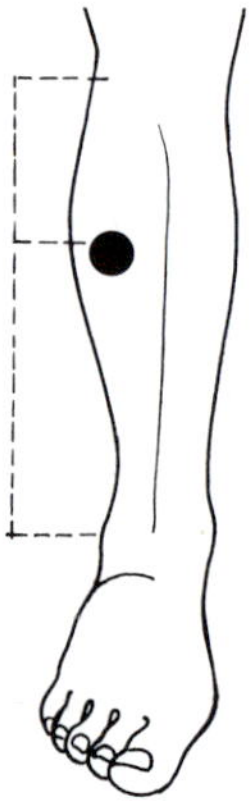

Der erste Punkt liegt daumenseitig am Zeigefingergrundgelenk, der zweite zwischen dem ersten und zweiten Drittel der Außenseite des Unterschenkels.

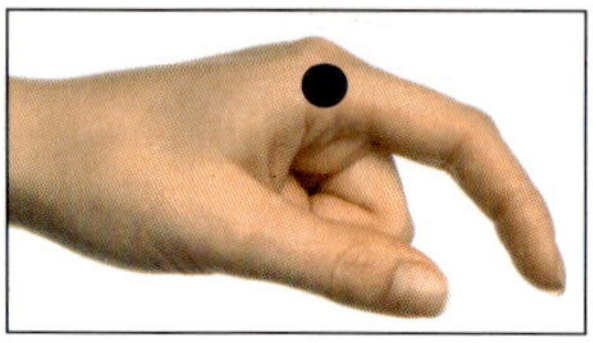

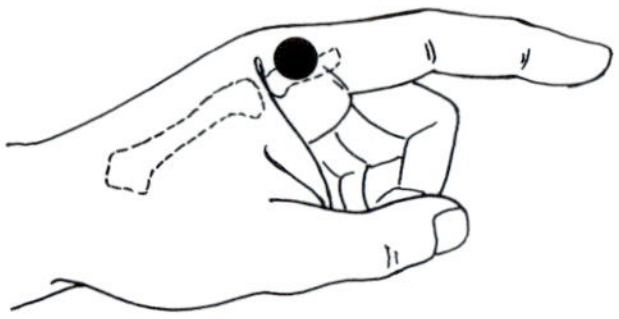

Infektionen können recht schwerwiegend sein, wie beispielsweise Dysenterie durch Bakterien oder Amöben.

Chronische Durchfälle kommen eher bei Organkrankheiten vor, etwa solchen der Bauchspeicheldrüse, des Dünndarms oder Dickdarms. Zwei Formen chronischer Diarrhö sollen hier besonders hervorgehoben werden:

- Die erste tritt bei zwei Krankheiten ungeklärter Ursache auf und äußert sich mit blutigen Stühlen: ulzerative Kolitis (idiopathische Proktokolitis) und Morbus Crohn.
- Die zweite beruht auf der schlechten Gewohnheit, regelmäßig Abführmittel zu nehmen. Diese bewirken flüssige Stühle, mit denen dem Organismus Wasser und Mineralien entzogen werden. Vor dieser unsinnigen, gefährlichen Gewohnheit kann mithin also nicht genug gewarnt werden.

Herkömmliche Behandlung

Sie richtet sich natürlich nach der Ursache der Diarrhö. Wenn der Auslöser von außen kam, wird man je nachdem Medikamente gegen die Infektion oder gegen Parasiten geben. Ist die Ursache im Körper, dann liegt es nahe, die Funktion der inneren Organe zu regulieren. In schweren Fällen wird man den Wasserverlust durch Infusionen in der Klinik wettmachen müssen.

Ergänzende Punkte

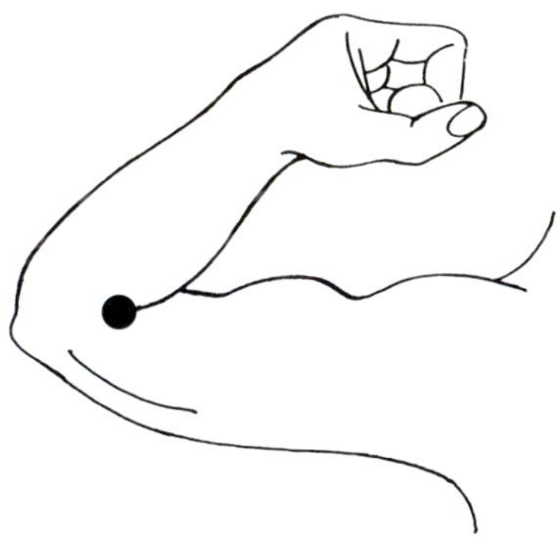

Ein Punkt befindet sich am äußeren Ende der Beugefalte des Ellenbogens.

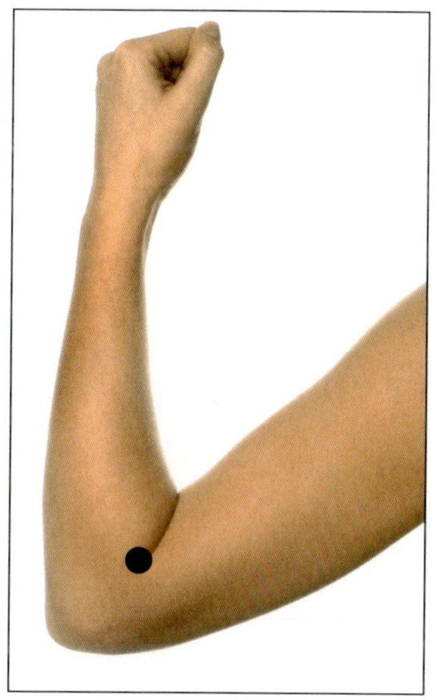

Stellenwert der Akupressur

Die Akupressur gibt nicht vor, die Ursachen einer Diarrhö behandeln zu können, sie kann jedoch nützlich sein,

- um den Wasserverlust zu bremsen und
- um die Darmfunktion wiederherzustellen.

Akupressurtechnik

Bei akuten Durchfällen können stündlich wiederholte energische und mehrere Minuten dauernde Druckpunktmassagen der Entleerung oft ein Ende bereiten.

Bei chronischem Durchfall hingegen sollten häufige, lang anhaltende Stimulationen vorgenommen werden.

Ergänzende Punkte

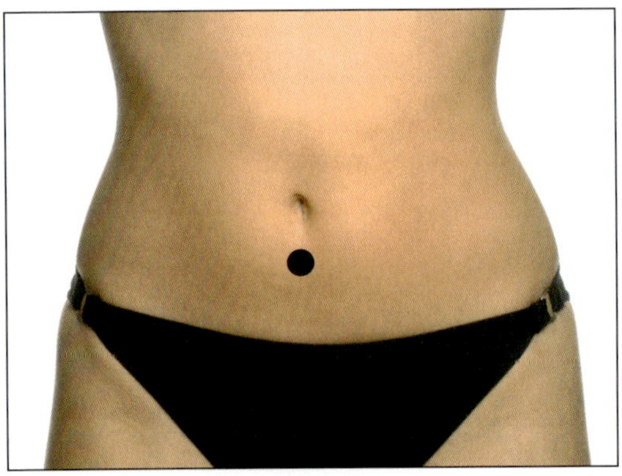

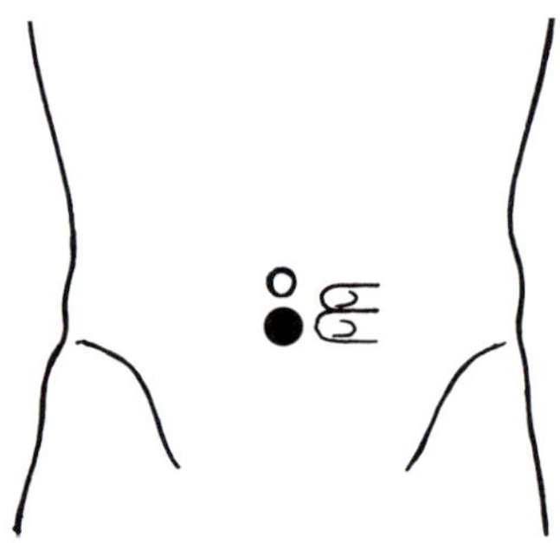

Der andere Punkt befindet sich auf dem Bauch, zwei Fingerbreit unterhalb des Nabels.

Magenbeschwerden

Definition

In diese Rubrik gehören alle Beschwerden, deren Ursache im Magen und, so könnte man zufügen, hinter dem Magenpförtner im ersten Abschnitt des Zwölffingerdarms liegen. Sie werden allgemein etwas oberhalb des Magens im Epigastrium empfunden. Zwei Dinge sind jedoch zu bedenken:

- Erstens bestehen bei Erkrankungen im ersten Abschnitt des Zwölffingerdarms (Duodenum) und des Magenpförtners (Pylorus), der Grenze zwischen Magen und Darm, praktisch die gleichen Symptome wie beim Magen selbst, sodass man das leicht verwechseln kann.
- Zweitens können zahlreiche Bauchorgane, ja sogar solche des Brustkorbs, im Epigastrium weh tun: Gallenblase, Leber, Bauchspeicheldrüse, sogar das Herz und das Lungenfell.

Bei epigastrischen Schmerzen muss immer ein Arzt konsultiert werden, um die eigentliche Ursache herauszufinden.

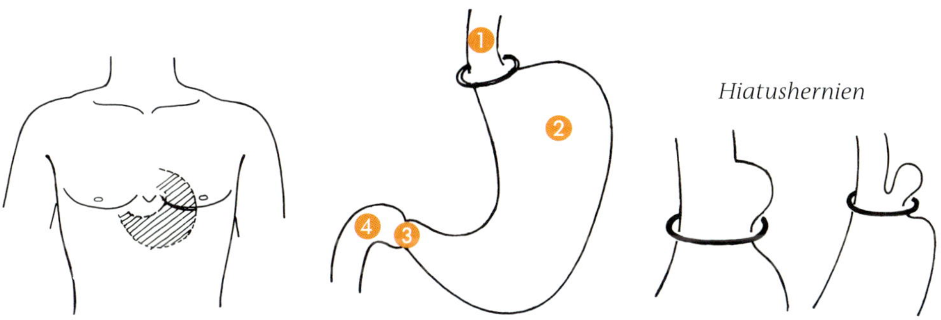

Projektionsgebiet des Magens

① *Speiseröhre (Ösophagus)*
② *Magenfundus mit Magenblase*
③ *Magenpförtner (Pylorus)*
④ *Zwölffingerdarm (Duodenum)*

Gleithernie

paraösophageale Hernie

Krankheitszeichen

Magenschmerzen äußern sich stets mit der gleichen Symptomatik: Krämpfe, Brennen und saures Aufstoßen.

Aussagefähig ist im Übrigen, in welchem zeitlichen Zusammenhang mit den Mahlzeiten die Schmerzen auftreten: direkt vor dem Essen als Nüchternschmerz oder mehr oder weniger lange danach während der Verdauung.

Oft bestehen auch Begleitsymptome wie Aufstoßen, Übelkeit, mehr oder weniger saures Erbrechen und sogar ganz abwegige Symptome wie Asthmaanfall oder Brustschmerzen.

Bei derart verschiedenen Krankheiten kann man nicht von einem gleichartigen Verlauf ausgehen. Hier sei nur darauf hingewiesen, dass Magen-Darm-Geschwüre schwere Komplikationen wie Blutungen und Durchbrüche nach sich ziehen können. Aus einem Magengeschwür (aber nie aus einem Zwölffingerdarmgeschwür) kann ein Karzinom entstehen.

Dagegen leiden Menschen mit Gastritis oder mit Hiatushernie unter chronischen Magenbeschwerden.

Ursachen

Die vier wichtigsten Ursachen sind: Magenulkus, Gastritis, Hiatushernie und das furchtbare Magenkarzinom. Nur die ersten drei sind einer internistischen Therapie zugänglich.

Beim **Magenulkus** besteht ein begrenzter geschwüriger Zerfall der Magenwand durch Überschuss von Säure, infolge von Angst (als Säurelocker) oder medikamentös bedingt, etwa durch Kortison oder Antirheumatika.

Die **Gastritis** ist eine Magenschleimhautentzündung infolge schlechter

Reguläre Punkte

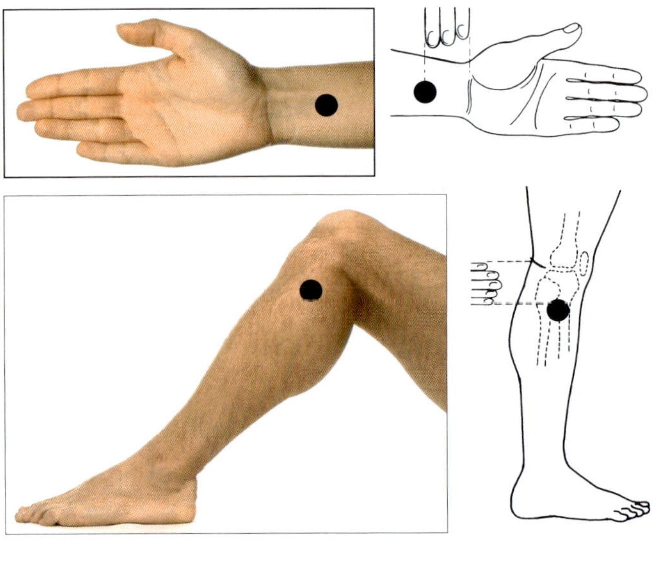

Der erste Punkt befindet sich mitten an der Innenseite des Unterarms, drei Fingerbreit oberhalb der Beugefalte des Handgelenks, der zweite Punkt an der Außenseite des Unterschenkels eine Handbreit unterhalb der Kniebeuge.

Magenfunktion oder Schädigung der Magenwand durch Tabak, Alkohol, Kaffee, scharfe Gewürze.

Bei der **Hiatushernie** ist die Muskelplatte des Zwerchfells, das Brustkorb und Bauchraum trennt, schwach ausgebildet, sodass durch eine Lücke ein Teil des Magens in den Brustkorb eindringt. Die Folge sind Störungen der Magenfunktion. Die Fülle der modernen Untersuchungsverfahren, insbesondere die direkte Magen-Darm-Spiegelung, hat gezeigt, dass Magenleiden, vor allem Gastritiden und leider auch Karzinome, viel häufiger vorkommen als bisher vermutet.

Herkömmliche Behandlung

In den meisten Fällen wird medikamentös behandelt. Zwei große Gruppen stehen zur Verfügung: die (magensäurebindenden) Antazida und die neueren Histaminblocker. Letztere hemmen die Histaminrezeptoren im Magen. Operiert wird immer seltener, es sei denn bei Magenkrebs.

Stellenwert der Akupressur

Trotz der modernen Medikamente behält die Akupressur ihre Bedeutung. Einerseits bleibt das Ulkus problematisch. Noch immer kann man nicht einschätzen, wann die Medikamente abgesetzt werden dürfen, ohne dass es zum

Ergänzende Punkte

Der erste Punkt befindet sich auf der Mitte der Verbindungslinie zwischen dem Nabel und dem gut tastbaren Ende des Brustbeins (Processus xiphoideus).

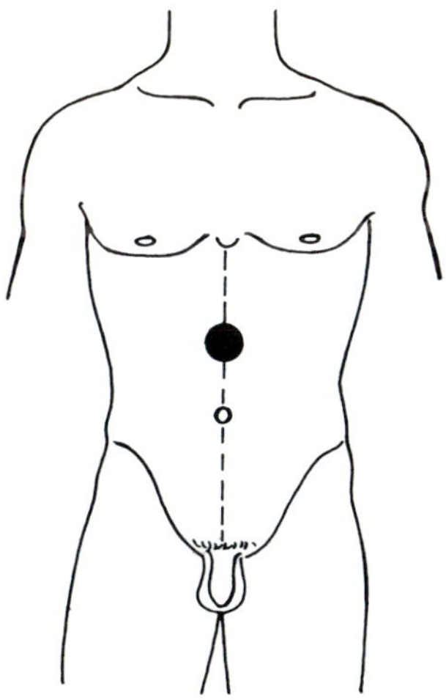

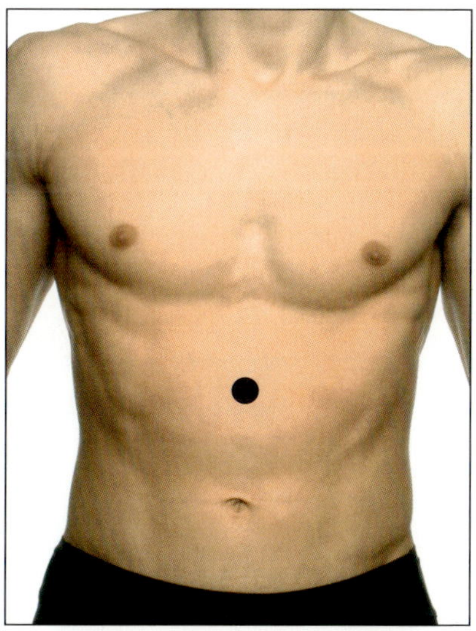

Rückfall kommt. Dagegen sind die Akupunkturpunkte unverändert nützlich, weil sie immer wieder gefahrlos stimuliert werden können. Übrigens lindert die Behandlung der Punkte deutlich die begleitenden Verdauungsbeschwerden wie Brennen oder Blähbauch.

Akupressurtechnik

Bei chronischen Beschwerden werden die Punkte zwei- bis dreimal am Tag jeweils eine Viertelstunde stimuliert. In China werden sogar Methoden der Langzeitstimulation (mit Nadeln) angewandt.

Ergänzende Punkte

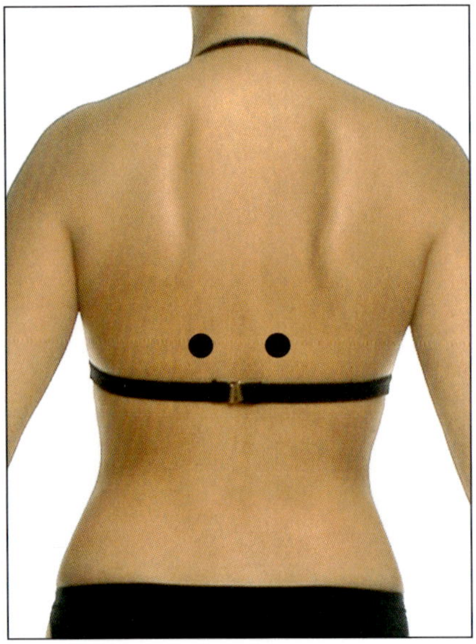

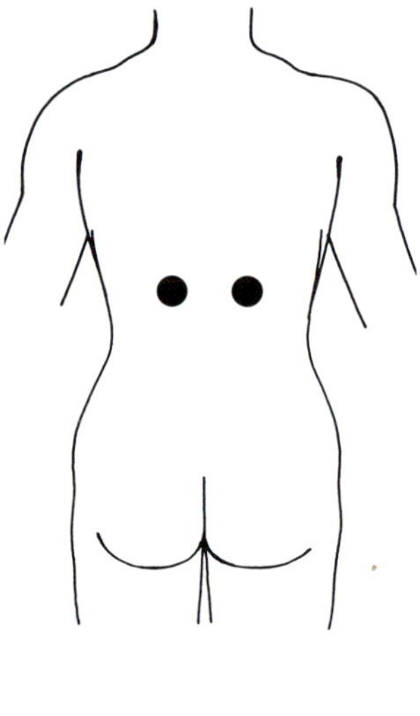

Der zweite Punkt befindet sich beidseits des Dornfortsatzes in der Mitte der Rückenlinie.

Kreislauf

Durchblutungsstörungen der Venen

Definition

Diesen Beschwerden liegt eine Rückflussstörung in den Beinen zugrunde. Bekanntlich wird sauerstoffreiches Blut vom Herzen über die Arterien und fein verzweigte Kapillargefäße in die Gewebe gepumpt, verlässt diese (mit Stoffwechselprodukten beladen) über die Venen und kehrt zum Herzen zurück.

Der Rückstrom des venösen Blutes in den Beinen erfolgt allerdings auf zwei Wegen, nämlich durch tiefe Venen, die zwischen den Beinmuskeln verlaufen, und oberflächlich durch Venen in der Haut.

Das Schlimmste, was passieren kann, ist der Verschluss einer Vene durch ein Blutgerinnsel. Wir haben es dann je nach dem Sitz mit einer tiefen oder oberflächlichen Venenthrombose zu tun. Außer dieser akuten Erkrankung können die oberflächlichen Venen passiv überdehnt werden. Daraus entstehen dann die unschönen Krampfadern oder Varizen.

Thrombose und Varizen können alle möglichen unerwünschten Folgen haben wie geschwollene Beine, schwere Beine oder ein Unterschenkelgeschwür (Ulcus cruris).

Krankheitszeichen

Am häufigsten tritt die **tiefe Venenthrombose** als Folge einer Operation oder einer Entbindung auf. Die klassische Beschreibung: das ganze Bein wird dick, weiß und weich bei gleichzeitigem Fieber und Schmerzen.

Heute kommt es meist nicht mehr so weit. Sobald ein Patient über den geringsten Schmerz in der Wade, Taubheits- und Schweregefühl klagt, muss die Behandlung einsetzen, um diese Entwicklung samt ihren Komplikationen, ganz besonders der lebensbedrohlichen Lungenembolie, zu verhindern.

Ganz anders verhält es sich mit der **oberflächlichen Venenthrombose.** Sie kann als Folge eines Stoßes, einer Wunde am Fuß oder spontan auftreten. Zuerst bildet sich an der Wade ein roter Fleck, den man nicht mit einem beginnenden Abszess verwechseln darf. Sehr schnell zeigt sich ein harter »Venenstrang«, der wie ein rotes festes Seil aussieht und ziemlich weh tut. Der Thrombus sitzt am oberen Ende dieses harten Venenstrangs.

Krampfadern deuten sich zunächst als Netz dünner Haargefäße an den Ober- oder Unterschenkeln an. Später entwickelt sich die eigentliche Krampfader. Die

Vene, die bislang in der Haut kaum zu erkennen war, schwillt an und ringelt sich schlangenförmig längs am Bein.

Bevor es so weit kommt, haben die Betroffenen das Gefühl, die Beine seien »schwer«, dann schwellen sie an zu so genannten Ödemen, die erst nur abends, später den ganzen Tag über bestehen. Neben dieser Entwicklung können dann verschiedene Komplikationen hinzutreten: bräunliche Pigmentierung des Beins, bindegewebige Verhärtungen, deutlich abgegrenzte Hautmanschette um das Bein und vor allem Unterschenkelgeschwüre. Diese liegen meist über dem Knöchel, sind sehr schmerzhaft und heilen schlecht.

Ursachen

Die tiefen Venenthrombosen hängen mit Blutgerinnungsstörungen zusammen, die das Gerinnsel bedingen.

Die Entstehung der Varizen ist komplizierter. Zum besseren Verständnis muss man sich den Rückstrommechanismus des Blutes, das heißt auch den Bau der Venen, vor Augen führen.

Anders als das arterielle steht das venöse Blut nicht unter Druck. Der Rückstrom zum Herzen kann den Venen nur indirekt durch die Bewegungen der Gliedmaßen vermittelt werden. Folglich könnte das Blut ebenso zum Herzen

Reguläre Punkte

Der erste Punkt befindet sich auf dem Fußrücken dort, wo der erste und zweite Mittelfußknochen zusammentreffen.

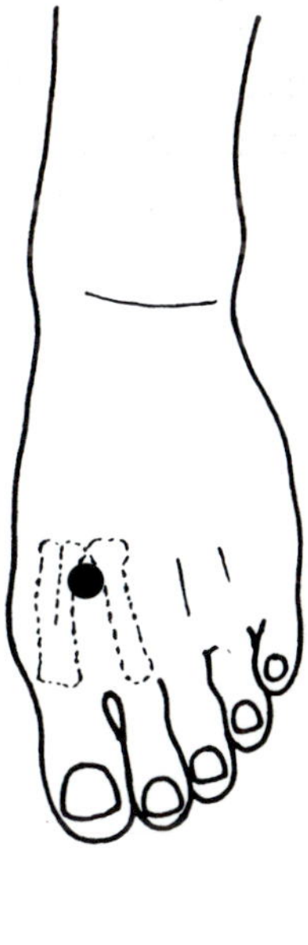

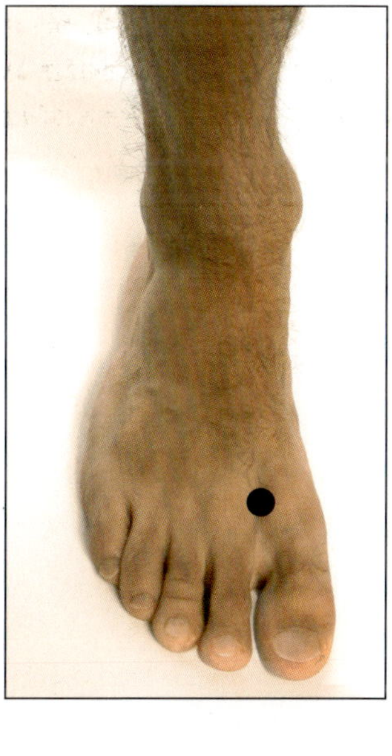

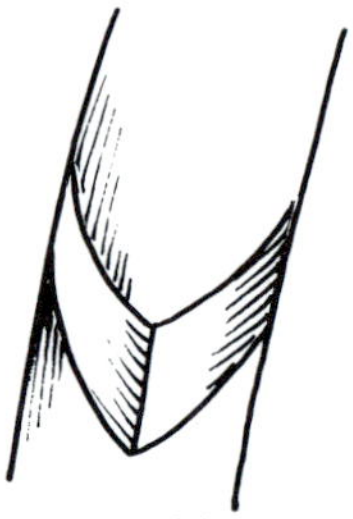

Geschlossene Venenklappe

gelangen wie in den Füßen versacken. Diesen Rückfluss verhindern die »Venenklappen«, die wie »Einwegventile« Richtung Herz funktionieren. Wenn diese Klappen schlecht oder gar nicht funktionieren, fließt mehr oder weniger viel Blut zurück, die Vene dehnt sich, wird varikös und dann drohen all die erwähnten Komplikationen wie geschwollene Beine oder Ulkus.

Herkömmliche Behandlung

Mit der gerinnungshemmenden Behandlung werden die Venenthrombosen erfolgreich bekämpft und bei frisch Operierten sogar verhindert.

Bei den oberflächlichen Venenthrombosen ist das nicht nötig. Man behandelt sie mit entzündungshemmenden Medikamenten und entfernt das Gerinnsel mit einem kleinen Schnitt (Stichinzision).

Die Behandlung der Krampfadern ist aufwändiger: Außer pflanzlichen Medikamenten werden zwei eingreifende Verfahren angewandt. Zum einen die operative Entfernung der befallenen Vene (Stripping), zum anderen die Verödung durch Einspritzen von Verödungsflüssigkeit Äthoxysklerol oder das jodhaltige Varigloban.

Reguläre Punkte

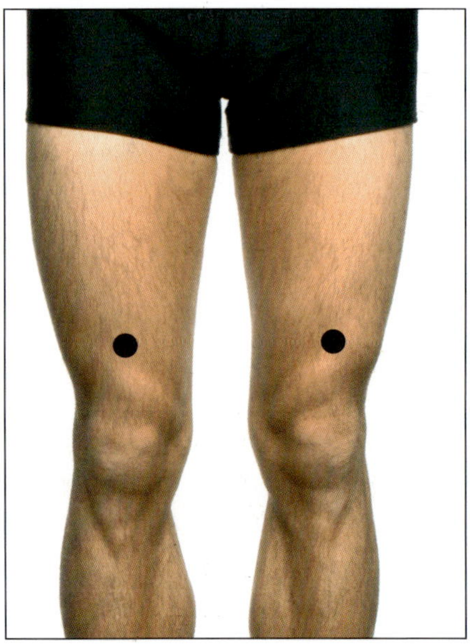

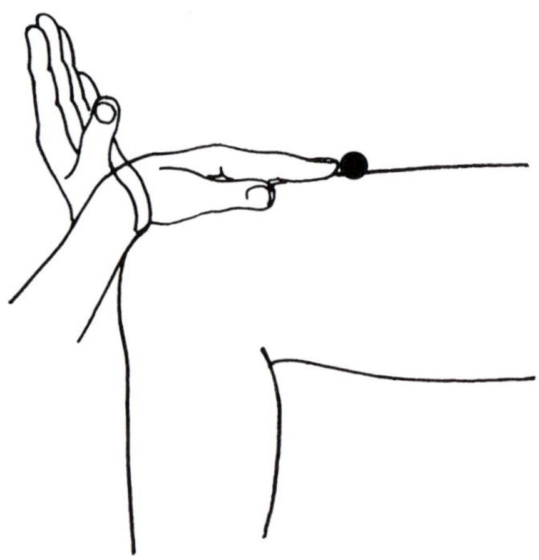

Der zweite reguläre Punkt liegt an der Vorderseite des Oberschenkels. Wenn man die Hohlhand über das gebeugte Knie legt, zeigt die Mittelfingerspitze auf den Punkt.

Stellenwert der Akupressur

Bei den tiefen und oberflächlichen Venenthrombosen hat die Akupressur therapeutisch nur eine unterstützende Funktion.

Auf die Gefäßdehnung bei der Krampfader hat sie praktisch keine, dagegen auf die Symptome wie schwere, geschwollene Beine und Ödeme und sogar beim Unterschenkelgeschwür eine ausgezeichnete Wirkung. Regelmäßige Akupressur führt zu deutlicher symptomatischer Besserung und beugt erneuten Beschwerden vor.

Akupressurtechnik

Die Stimulierung durch manuelle Massage sollte dreimal täglich gute zehn Minuten erfolgen, bei geschwollenen Beinen noch länger. Eine wiederholte elektrische Stimulation, vor allem abends, ist einen Versuch wert.

Ergänzende Punkte

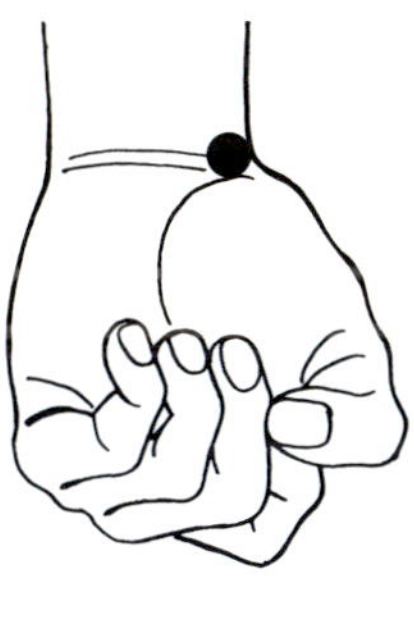

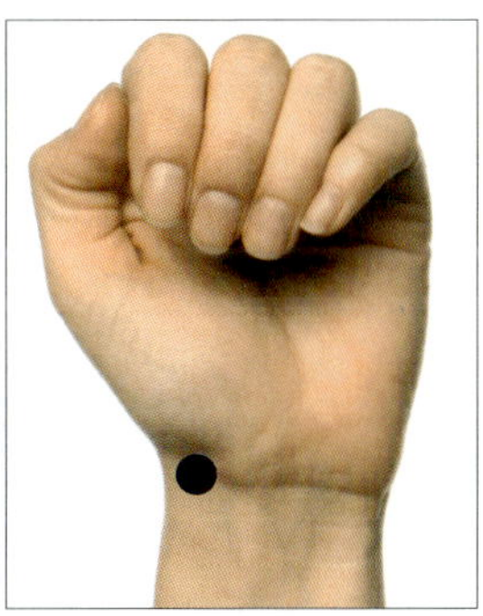

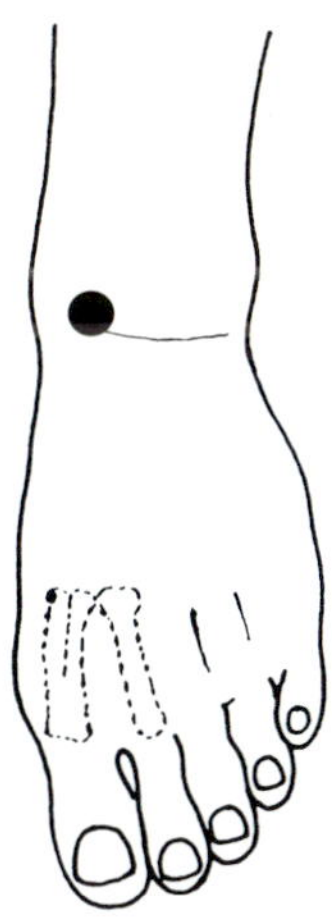

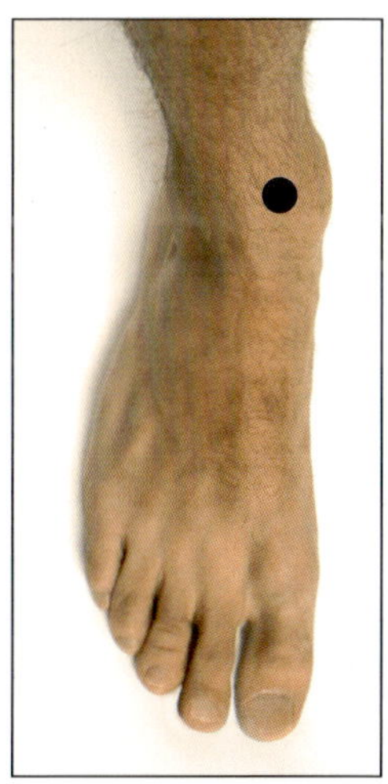

Der erste Punkt liegt auf der Beugefalte am Fußrücken vor dem Innenknöchel, der zweite daumenseits in der Beugefalte der Handwurzel.

Bluthochdruck (Hypertonie)

Definition

Nach der Definition der Weltgesundheitsorganisation besteht ein Bluthochdruck, wenn mehrere indirekte Messungen (nach Riva-Rocci, RR) am Oberarm als unteren (diastolischen) Wert mehr als 90 und als oberen (systolischen) Wert mehr als 140 mm Hg ergeben.

Diese beiden Werte kommen folgendermaßen zustande: Bei den konventionellen Blutdruckmessgeräten hört man über ein Stethoskop das Geräusch des Blutes, das unter der Blutdruckmanschette durch die Arterie am Oberarm strömt. Nun wird die Manschette so stark aufgeblasen, dass die Arterie ganz zusammengedrückt und der Blutstrom unterbrochen wird. Man hört also kein Gefäßgeräusch mehr. Dann lässt man langsam die Luft aus der Manschette entweichen: das erste hörbare Arteriengeräusch entspricht dem oberen Wert, das letzte dem unteren Wert auf der Messskala.

Diese Definition gilt aber nur eingeschränkt, denn es ist ja einigermaßen paradox, eine Krankheit anhand eines vom Menschen erfundenen Apparats zu definieren. Normalerweise werden Krankheiten anhand von Symptomen wie

---

Reguläre Punkte

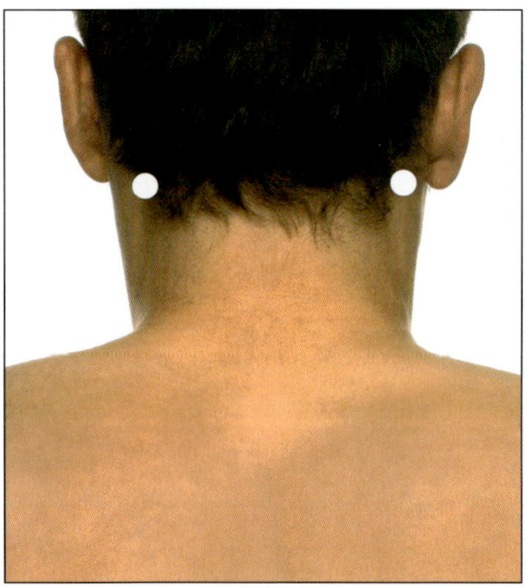

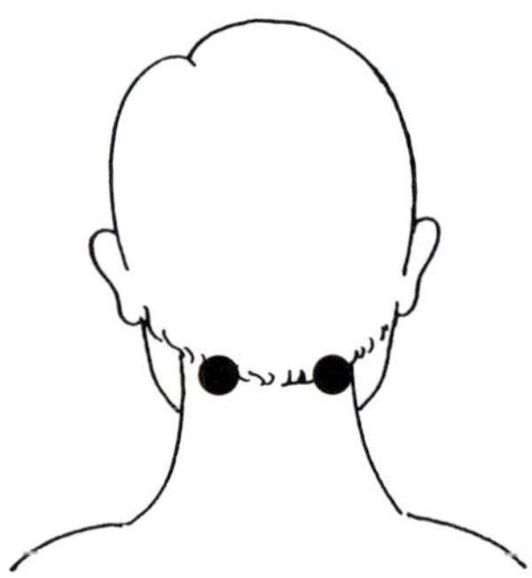

Der erste Punkt liegt am unteren Schädelrand in der Delle hinter dem Warzenfortsatz.

Schmerzen oder Funktionsstörungen nachgewiesen. Dagegen ist der Bluthochdruck in der Regel symptomlos – leider.

Krankheitszeichen

Manchmal fallen dem Hochdruckkranken Kopfschmerzen, Sehstörungen und dergleichen auf, aber im Allgemeinen ist der Bluthochdruck »stumm« und wird eher zufällig bei einer ärztlichen Untersuchung entdeckt. Und bevor die Diagnose sicher ist, müssen mehrere entsprechende Messergebnisse vorliegen.

Von einem malignen (bösartigen) Hochdruck spricht man, wenn der untere Wert konstant mehr als 120 mm Hg beträgt. Bei den »harmloseren« Hypertonien liegen die diastolischen Blutdruckwerte dagegen zwischen 90 und 114 mm auf der Quecksilbersäule.

Es leuchtet ein, dass die Verläufe solcher Erkrankungen sehr verschieden sind. Ein unbehandelter maligner Hochdruck führt unausweichlich zu Komplikationen im Herzen, im Gehirn, an den Augen oder den Nieren.

Noch ist nicht klar, ob ein grenzwertiger Blutdruck behandlungsbedürftig ist. Bei der am häufigsten auftretenden »milden« Hypertonie muss über die Behandlung im Einzelfall entschieden werden.

Reguläre Punkte

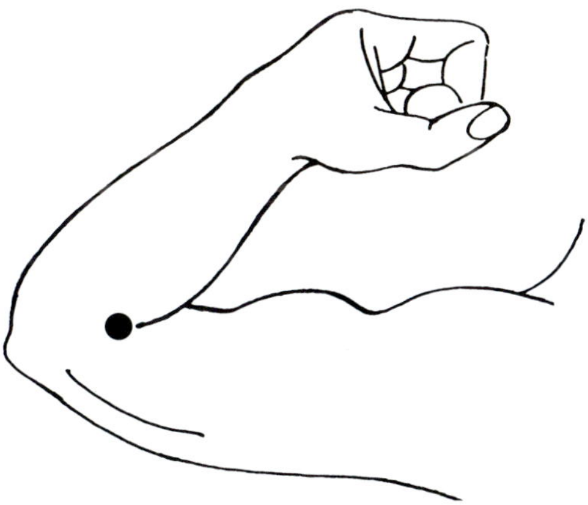

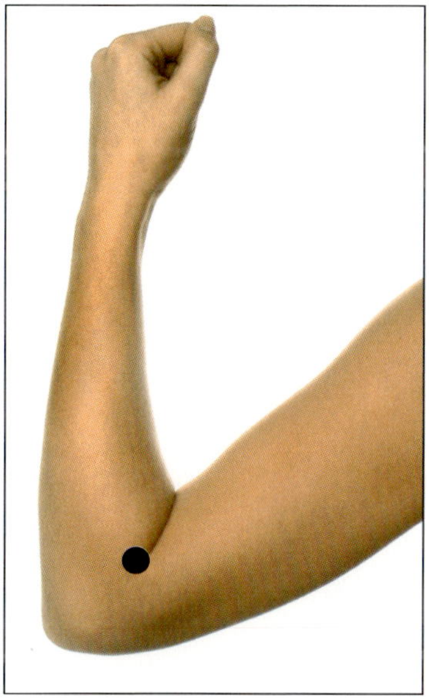

Der zweite reguläre Punkt befindet sich am äußeren Ende der Beugefalte des Ellenbogens.

Ursachen

Bei bestimmten Hochdruckkrankheiten kennt man die Ursache: Tumoren der Nebennieren oder schwere Nierenleiden. Das sind jedoch Ausnahmen.

Meistens ist der Bluthochdruck »essentiell«, das heißt, die Ursache ist nicht bekannt, aber es liegen höchst komplizierte Störungen bestimmter Hormone oder ihrer Stoffwechselprodukte im Blut vor. Welche Rolle diese Substanzen (Renin, Angiotensin, Aldosteron) spielen, wird immer noch untersucht.

Zudem dürfen auch psychische Faktoren als Ursachen für Bluthochdruck nicht außer Acht gelassen werden.

Herkömmliche Behandlung

Zur Behandlung werden Medikamente verschiedener Wirkstoffgruppen eingesetzt.

- Medikamente, die entwässern, aber auch Salze ausschwemmen: die Diuretika
- Medikamente, die einen Blutdruckanstieg verhindern: die so genannten Betarezeptorenblocker
- Medikamente, die auf die blutdrucksteigernden Hormone im Körper hemmend wirken (ACE-Hemmer)

Ergänzende Punkte

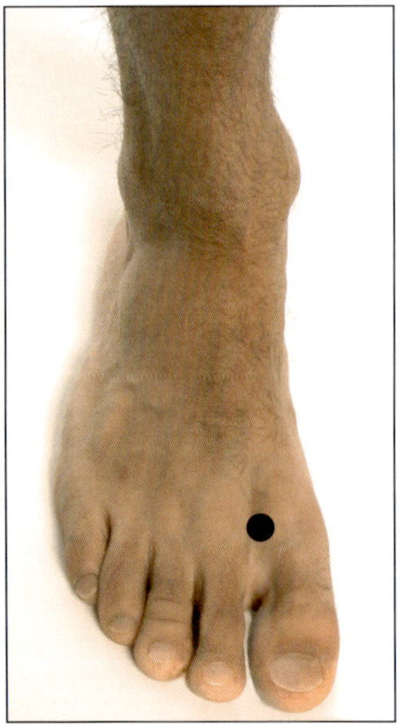

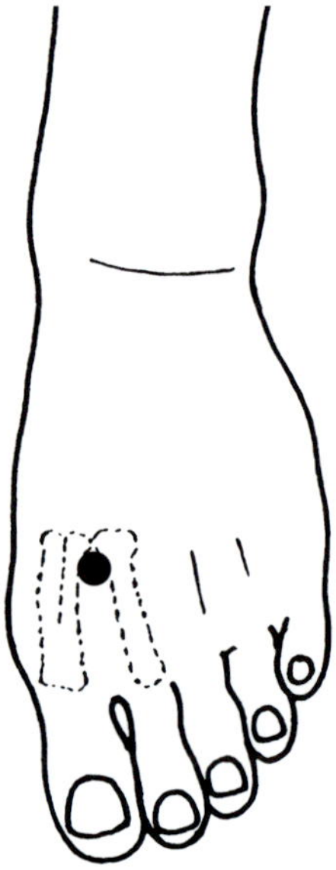

Der erste Punkt liegt auf dem Fußrücken dort, wo der erste und zweite Mittelfußknochen zusammentreffen.

In jedem Fall muss der Patient diese Medikamente lebenslang einnehmen. Für den Patienten ist es oftmals problematisch, das konsequent zu befolgen. Schließlich soll er ja, ohne dass er sich krank fühlt, Pillen schlucken, die auch unerwünschte Nebenwirkungen haben – darunter vor allem Impotenz.

Stellenwert der Akupressur

Der Nutzen ist recht unterschiedlich. Er geht gegen null bei malignem Hochdruck, ist jedoch gut bei mildem oder vorübergehendem Bluthochdruck. Auch bei mäßigem Hochdruck stellt Akupressur eine sinnvolle Ergänzung dar, die gelegentlich eine Dosisminderung bei den Medikamenten zulässt.

Akupressurtechnik

Da der Bluthochdruck ein chronisches Leiden ist, empfiehlt sich folgendes Vorgehen:

- entweder wiederholte Stimulation durch mehrminütige Massage der Punkte, zwei- bis dreimal täglich;
- oder ständige Stimulation mit den verschiedenen verfügbaren Mitteln. Es steht fest, dass die dauernde Stimulation mit Elektroakupunktur die Behandlung des Bluthochdrucks revolutioniert hat.

Ergänzende Punkte

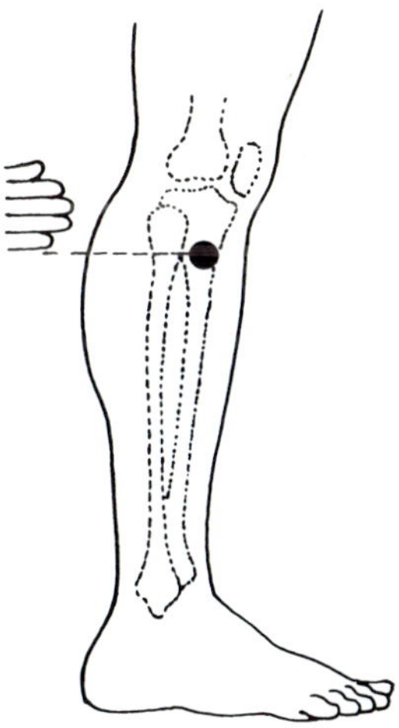

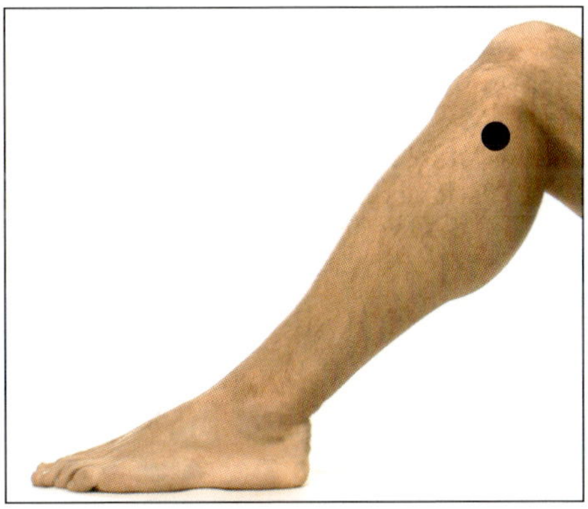

Der zweite ergänzende Punkt liegt außen an der Wade, vier Fingerbreit unterhalb der Kniescheibe.

Herzschwäche (Herzinsuffizienz)

Definition

Alle Zustände, bei denen der Herzmuskel seiner lebenswichtigen Aufgabe nicht mehr gewachsen ist. In der Regel handelt es sich um die letzte Phase im Verlauf von Herz- und Lungenkrankheiten.

Krankheitszeichen

Einige Zeichen weisen praktisch immer auf eine Herzinsuffizienz hin. Sie beruhen auf der mangelhaften Versorgung verschiedener Teile des Körpers mit Blut, weil das Herz die Förderleistung nicht mehr erbringen kann. Diese Teile können eine Rolle als Reservoir von Blut spielen, nämlich

- die Beine: bei Herzinsuffizenz werden sie dick oder ödematös;
- die Leber: sie wird größer und es kommt öfter zu Verdauungsstörungen;
- die Lungenflügel: sie können plötzlich von Blut überschwemmt werden mit der dramatischen Folge eines akuten Lungenödems oder einer zunehmenden Verschleimung, die zu Atembeschwerden bis zu schwerer Atemnot und Auswurf führt und manchmal eine Bronchitis vortäuscht.

Charakteristisch ist also die Trias Ödem, Lebervergrößerung und Atemnot. Weitere Zeichen sind Ausdruck der Erschöpfung des Herzmuskels:

- Er strengt sich vermehrt an, durch Geschwindigkeit auszugleichen, was ihm an Kraft fehlt: es kommt zur Tachykardie, also zur beschleunigten Herzschlagfolge.
- Darüber hinaus nimmt das Volumen des Herzmuskels zu. Diese Dilatation erkennt man auf der Röntgenaufnahme.

Man unterscheidet zwei Formen von Herzschwäche: Bei der Rechtsherzinsuffizienz ist die rechte Herzkammer krank, von der das verbrauchte Blut in die Lunge gepumpt wird. Bei der Linksherzinsuffizienz besteht eine Leistungs schwäche der linken Herzkammer, die frisches Blut in den Körper pumpen soll.

Ursachen

Wie gesagt, ist die Herzinsuffizienz der Endzustand von Erkrankungen der Lunge und des Herzens. Zu allererst der Lunge, ist dieses Organ doch ein richtiger »Blutschwamm«. Wenn ein Widerstand den Blutstrom behindert, strengt sich das Herz immer mehr bis zur letztendlichen Erschöpfung an und es entsteht erst eine Rechtsherzinsuffizienz, die aber bald das ganze Herz erfasst. Dies geschieht bei der chronischen Bronchitis oder beispielsweise bei einer Lungenblähung.

Unter den Herzleiden, die zur Herzinsuffizienz führen, sind Klappenfehler am häufigsten, danach folgt der Myokardinfarkt, der einen Teil des Herzmuskels funktionsunfähig macht und dann bestimmte Erkrankungen des Herzmuskels selbst (Myokardiopathien).

Herkömmliche Behandlung

Sie hat zwei Ziele:

- Wassereinlagerungen im Körper möglichst zu verringern, um die »Pump«-Leistung des Herzens zu entlasten. Hierzu dienen unter anderem salzarme Kost und Diuretika, denn sie wirken harntreibend und schwemmen die Ödeme aus.
- Den Herzmuskel kräftigen: außer den altbewährten Digitalispräparaten stehen heute neue Medikamente zur Verfügung, wie organische Nitrate und Nitrite.

Reguläre Punkte

Der Punkt befindet sich in der Hohlhand: dort, wo der gekrümmte kleine Finger die so genannte Herzlinie berührt.

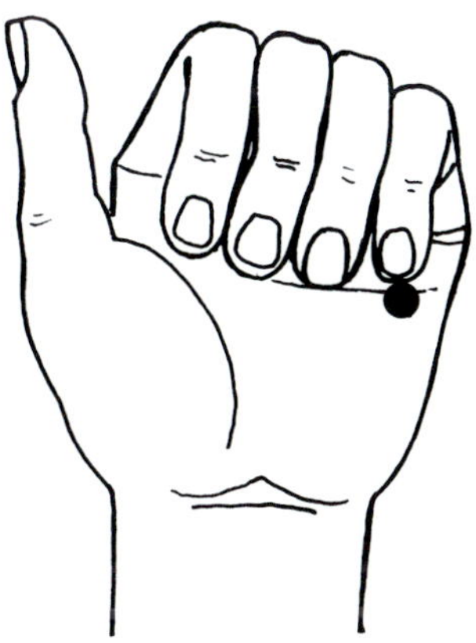

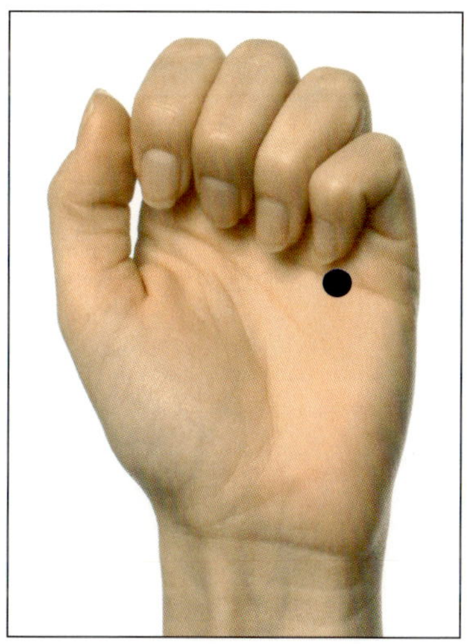

Stellenwert der Akupressur

Es sei gleich gesagt: er ist bescheiden. Nützlich und gefahrlos wie sie ist, kann die Akupressur nur ergänzend angewandt werden, da sie bestensfalls eine niedrigere Dosierung mancher Medikamente gestatten könnte.

Akupressurtechnik

Da es sich um ein chronisches Leiden handelt, sollten die entsprechenden Punkte wiederholt stimuliert oder täglich durch mehrere (etwa drei) vier- bis fünfminütige Stimulationen behandelt werden.

Ergänzende Punkte

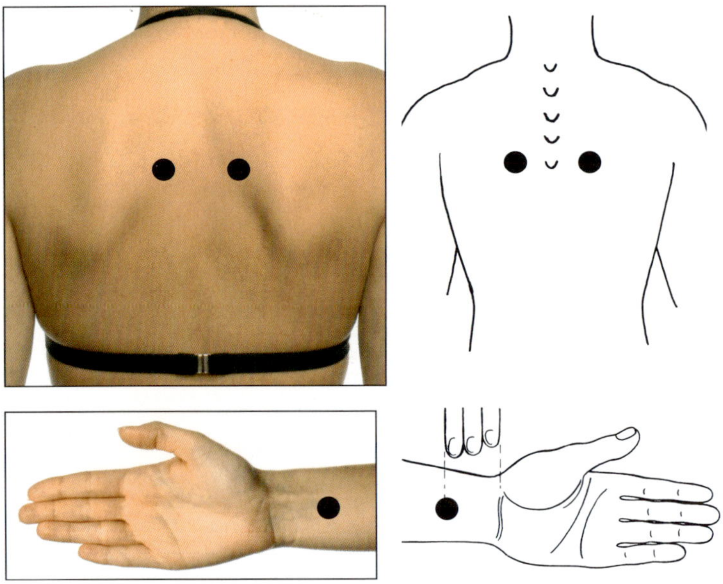

Der erste Punkt befindet sich an der Innenseite des Unterarms drei Fingerbreit von der Handwurzel; der zweite auf dem Rücken zwei Finger beidseits vom Dornfortsatz des vierten Brustwirbels (getastet abwärts vom siebten Halswirbel).

Schaufensterkrankheit (Arteriitis)

Definition

Es handelt sich um Ablagerungen an der Gefäßwand der Beinarterien, wodurch deren Innendurchmesser immer kleiner wird (Atheromatose). Die Folge ist eine zunehmend schlechtere Durchblutung dieser Körperregionen mit den entsprechenden Konsequenzen.

Krankheitszeichen

Das erste – und lange Zeit einzige – Zeichen einer Arterienentzündung ist der Schmerz. Er tritt charakteristischerweise beim Gehen auf. Der Betroffene geht 100 oder 200 Meter und spürt urplötzlich einen schmerzhaften Krampf in der Wade, der ihn zwingt stehen zu bleiben. Nach kurzer Pause vergeht der Krampf, der Betroffene geht weiter und muss nach 100 Metern erneut stehen bleiben. Dieses Phänomen heißt »Claudicatio intermittens«, zu Deutsch: intermittierendes Hinken oder eben Schaufensterkrankheit. Überraschenderweise bekommt der Betroffene dabei kalte Füße. Im Gegensatz zu Gefäßgesunden werden die Füße des Erkrankten umso kälter, je länger er geht – bis sie gefühllos sind.

Reguläre Punkte

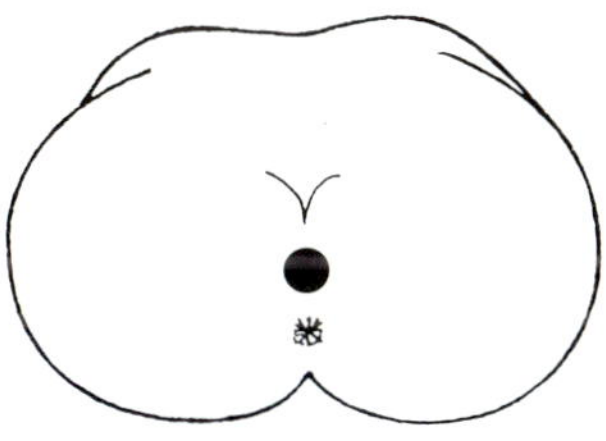

Der erste Punkt ist schwer zugänglich, er befindet sich direkt oberhalb des Afters; der zweite auf dem Fußrücken in dem Winkel, wo die Knochen des ersten und zweiten Zehs zusammentreffen.

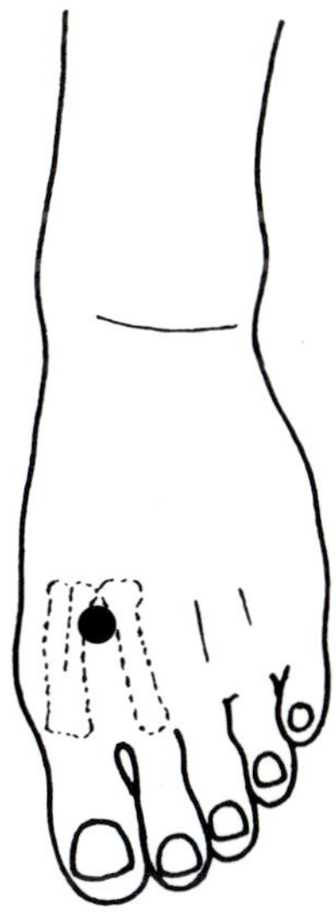

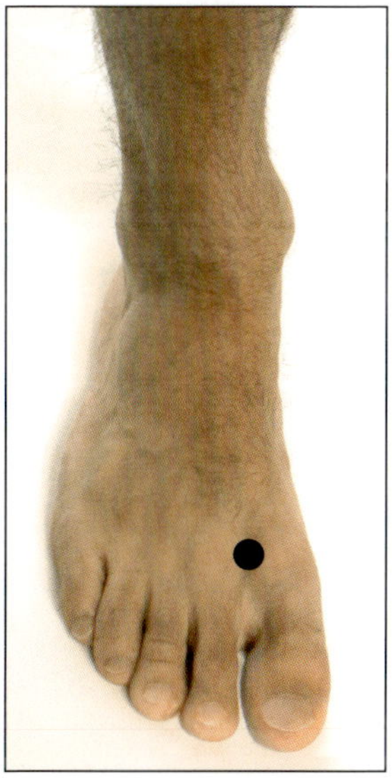

Die Diagnose »Schaufensterkrankheit« erfordert unverzüglich eine medizinische Abklärung.

Unbehandelt entwickelt sich die Krankheit dramatisch. Der Erkrankte ist gezwungen, seine Aktivitäten immer mehr einzuschränken. Er wird impotent, aber vor allem werden die schlecht durchbluteten Gewebe der Beine geschwürig, infizieren sich und es kommt zur Gangrän: Früher war die Arteriitis die Hauptursache von Amputationen.

Ursachen

Wie erwähnt, handelt es sich um Ablagerungen in den Arterien, und hier spielen zwei ursächliche Faktoren eine Rolle: die Zuckerkrankheit und das Rauchen. Die eine Ursache muss behandelt, die andere aufgegeben werden.

Herkömmliche Behandlung

Glücklicherweise kann heute in den meisten Fällen auf Amputationen verzichtet werden, da es sehr gute Medikamente gibt. Natürlich muss ein Diabetes behandelt, das Rauchen aufgegeben werden. Die medikamentöse Behandlung erfolgt mit gefäßerweiternden oder blutverdünnenden Mitteln. Wenn das nicht mehr genügt, bleibt die Chirurgie. Dabei wird ein Umgehungskreislauf ange-

Reguläre Punkte

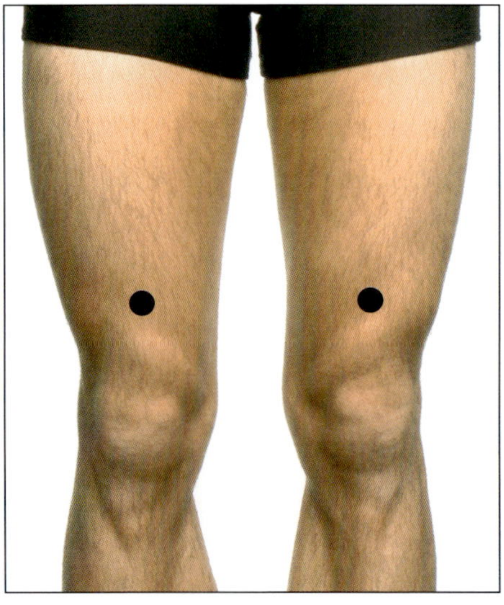

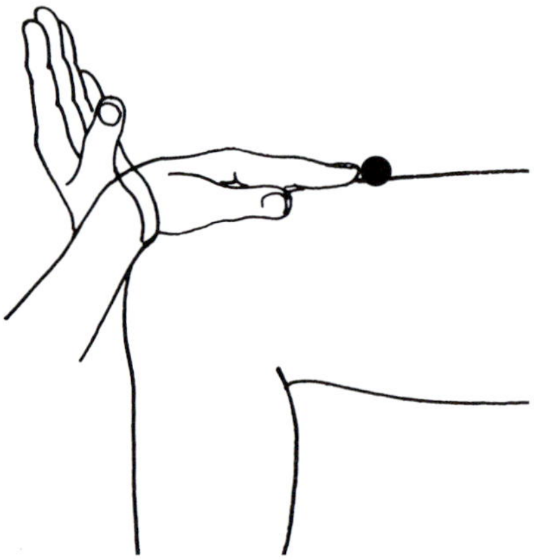

Der dritte reguläre Punkt befindet sich an der Vorderseite des Oberschenkels eine Handlänge oberhalb der Kniescheibe. Von der Hohlhand an der Kniescheibe aus liegt die Spitze des Mittelfingers auf dem Punkt.

legt, das heißt das verstopfte Gebiet wird mit einem Plastikschlauch überbrückt. Manchmal kann man auch eine Sonde mit einem kleinen Ballon an der Spitze in das kranke Gefäß einführen und die verengte Stelle aufdehnen. Allerdings bilden sich dort häufig neue Ablagerungen. Diese Operationen sind recht erfolgreich, doch muss der Patient lebenslang ärztlich überwacht werden.

Stellenwert der Akupressur

Sie eignet sich gut, weil sie eine kontrollierte Erweiterung der Arterien herbeiführt – nicht nur der total verengten, sondern auch der Kollateralen, die bestehen bleiben und lange Zeit noch für eine ausreichende Blutzufuhr in den Beinen sorgen. Die Akupressur sollte systematisch die medikamentöse Behandlung begleiten. Es wäre wünschenswert, den Verlauf der Besserung anhand der zurückgelegten Gehstrecke und durch regelmäßige Doppler-Sonographien zu kontrollieren.

Akupressurtechnik

Da eine chronische Krankheit vorliegt, sollte zwei- bis dreimal am Tag mehrfach einige Minuten stimuliert werden. Möglich ist auch eine länger dauernde Stimulation.

Ergänzende Punkte

Diese Punkte befinden sich neben den Zehengrundgelenken an den Zehenzwischenräumen.

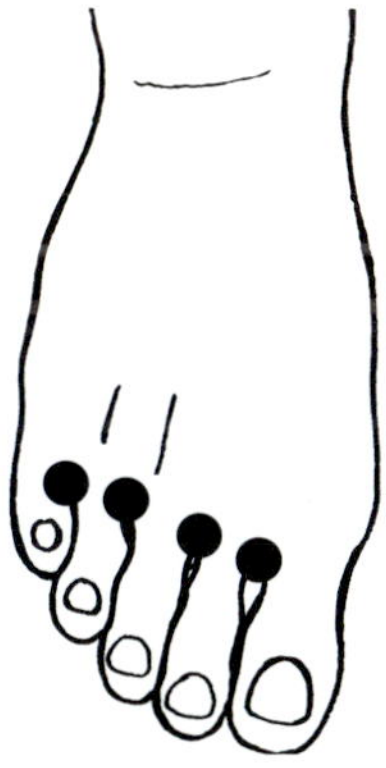

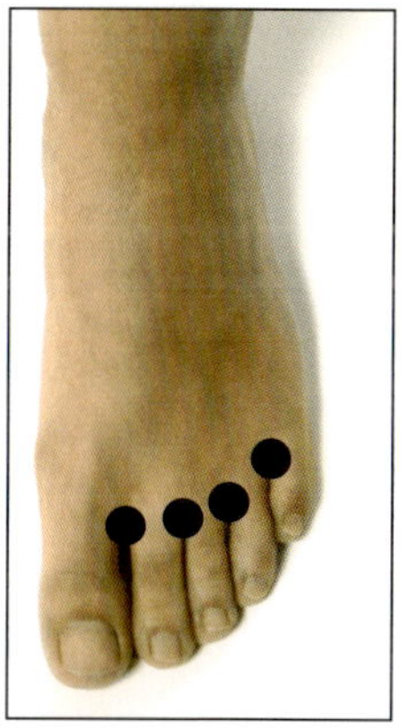

Harnwege

Bettnässen (Enuresis nocturna)

Definition

Unwillkürliche nächtliche Harnabgänge im Kindesalter, nachdem die Reinlichkeitserziehung abgeschlossen ist oder sein sollte …

Krankheitszeichen

Normalerweise haben Kinder zwischen dem zweiten und dritten Lebensjahr gelernt, nachts trocken zu bleiben. Bis zum fünften Lebensjahr kann es aber gelegentlich zum Einnässen kommen.

Deshalb ist eine zu frühe Sauberkeitserziehung unsinnig und sogar gefährlich. Manche Mütter sind fanatisch auf Sauberkeitserziehung bedacht und verfolgen ihr Baby geradezu, um es auf den Topf zu setzen. Das ist unvernünftig und kann das Kind dauerhaft schädigen.

Zwei Formen des Einnässens sind zu unterscheiden: Wenn das Kind praktisch noch nie trocken war, spricht man von einer **primären Enuresis.** Dagegen besteht eine **sekundäre Enuresis,** wenn das Kind ganz zeitgerecht trocken wurde und zwei bis drei Jahre danach wieder einzunässen beginnt. Dies geschieht oft nach einer starken seelischen Belastung, beispielsweise Geburt eines Geschwisters oder Scheidung der Eltern. Die Kenntnis solcher Ereignisse ist wichtig, um die Ursache dieser Schwäche herausfinden zu können.

Es handelt sich nämlich um eine wirkliche Schwäche: dem Kind ist es peinlich, es schämt sich vor seinen Spielkameraden, es kann nicht unbefangen an einem Ferienlager teilnehmen oder Freunde besuchen. Das wirkt sich schließlich auf den Charakter des Kindes aus und macht es sehr unglücklich.

Ursachen

Das Einnässen kann auf zwei verschiedene Ursachen zurückzuführen sein. Da sind zunächst die psychischen Ursachen von einigem Gewicht – das oben erwähnte Beispiel beweist es vor allem für die sekundäre Enuresis.

Dagegen scheinen bei der primären Enuresis organische Ursachen im Vordergrund zu stehen. Hier ist die Blase schuld, weil sie entweder missgebildet oder überaktiv ist, vor allem aber, weil sie – warum, weiß man nicht – langsamer wächst als das Kind und deswegen zu klein ist.

Das Einnässen an sich ist nicht so schlimm, aber es ist hartnäckig. Die Zeit vergeht und der kleine »Patient« und seine Eltern verzweifeln.

Oft normalisiert sich alles mit der Pubertät. Manchmal jedoch hält sich die Schwäche bis ins Erwachsenenalter mit allen denkbaren gesellschaftlichen Folgen.

Reguläre Punkte

Der erste Punkt befindet sich an der Innenseite des Unterschenkels am hinteren Rand des Schienbeins in einer kleinen Delle.

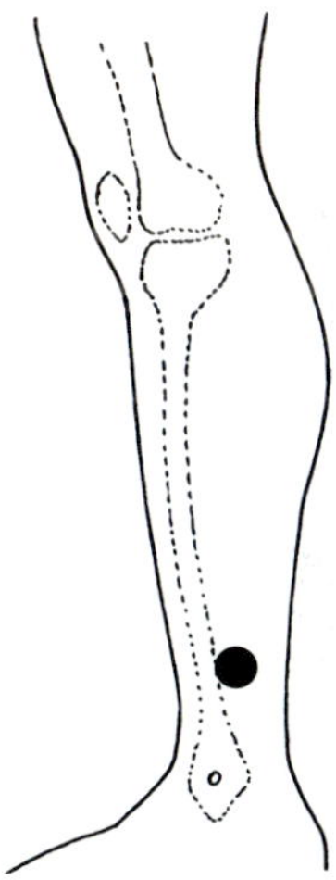

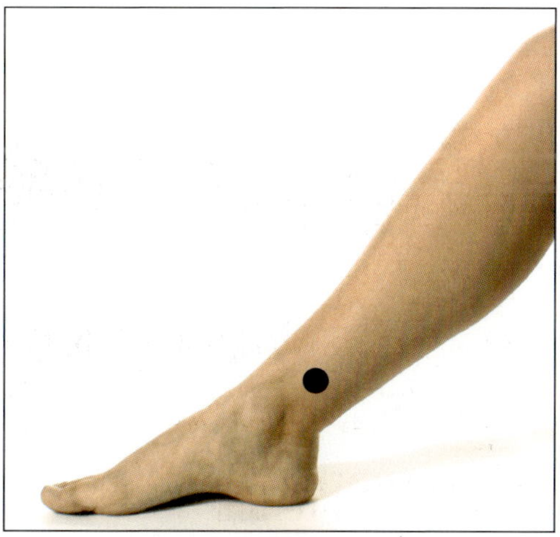

Herkömmliche Behandlung

Den Ursachen entsprechend folgt die Behandlung zwei Richtungen: die eine ist psychologisch und die andere organisch.

Die psychologische Hilfe steht an erster Stelle und ist nicht leicht zu vermitteln. Zunächst muss das Kind daran gewöhnt oder wieder gewöhnt werden, seine Reflexe zu beherrschen. Dazu wird es angehalten, tagsüber zu festen Zeiten Pipi zu machen. Nachts wird es zum selben Zweck ein- bis zweimal aufgehoben oder besser noch geweckt.

Für diesen Zweck gibt es nützliche kleine Weckgeräte. Bei gerade beginnender Miktion wird das Kind gezielt durch das Gerät geweckt.

Sehr wichtig ist, die Situation mit dem Kind und mit den Eltern zu entdramatisieren und allen klar zu machen, dass das Kind weder anomal noch schmutzig oder gar schuldig ist.

Das erfordert sehr viel Fingerspitzengefühl und Ausdauer ...

Seit einiger Zeit werden bei der »organischen« Komponente des Einnässens Medikamente eingesetzt. Interessanterweise handelt es sich dabei um Psychopharmaka wie beispielsweise das Antidepressivum Imipramin. Sie haben in diesem Fall eine günstige Wirkung auf die Motorik der Harnblase.

Reguläre Punkte

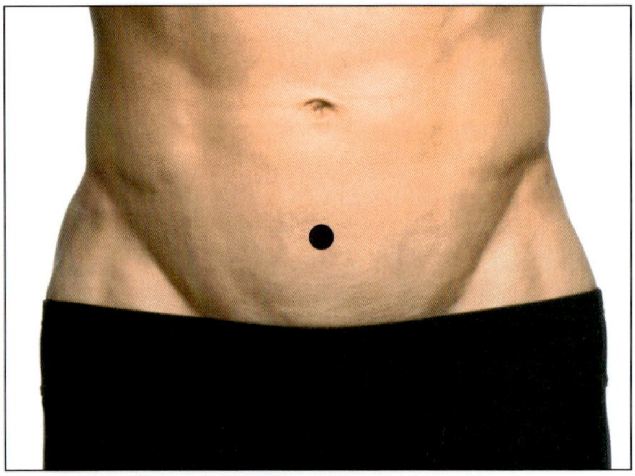

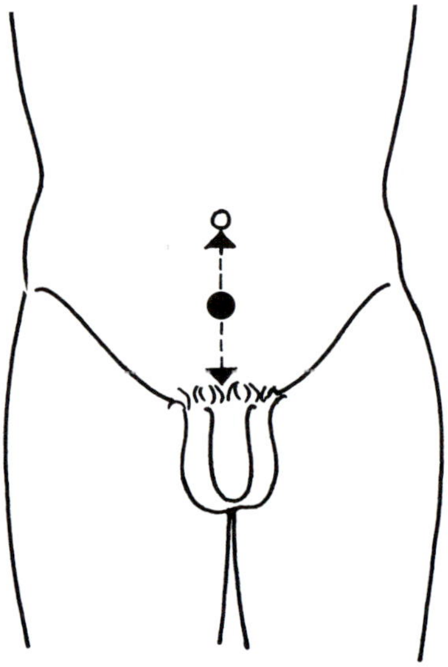

Der zweite Punkt befindet sich auf dem Bauch, und zwar in der Mitte der Verbindungslinie zwischen Nabel und Schambein.

Stellenwert der Akupressur

Bei einem derart »launischen« Leiden lassen sich die Behandlungsergebnisse im Einzelfall schwer voraussagen.

Der Autor dieses Buches kann jedoch nach seiner langjährigen ärztlichen Erfahrung darauf hinweisen, dass die Akupressur etwa bei 50 Prozent der kleinen Patienten erfolgreich ist – kein so schlechtes Ergebnis.

Akupressurtechnik

Jeden Abend vor dem Schlafengehen sollten die Punkte ungefähr zehn Minuten lang stimuliert werden. Dabei sollte angestrebt werden, dass sich in der Genitalregion ein Taubheitsgefühl einstellt.

In China werden sogar Vitamine oder Plazentaextrakte in die entsprechenden Punkte injiziert.

Ergänzende Punkte

Der erste Punkt befindet sich auf dem Scheitel mitten auf der Verbindungslinie zwischen den beiden Ohrmuscheln. Der zweite Punkt liegt an der Innenseite des Unterschenkels eine Handbreit unter dem Knie hinter dem Schienbeinköpfchen.

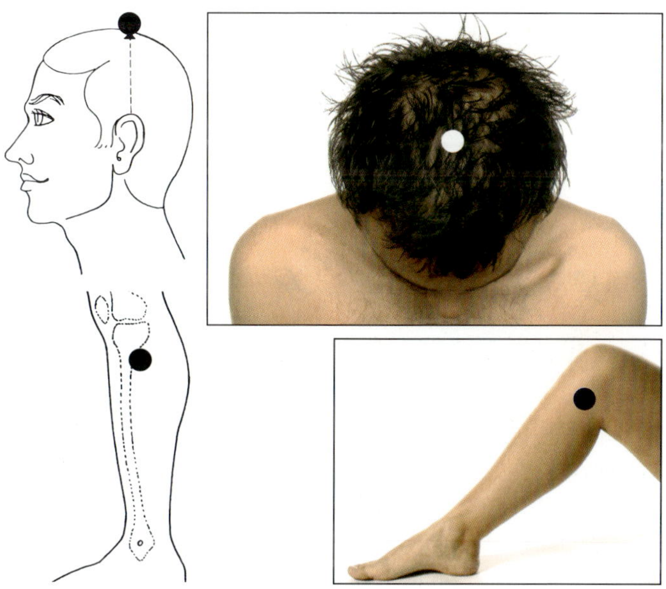

Nierensteine und Nierenkoliken

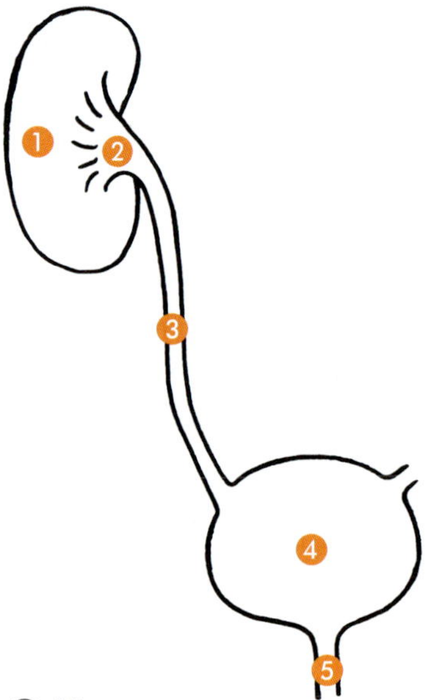

① *Niere*
② *Nierenbecken*
③ *Harnleiter (hier sitzt der Schmerz)*
④ *Harnblase*
⑤ *Harnröhre*

Definition

Im Allgemeinen zeigt sich eine Nierenkolik durch einen plötzlich einsetzenden, heftigen, einseitigen Schmerz in den ableitenden Harnwegen – meist infolge eines wandernden Nierensteins.

Der Schmerz beginnt in den meisten Fällen urplötzlich oder binnen weniger Minuten.

Er hat einen charakteristischen Verlauf: Er geht von einer Niere aus (die Nieren liegen höher, als Sie denken, nämlich zwischen Taille und unteren Rippen), wandert abwärts in die Lendengegend und den Unterleib bis in die Genitalien, was dem Verlauf des Harnleiters entspricht, der den Urin von der Niere in die Blase transportiert.

Der Kranke krümmt sich vor Schmerzen, vergebens versucht er eine erträgliche Körperhaltung einzunehmen.

Weitere Symptome einer Kolik sind Erbrechen, Blähungen, Durchfall und eine gestörte Blasenfunktion: Der Kranke hat ständigen Harndrang, kann aber nur wenige, manchmal blutige Tropfen entleeren.

Krankheitszeichen

Alle Nierenkoliken verlaufen weitgehend gleich. Nach stundenlangen Qualen beruhigt sich der Kranke und es bleibt nur ein tiefer Schmerz wie von einer Wunde. Meistens kehrt der Schmerz ebenso heftig wieder und schaukelt sich von einer Kolik zur nächsten hoch, bis der verantwortliche Nierenstein in der Blase gelandet ist, von wo er etwas leichter (zumal bei der Frau) nach außen gelangt.

Trotz der furchtbaren Schmerzen ist eine schwere Kolik, die den Nierenstein transportiert, besser als die leichteren Anfälle, bei denen der Harnleiter bis hinauf ins Nierenbecken gedehnt und das Organ als solches gefährdet wird (Stauungsniere).

Ursachen

Wie wir gesehen haben, beruht die Nierenkolik in den allermeisten Fällen auf der Wanderung eines Nierensteins durch den Harnleiter.

Die Steine bilden sich aus unterschiedlichen, nur zum Teil bekannten Gründen im Nierenbecken, der Sammelstelle für den Urin. Der Urin des Erkrankten enthält zu viel Mineralsalze, die ausgefällt werden – so ähnlich wie kalkhaltiges Wasser die Leitungsrohre verstopft. Erst sind die Steine winzig und bilden Nierengrieß oder -sand, dann entstehen kleine Kristalle und schließlich richtige Kiesel in verschiedenen Formen und Größen.

Die chemische Zusammensetzung der Nierensteine ist verschieden: Es gibt Steine aus Harnsäure, Kalzium, Oxalsäure, Zystin oder Magnesium. Das zu wissen ist wichtig, denn es entscheidet mit über die Behandlung.

Herkömmliche Behandlung

Eine Nierenkolik wird im Wesentlichen medikamentös behandelt. An erster Stelle stehen die Schmerzlinderung und das »Austreiben« des Nierensteins.

Reguläre Punkte

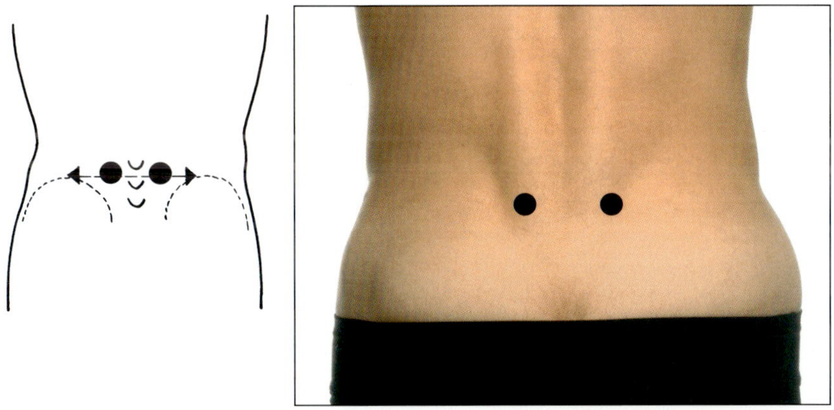

Der erste Punkt befindet sich auf dem Rücken in Höhe des Darmbeinkamms je drei Fingerbreit beidseits der Wirbelsäule. Er wird auf der schmerzenden Seite stimuliert.

Das am stärksten wirkende Analgetikum ist Morphin. Leider ist es für Nierenkoliken nicht geeignet, weil es eine spastische Hemmung der Harnleiterbewegungen bewirkt, sodass der Nierenstein stecken bleibt.

Übrigens empfiehlt es sich, die verschiedenen Darreichungsformen der krampflösenden Analgetika insgesamt zu nutzen: Tabletten, Zäpfchen oder Spritzen (vor allem intravenös). Manchmal muss der Arzt sogar eine intravenöse Infusion anlegen, um eine entsetzliche, endlose Kolik zu stoppen.

Chirurgisch wird nur eingegriffen, wenn ein Stein längere Zeit blockiert ist und die Niere gefährdet. Davor wird man aber versuchen, den Stein mit einer Schlinge herauszuziehen oder durch Stoßwellen beziehungsweise Ultraschall zu zertrümmern. Dies geschieht durch hoch spezialisierte Verfahren.

Stellenwert von Akupunktur und Akupressur

Hier leistet die Behandlung der Punkte Außerordentliches. Die Erfahrung hat gezeigt, dass die Stimulation der Punkte oft wirksamer ist als die stärksten Analgetika. Fast jeder Akupunkteur erinnert sich an einen Patienten, dem eine intravenöse Infusion keine Linderung brachte, wohingegen das Setzen einiger Nadeln die Schmerzen fast unmittelbar beseitigte.

Reguläre Punkte

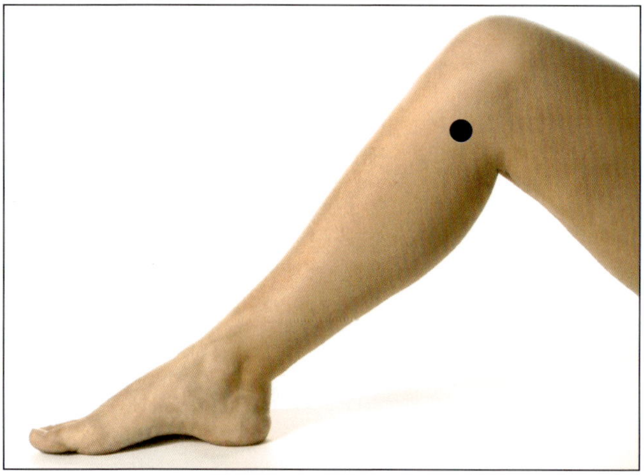

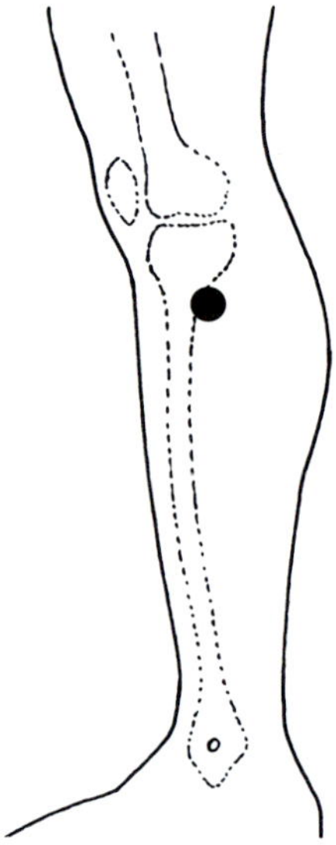

Der zweite reguläre Punkt liegt an der Innenseite des Unterschenkels hinter und unter dem Wadenbeinköpfchen.

Akupressurtechnik

Während der Schmerzattacke muss energisch stimuliert werden, bis die Schmerzen aufhören: entweder durch tiefe Massage der Punkte oder Setzen langer Nadeln oder durch Elektroakupunktur. Die Chinesen spritzen auch analgetisch wirkende Substanzen in die Punkte.

Wenn ein Nierenstein festsitzt, empfiehlt es sich, den ersten regulären Punkt kräftig durch Fingerdruck zu stimulieren oder auch mit einem etwas schwereren Gegenstand, wie einem Reflexhammer, mehrfach zu beklopfen, um den verkanteten Stein möglichst zu lockern.

Ergänzende Punkte

Der erste Punkt liegt mitten auf der Wade unterhalb des Zwillingsmuskels; der zweite hinter dem Innenknöchel zwei Fingerbreit über dem Fersenbein.

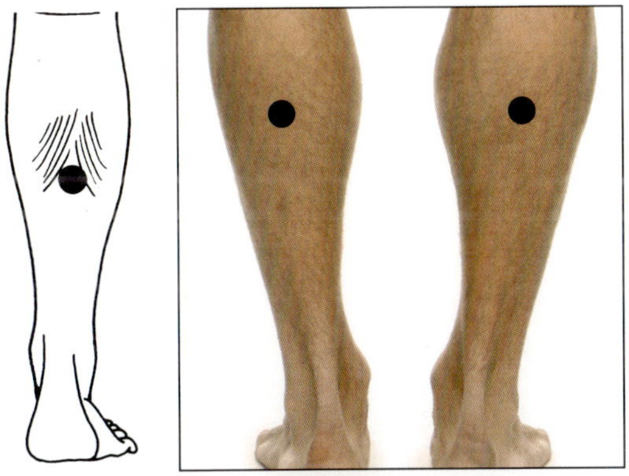

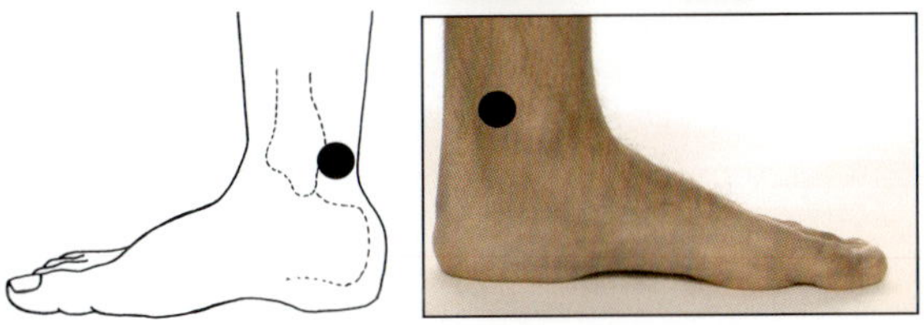

Impotenz

Definition

Beim Mann die Unmöglichkeit, befriedigende sexuelle Beziehungen zu haben.

Krankheitszeichen

Drei Formen der Impotenz sind zu unterscheiden:

- Der Mann hat keine Lust auf Sex (fehlende Libido).
- Das Glied wird nicht steif, sodass es nicht in die Scheide eindringen kann (Erektionsstörung).
- Der Mann hat einen vorzeitigen Samenerguss (Ejaculatio praecox). Auch dies ist ein Hindernis für ein befriedigendes Sexualleben.

Ursachen

Es ist verlockend, Störungen der männlichen Hormone für Impotenz verantwortlich zu machen. In Wirklichkeit trifft dies aber nur selten zu. Impotenz ist oft seelisch bedingt – jedenfalls fast immer bei mangelnder Libido oder vorzei-

---

Reguläre Punkte

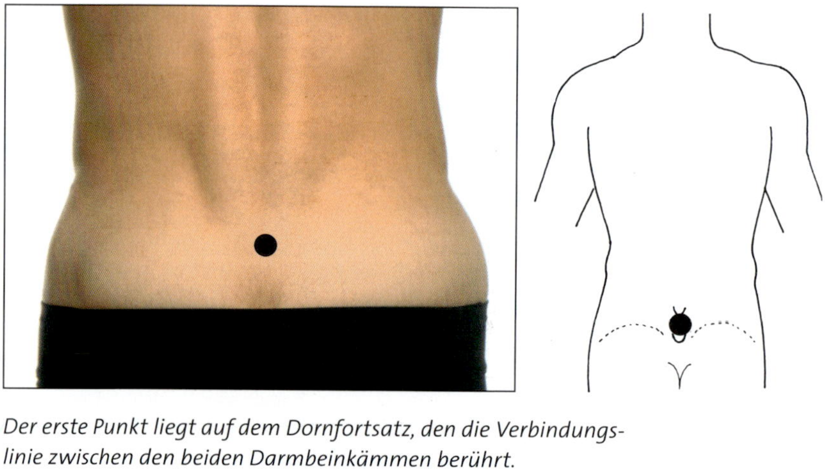

Der erste Punkt liegt auf dem Dornfortsatz, den die Verbindungslinie zwischen den beiden Darmbeinkämmen berührt.

tigem Samenerguss. Bei Erektionsstörungen sind seelische, so genannte psychogene Ursachen seltener.

Bei Erektionsstörungen hat sich herausgestellt, dass viel häufiger die Penisdurchblutung gestört ist. Der Erektionsmechanismus hängt nämlich von den Blutgefäßen ab, vor allem von den Arterien. Im entscheidenden Augenblick erweitern sich die Arterien und das Glied wird von Blut überschwemmt. Es leuchtet ein, dass dieser Vorgang bei beschädigten oder verstopften Gefäßen blockiert wird. Deswegen haben die spezialisierten Chirurgen immer kühnere Operationsverfahren entwickelt mit dem Ziel,

- die befallene Arterie wieder durchgängig zu machen,
- Blut mittels »Bypass« über eine gesunde penisfremde Arterie in das Glied zu leiten,
- oder schließlich eine Penisprothese zu implantieren, also einen Fremdkörper, durch den das Glied wieder steif wird. Nach den ersten, dauerhaft steifen Prothesen wurden inzwischen hydraulische

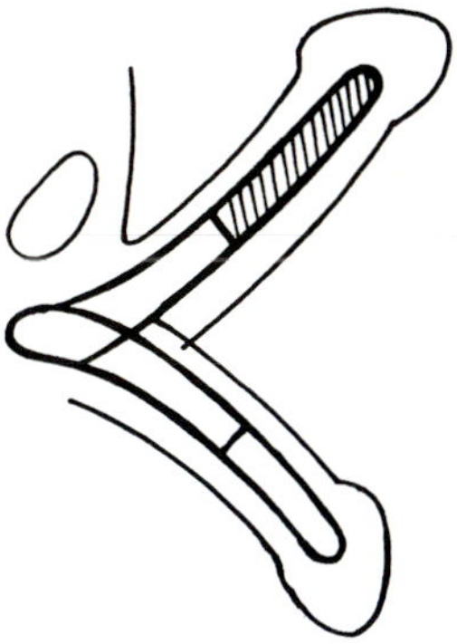

Penisimplantationsprothese: Einpumpen von Flüssigkeit in das Implantat bewirkt eine künstliche Erektion.

Reguläre Punkte

Der zweite Punkt liegt an der Innenseite des Unterschenkels oberhalb des Knöchels am hinteren Rand des Schienbeins in einer kleinen Delle.

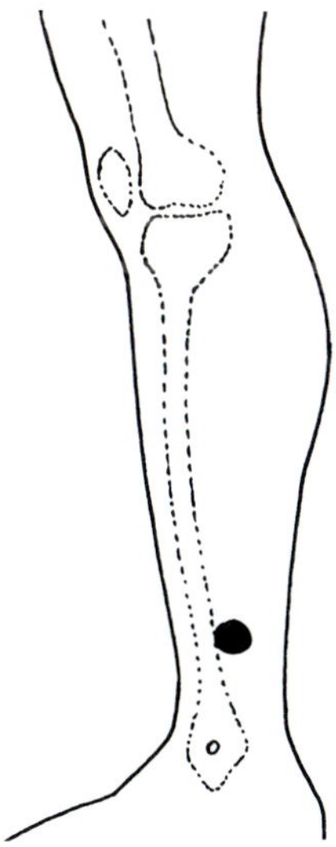

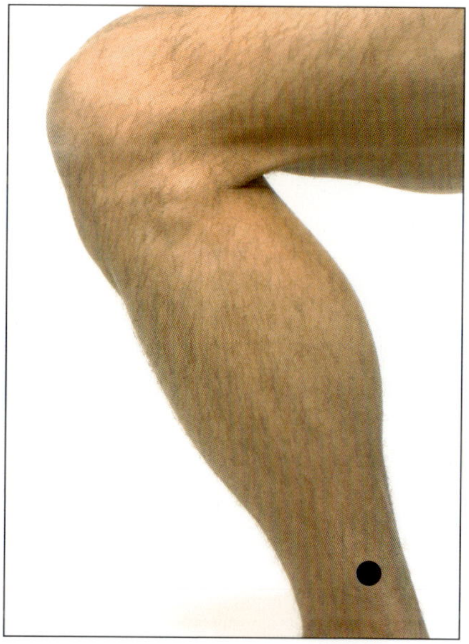

Penisimplantationsprothesen entwickelt, in die bei Bedarf aus einem Reservoir Flüssigkeit gepumpt wird.

Herkömmliche Behandlung

Das weite Feld der Störungen männlicher Sexualität verlangte erfahrene Ärzte und so gibt es seit etlichen Jahren Andrologen (Ärzte für Männerkrankheiten), die sich auf die chirurgische Behandlung sexueller Störungen spezialisiert haben und darüber hinaus Männer wie auch Paare beraten.

Das Sexualleben und die damit verbundene Fortpflanzungsfunktion rühren an die tiefsten Schichten der Persönlichkeit. Aus der Sexualität hat Sigmund Freud seine Lehre vom Seelenleben entwickelt. Den Chinesen galt die sexuelle Energie bereits viele Jahrhunderte zuvor als Quelle der Lebensenergie.

Stellenwert der Akupressur

Die Chinesen, denen dieses Problem seit einigen Jahrtausenden vertraut ist, haben sich ihm entsprechend gründlich gewidmet. Dabei haben sie auch wirksame Punkte nachgewiesen. Natürlich kann bei einem derart gefühlsbesetzten Bereich ein Behandlungserfolg nicht garantiert werden. Und doch sollte die Akupressur, weil sie unschädlich und so einfach ist, auch hier konsequent

Reguläre Punkte

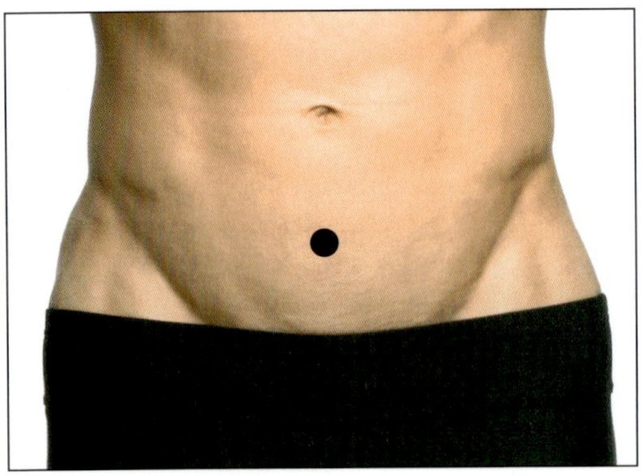

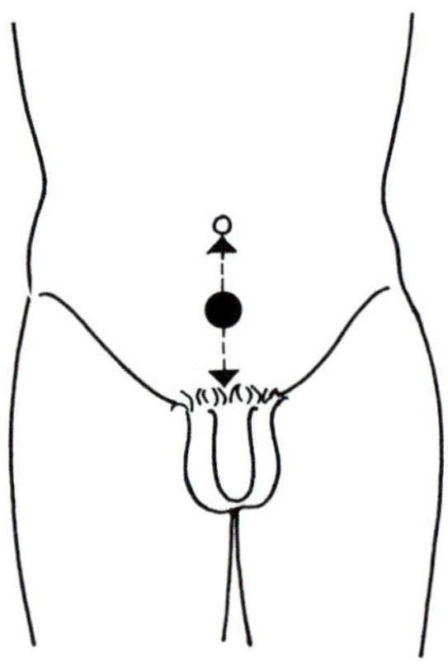

Der erste Punkt befindet sich in der Mitte der Verbindungslinie zwischen Nabel und Schambein.

praktiziert werden, zumal sie neben jeder anderen Behandlung stattfinden kann.

Akupressurtechnik

Am besten werden die Punkte zehn Tage hintereinander der Reihe nach morgens und abends fünf bis fünfzehn Minuten manuell, mit Nadeln oder Elektroakupunktur mäßig stark stimuliert.

Danach folgt eine einwöchige Pause, bevor die Behandlung wiederholt wird, dann erneute Pause, schließlich wieder Behandlung und so fort. Die Chinesen spritzen sogar Vitamine oder männliches Hormon an die Punkte.

Ergänzende Punkte

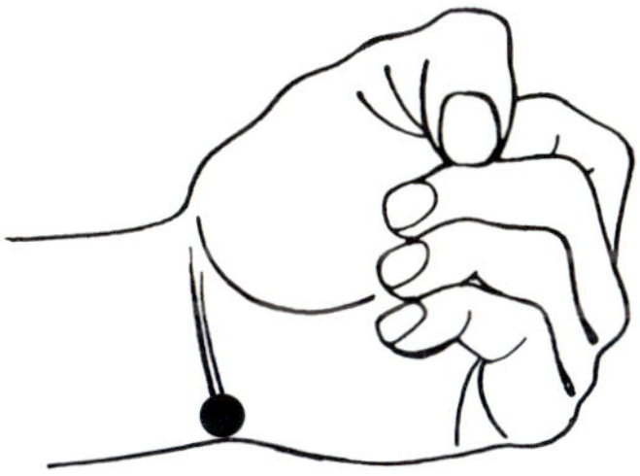

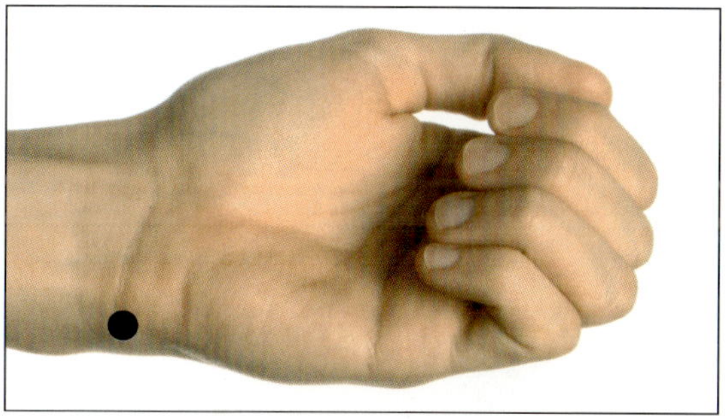

Der zweite ergänzende Punkt befindet sich in der Beugefalte des Handgelenks an der Handkante.

Harnwegsinfektionen

Definition

Unter Harnwegsinfektionen versteht man Infektionen des Nierenbeckens, der Harnleiter und der Harnblase.

Die Infektion der Harnröhre ist hier ebenso wenig berücksichtigt wie die der Niere, denn Niereninfektionen sind sehr selten; und wenn von Nephritis die Rede ist, handelt es sich streng genommen nicht um eine Infektion, sondern um eine Entzündung, und das ist etwas anderes.

Infektionen der Harnwege können allerdings indirekt zur Entzündung und unbehandelt zur Zerstörung des Nierengewebes führen. Deswegen sind sie so tückisch, zumal sie sich oft ganz unbemerkt entwickeln.

Krankheitszeichen

Je nachdem, welche »Etage« betroffen ist, sind die Infektionen verschieden. Bei einer Infektion der oberen Etage (Nierenbecken und Harnleiter) spricht man von einer **Pyelonephritis.** Ist die Blase infiziert, ist von einer bakteriell verur-

Reguläre Punkte

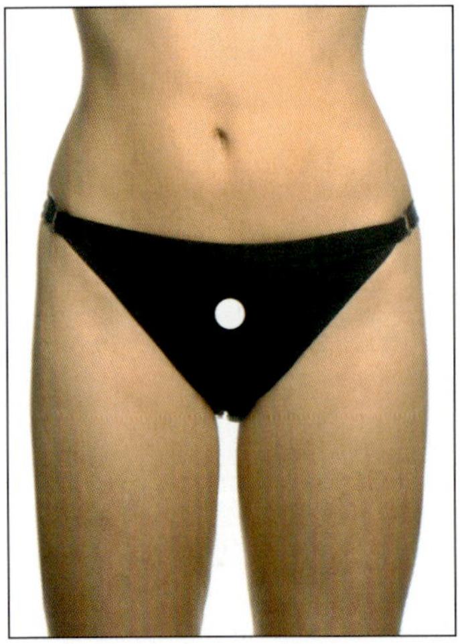

Der erste Punkt befindet sich am Unterleib auf der Mittellinie direkt am Rand des Schambeins.

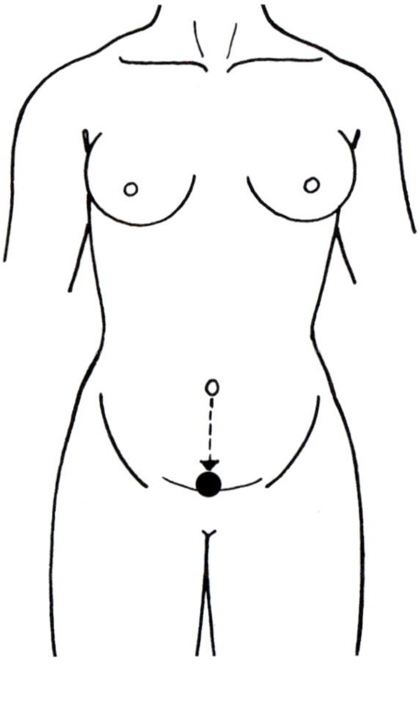

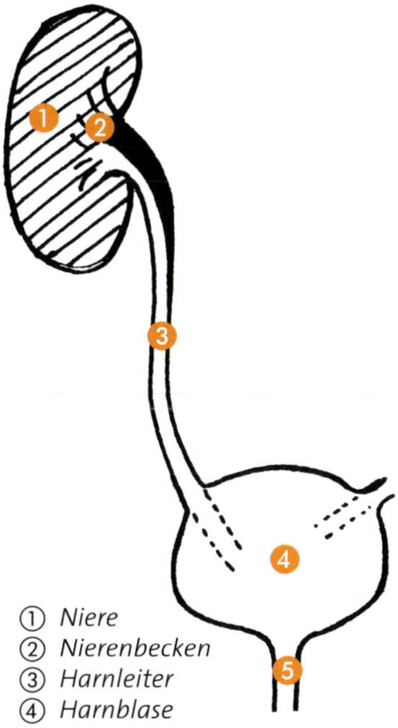

sachten **Zystitis** die Rede. Übrigens sind die Verläufe je nach Geschlecht und Alter verschieden.

Die Pyelonephritis oder Nierenbeckenentzündung ist immer eine schwere Infektion. Sie kann akut mit Fieber, Schüttelfrost und Schmerzen in der Lendengegend auftreten oder chronisch und weniger spektakulär mit erhöhter Temperatur und Brennen beim Wasserlassen verlaufen.

Diese Form ist vor allem beim Kind gefährlich, denn niemand denkt dann daran, den Urin zu untersuchen. Deshalb sollte bei Säuglingen mit unklarem Fieber grundsätzlich eine Urinuntersuchung stattfinden.

Egal, wie alt ein Patient ist, grundsätzlich muss die Ursache dieser Infektion, die oberhalb eines Hindernisses angesiedelt ist, geklärt werden. Beim Erwachsenen kann ein

Reguläre Punkte

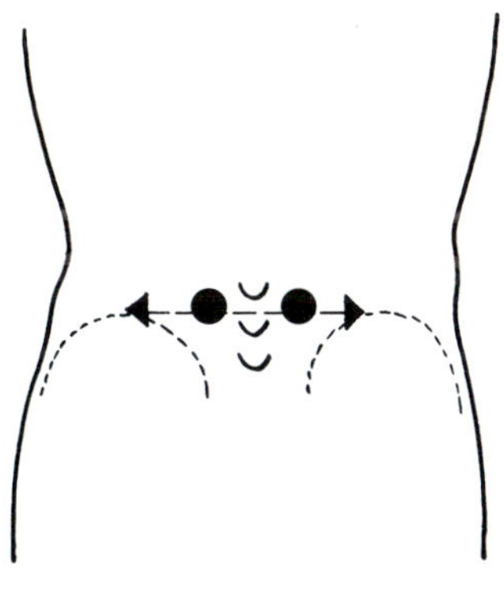

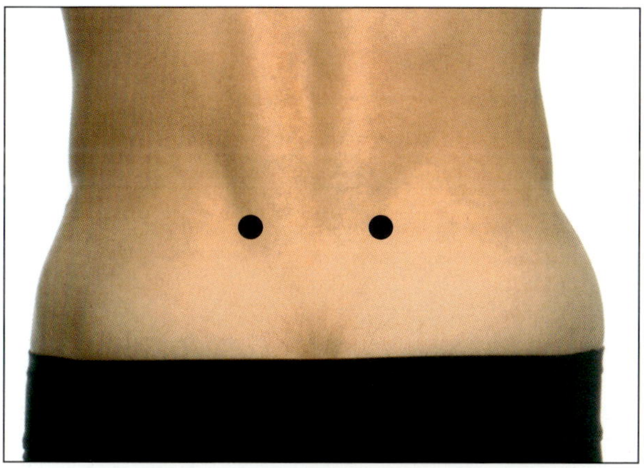

Der zweite Punkt befindet sich in Höhe des Darmbeinkamms drei Fingerbreit beidseits der Wirbelsäule.

Stein oder eine Harnleiterverengung das Hindernis sein. Beim Kind ist es eine schlechte Harnblasenfunktion, die statt des normalen Abflusses einen Rückstau des Urins bedingt.

Mit der infektionsbedingten Entzündung der Harnblase, der Zystitis, verhält es sich anders. Sie ist vor allem bei der Frau deutlich weniger gravierend, kann aber, da sie immer wiederkehrt, zur Plage werden. Mitunter ergibt die Untersuchung des Urins keine einzige Bakterie, obwohl alle Symptome einer Blasenentzündung vorhanden sind: ständiger Harndrang, Brennen beim Wasserlassen, manchmal Blut im Urin. In diesen Fällen spricht der Arzt von einer **Zystalgie,** zu deutsch Blasenschmerzen.

Ursachen

Wie wir gesehen haben, ist für eine Pyelonephritis gewöhnlich ein Hindernis verantwortlich.

Bei den Harnblasenentzündungen sieht es anders aus: An ihnen erkranken fast ausschließlich Frauen. Das liegt daran, dass die kurze weibliche Harnröhre, die Scheide und der Darmausgang in enger Nachbarschaft liegen, sodass Keime aus dem Darm sehr leicht in die Harnröhre eindringen können. Diese »Wanderung« wird durch eng anliegende Kleidung wie Jeans begünstigt.

Ergänzende Punkte

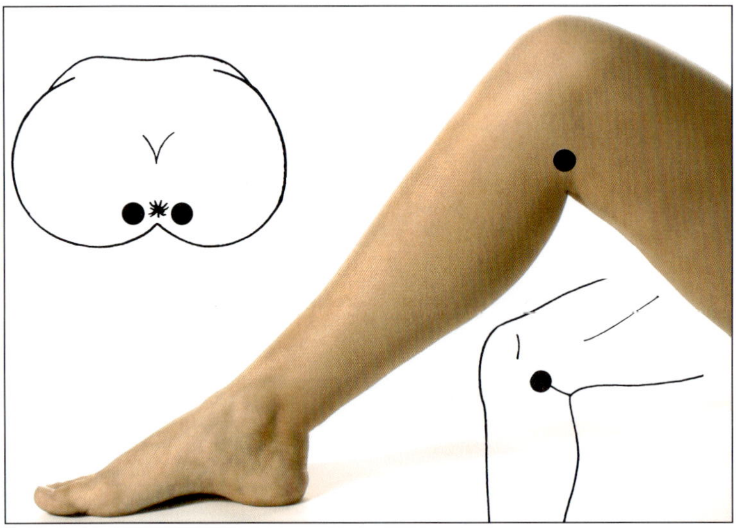

Der erste Punkt befindet sich an der Innenseite des Unterschenkels an der Kniebeuge, der zweite drei Fingerbreit beidseits des Afters.

Die Zystalgien – bei denen keine Erreger in der Blase nachweisbar sind – können vielfältige Ursachen haben: Allergien, Infektionen des Genitale und Beckenfehlstellung wie auch psychische Gründe.

Herkömmliche Behandlung

Die Nierenbeckenentzündung muss mit hoch dosierten Antibiotika behandelt werden. Außerdem sind Hindernisse wie Nierensteine oder Tumoren chirurgisch zu entfernen.

Dagegen versagen die Antibiotika bei den Harnblasenentzündungen. Die Frauen, die eine Blasenentzündung nach der anderen bekommen, sind wirklich zu bedauern und natürlich erst recht Frauen mit einer Zystalgie.

Stellenwert der Akupressur

Bei den Pyelonephritiden ist die Akupressur relativ bedeutungslos, wogegen sie bei Zystitis und Zystalgie systematisch angewandt werden sollte.

Akupressurtechnik

Alle vier Punkte sind morgens und abends lange manuell oder durch Elektroakupunktur zu stimulieren, am besten so lange, bis sich im Bereich der Blase ein Taubheitsgefühl einstellt. Auf diese Weise lassen sich vor allem bei Zystitis sowohl akute Beschwerden lindern als auch Rückfälle verhüten.

Erkrankungen der Prostata

Definition

Die Prostata sitzt unter der Harnblase des Mannes vergleichbar dem Gewinde unter einer Glühlampe. Der obere Teil der Harnröhre, die den Urin nach außen leitet, zieht durch die Drüse. Diese bildet ein Sekret, das der Samenflüssigkeit beigemischt wird und die männlichen Samenzellen beweglich macht. Ihre enge Beziehung zu den Harnwegen hat zur Folge, dass sie mit betroffen ist, wenn diese erkranken.

Krankheitszeichen

Erkrankungen der Prostata machen sich vor allem mit Harnwegsbeschwerden bemerkbar.

Bei den Erkrankungen sind drei große Gruppen zu unterscheiden: Prostatitis (Entzündungen der Prostata), Prostataadenome und das Prostatakarzinom.

Die **Prostatitis** ist durch eine Infektion der Drüse bedingt. Die Keime stammen entweder aus den infizierten Harnwegen oder aus entfernten Herden, beispielsweise einem Furunkel oder einer Lungentuberkulose. Gewöhnlich beginnt eine Prostatitis plötzlich mit Schüttelfrost, Fieber und Schmerzen im Unterleib.

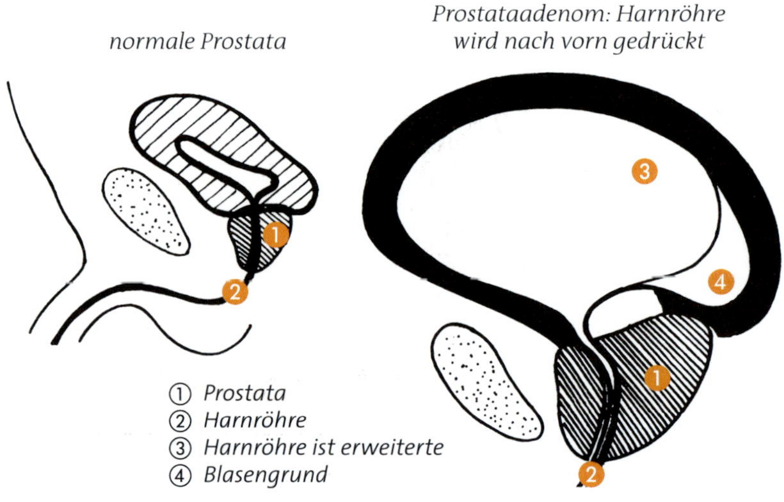

Unbehandelt bildet sich sehr schnell ein Abszess, der sich in die Harnröhre oder in einen Hoden ergießen kann.

Im Allgemeinen heilt der Abszess mit seinen Folgen unter gründlicher Behandlung aus. Falls nicht, kommt es zu einer chronischen Prostatitis mit Phasen der Ruhe und wiederholtem Aufflackern der Entzündung, was sehr belastend ist.

Etwas ganz anderes ist das viel häufigere **Prostataadenom,** eine typische »Altherrenkrankheit«. Hier handelt es sich um eine Volumenzunahme und Verhärtung eines Teils der Drüse.

Diese drückt nach oben in den Blasengrund, sodass dieser abwärts nach hinten gedrängt wird und der Urin von dort nicht abfließen kann. Dieser Zustand erklärt die Symptomatik der Krankheit: anfangs häufiger Harndrang, denn die Blase versucht das Hindernis zu überwinden; später Überdehnung, weil die Blase nicht mehr zu reagieren vermag, und oft auch Harnverhaltung, weil das Adenom die Harnröhre so zusammendrückt, dass der Urin nicht mehr durchfließen kann.

Die Symptome des **Prostatakarzinoms** gleichen denen des Adenoms, doch nimmt das Karzinom einen viel schnelleren Verlauf. Mitunter wird es erst an einer Metastase, das ist eine Tochtergeschwulst, in den Knochen oder der Lunge

Reguläre Punkte

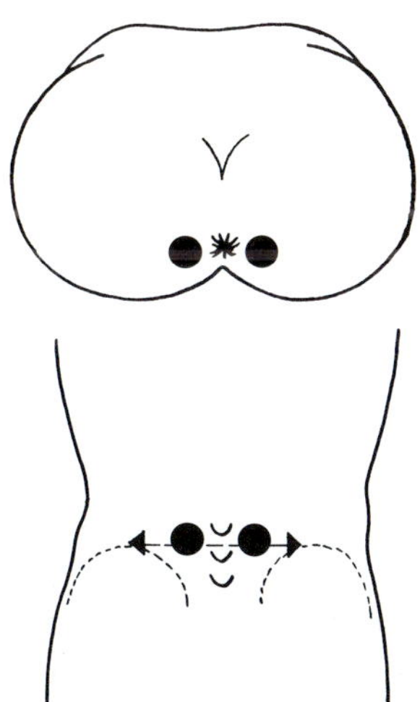

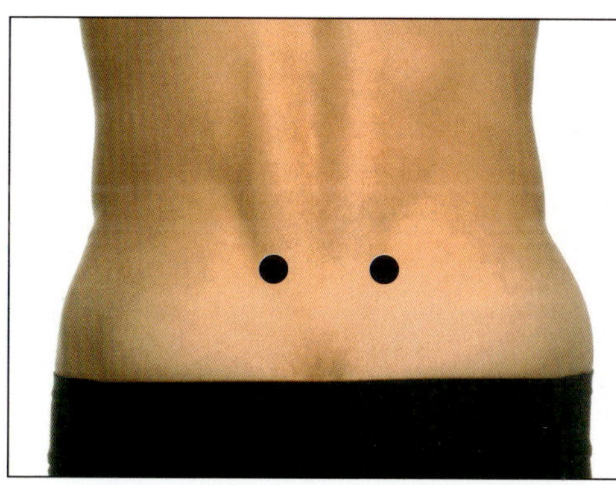

Der erste Punkt befindet sich in der Lendenregion drei Fingerbreit beidseits des Dornfortsatzes, auf der Verbindungslinie zwischen den Darmbeinkämmen; der zweite je drei Fingerbreit beidseits des Anus.

erkannt. Beim Adenom muss man immer auch an diese Möglichkeit denken, aber das Karzinom ist ziemlich leicht nachzuweisen, da es eine typische biologische Signatur hat (Nachweis bestimmter Marker im Blut, so genannter PSA-Test).

Ursachen

Die Prostatitis wird durch eine Infektion der Drüse mit verschiedenen pathogenen Keimen, Kolibakterien, Staphylokokken und sogar Tuberkelbazillen, ausgelöst.

Die Ursachen des Adenoms sind unbekannt. Allenfalls lässt sich die Krankheit mit dem Gebärmuttermyom bei der Frau vergleichen, aber im Übrigen muss die moderne Medizin ihre Unkenntnis einräumen.

Beim Prostatakrebs sieht es nicht besser aus. Wir wissen nur, dass er stark hormonabhängig ist: Männliche Hormone verschlimmern, weibliche hingegen bessern diesen Krebs.

Herkömmliche Behandlung

Um eine Chronifizierung zu vermeiden, muss die Prostatitis möglichst früh mit hoch dosierten Antibiotika behandelt werden.

Ergänzende Punkte

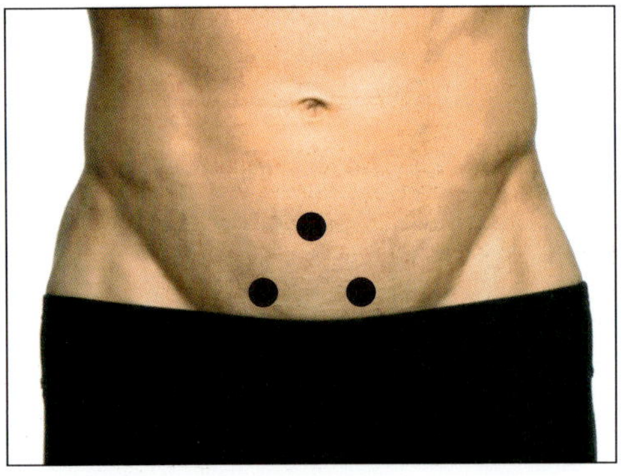

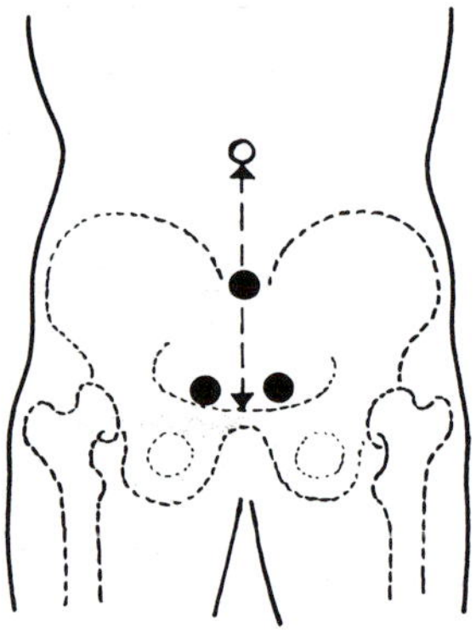

Der erste Punkt befindet sich in der Mitte der gedachten Linie vom Nabel bis zum Schambein, der zweite beidseits auf einem kleinen Höcker des Schambeinrandes.

Standardbehandlung beim Adenom ist heute die Operation. Doch wann soll operiert werden? Diese Frage ist nur von Fall zu Fall zu entscheiden, denn das Adenom entwickelt sich ganz verschieden. Manche Patienten leben mit ihrem Adenom ganz gut und ziemlich unbehelligt bis ans Ende ihrer Tage. Zwar haben sie oft Probleme nach großen Anstrengungen oder nach längeren Fahrten mit dem Auto, aber mit Hilfe pflanzlicher Medikamente erholen sie sich schnell. Der Prostatakrebs spricht auf weibliche Hormone an. Besser noch, da gezielter, wirken die neuen männlichen Antihormone.

Stellenwert der Akupressur

Bei der Prostatitis und beim Prostatakrebs kann die Akupressur nur als therapeutisches Adjuvans wirken. Sehr nützlich ist sie jedoch beim Adenom, da sie akute Beschwerden lindert, Krämpfe beseitigt und einen kräftigeren Harnstrahl wiederherstellt.

Akupressurtechnik

Bei akuter Harnverhaltung muss sehr stark – manuell oder mit einem Elektroakupunkturgerät – stimuliert werden, bis Linderung eintritt. Bei chronischen Prostatabeschwerden wird weniger intensiv, aber länger stimuliert, nämlich morgens und abends je zwanzig Minuten.

Harnverhaltung und Harninkontinenz

Definition

Harnverhaltung und Harninkontinenz sind zwei grundverschiedene Leiden. Die **Harnverhaltung** oder **Harnretention** bedeutet, dass der Urin nicht abfließen kann. Bei der **Harninkontinenz** hingegen kann er nicht in der Blase gehalten werden.

Und warum werden diese gegensätzlichen Leiden in einem Kapitel abgehandelt? Weil in beiden Fällen die regulierende Funktion betroffen ist, wenn auch an verschiedenen Stellen.

Krankheitszeichen

Die Retention kann akut auftreten. Bei dem Betroffenen, der bis dahin ganz normal oder nur wenig behindert Wasser lassen konnte, ist schlagartig die Entleerung der Blase unmöglich. Der Harndrang ist vorhanden, sogar vermehrt, aber aller Mühe zum Trotz »kommt nichts raus«. Sehr schnell wird aus dem Unvermögen ein Schmerz, dann eine echte Qual, und der Kranke fleht in alle Richtungen um Hilfe.

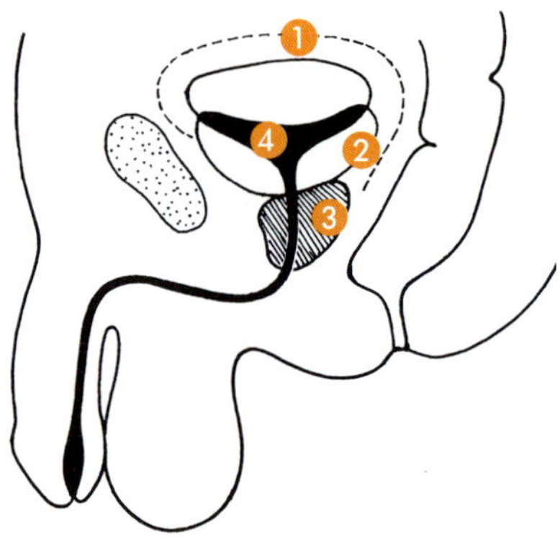

Harnretention durch vergrößerte Prostata
① überdehnte Harnblase
② normale Blase
③ normale Prostata
④ zwei Formen des Prostataadenoms: nach oben zum Blasenfundus; nach vorn, die Harnröhre komprimierend

Es gibt aber auch eine unvollständige Retention, bei der sich der Kranke häufig, aber unvollständig und schließlich unter ständigem Tröpfeln entleert.

Beiden Fällen ist ein Symptom gemeinsam: die durch den Urinstau überdehnte Blase ist als kugelförmige Schwellung am Unterbauch sichtbar.

Äußerer Druck auf diese Schwellung löst extremen Schmerz aus.

Das Gegenteil der Retention ist die Inkontinenz. Der Patient kann den Urin nicht halten. Dieser sickert ununterbrochen oder wird immer wieder im dünnen Strahl entleert, Letzteres häufig bei einer Anstrengung oder Erschütterung wie Husten oder Lachen.

Im ersten Fall sind Retention und Inkontinenz manchmal schwer zu unterscheiden.

Bei der Diagnose der Inkontinenz muss das nächtliche Bettnässen der Kinder, das bereits besprochen wurde, ausgeschlossen werden.

Ursachen

Alles, was den Harnabfluss behindert, hat eine Retention zur Folge. Mit die häufigsten Ursachen beim Mann sind:

- eine Verengung der Harnröhre infolge (auch alter) örtlicher Infektionen,
- schlechte Blasenfunktion,
- vor allem das Prostataadenom der alten Herren.

Bei der Frau kann die Kompression durch einen Tumor im Bauch, beispielsweise ein Myom, bedingt sein, was die Harnverhaltung zur Folge hat. Beim Kind muss man stets an eine Missbildung der Harnwege denken.

Die Inkontinenz kann Folge von Frauenleiden oder von Operationen am Unterleib sein.

Reguläre Punkte

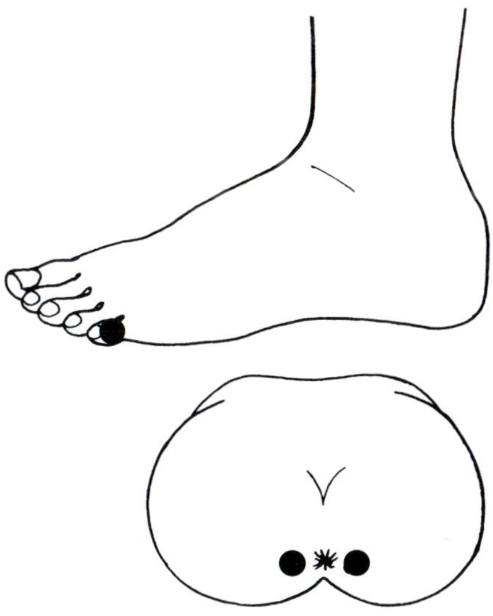

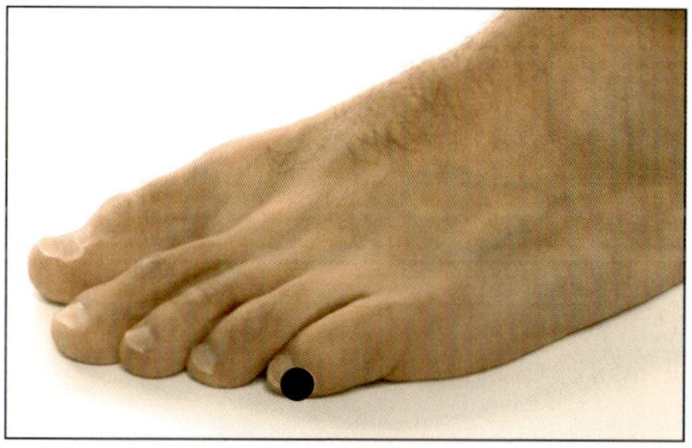

Der erste Punkt befindet sich drei Fingerbreit rechts und links des Anus; der zweite am äußeren Nagelfalzwinkel des kleinen Zehs.

Beim Mann tritt Inkontinenz vor allem nach Operationen an der Prostata auf – oft nur vorübergehend, manchmal aber auch dauerhaft.

Bei Frauen kann eine mehr oder weniger lange Inkontinenz nach schwierigen Entbindungen, etwa einer Zangengeburt oder einem Dammriss, eintreten. Oft ist sie von einem Gebärmutter- oder Blasenvorfall (»Prolaps«) begleitet.

Sowohl Inkontinenz als auch Retention können schließlich als Folge einer Lähmung des Rückenmarks auftreten.

Herkömmliche Behandlung

Vor allem bei der akuten Retention muss dem Kranken Linderung verschafft werden. Dies geschieht durch Einführen eines halbstarren Katheters in die Blase, durch den der Urin abfließen kann. Falls dies nicht möglich ist, wird die Blase direkt durch die Bauchwand punktiert. Das ganze Harnwegssystem wird anschließend untersucht und vor allem eine Röntgenaufnahme angefertigt, um die Ursache und eine nachhaltige Lösung zu finden – was meist auf eine Operation hinausläuft.

Dagegen ist die Inkontinenz viel schwieriger zu behandeln. Doch auch hier kann die Chirurgie helfen: durch Korrektur einer Missbildung oder eine so genannte Plastik, bei der die Blase oder die Gebärmutter wieder an ihrem regu-

Ergänzende Punkte

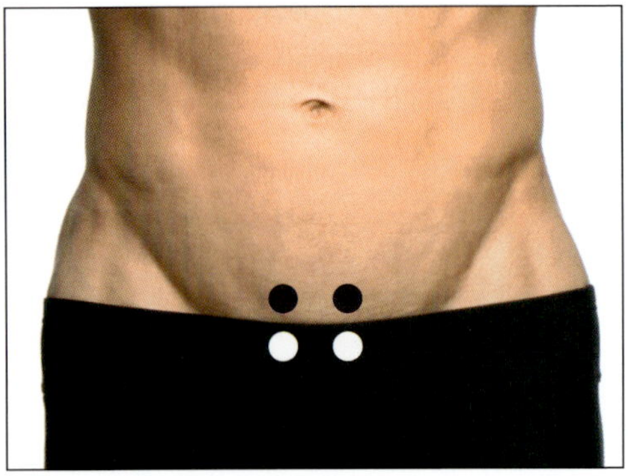

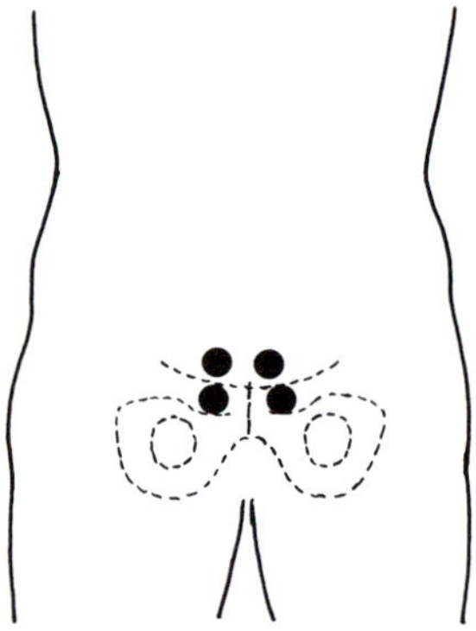

Der erste Punkt liegt auf der Mitte am Schambeinrand, der zweite beidseits auf dem Schambein, einen Fingerbreit unterhalb und seitlich vom ersten Punkt.

lären Platz fixiert wird. Leider sind aber auch nach einer Operation die Ergebnisse nicht immer ganz befriedigend oder dauerhaft.

Stellenwert der Akupressur

Sie ist vor allem in zwei Fällen eine große Hilfe:

- Bei akuter Harnverhaltung kann die Stimulation der Punkte Krämpfe beheben, sodass der Urin abfließen und das Katheterisieren aufgeschoben werden kann.
- Bei Inkontinenz kann regelmäßige Stimulation der Punkte den Zustand bessern.

Akupressurtechnik

Bei Harnverhaltung wird mit dem Finger stimuliert, bis sich Urin entleert. Nicht zu oft erneut stimulieren, sondern die Linderung nutzen, um die Harnwege gründlich untersuchen zu lassen.
Bei Inkontinenz werden die Punkte fünfzehn Minuten lang manuell oder mit Elektroakupunktur stimuliert. Gleichzeitige einfache Beckenbodengymnastik morgens und abends ist sinnvoll: Dabei werden im Wechsel zehnmal die Muskeln des Damms und die Gesäßbacken angespannt und locker gelassen.

Schmerzen

Schmerzen im Brustkorb, Interkostalneuralgie

Definition

Alle Schmerzen im und am Thorax oder Brustkorb, also dem Teil des Körpers zwischen Hals und Bauch.

Krankheitszeichen

Sie sind zahlreich und recht verschieden. Vom harmlosen **Seitenstechen** auf einer kleinen Stelle vor allem auf der linken Seite und am unteren Rippenrand bis zum reißenden Schmerz im Brustkorb oder dem brennenden Schmerz entlang einer Rippe, der so genannten **Interkostalneuralgie.** Der Schmerz kann auch auf den Hals und den Bauch übergreifen oder in den Nacken oder den Arm ausstrahlen. Die Art des Schmerzes hängt weitgehend von der Ursache ab.

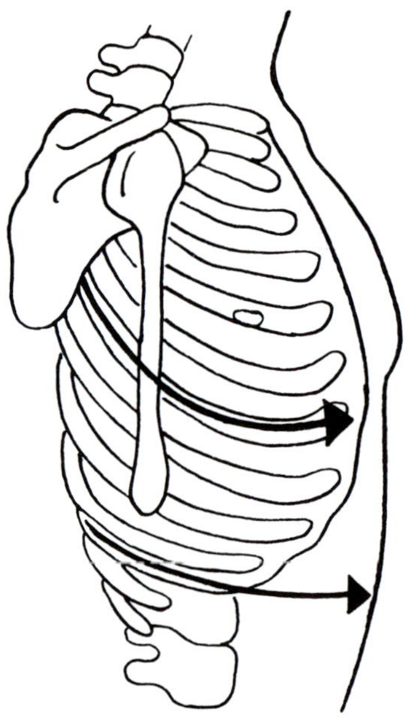

Interkostalneuralgien: die Schmerzen am unteren Rippenbogen strahlen in den Bauch aus.

Ursachen

Sie sind zahlreich und verschieden. Das gewöhnliche Seitenstechen beruht auf der Reizung von Schmerzrezeptoren in der Milz infolge starker Muskelarbeit. Angeblich ließen sich die Athleten im antiken Griechenland dieses Organ entfernen, um schneller laufen zu können.

Schmerzen im Brustkorb können aber auch eine beunruhigende Bedeutung haben, nämlich auf eine Erkrankung des Rippen- oder Lungenfells oder der Lunge hinweisen.

Noch öfter ist das Herz, vor allem die Herzkranzgefäße, Ursache von Brustschmerzen. Wenn sie sich verkrampfen, kommt es zum Angina-pectoris-Anfall mit plötzlichem vernichtendem Schmerz, der in den Brustkorb schießt und meist in den linken Arm ausstrahlt.

Bei der Interkostalneuralgie besteht ein gürtelförmiger Halbseitenschmerz am Brustkorb. Er kann durch eine gebrochene Rippe verursacht sein oder bei einer Gürtelrose auftreten. Der Schmerz kann aber auch einem verrutschten Brustwirbel zu verdanken sein, der auf einen Interkostalnerv drückt.

Herkömmliche Behandlung

Der Verlauf hängt natürlich von der Ursache ab und entsprechend unterschiedlich ist die Behandlung – je nachdem, ob es sich um eine Angina pectoris oder um eine Brustfellentzündung handelt. Darauf können wir an dieser Stelle nicht eingehen.

Dagegen gibt es bei den Interkostalneuralgien praktisch keine Therapie außer Schonung und schmerzstillenden Medikamenten.

Stellenwert der Akupressur

Die besten Erfolge erzielt die Akupressur bei den Interkostalneuralgien. Geradezu konkurrenzlos ist sie bei Neuralgien im Verlauf einer Gürtelrose, Schmerzen infolge von Rippenbrüchen oder Wirbelverschiebungen.

Reguläre Punkte

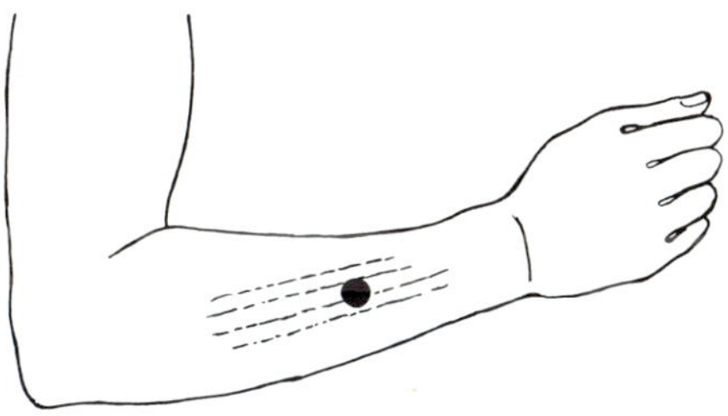

Der Punkt mitten auf der Außenseite des Unterarms.

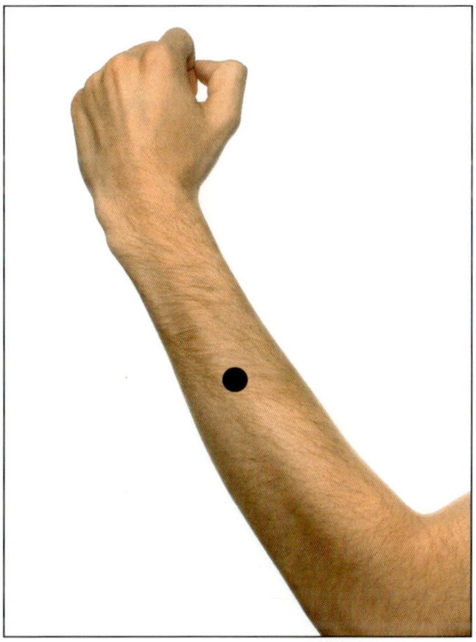

Akupressurtechnik

Die Punkte werden auf der schmerzenden Seite stimuliert, wobei sich die Intensität nach der Schmerzursache richtet. Bei Gürtelrose ist die Elektroakupunktur angebracht – manchmal genügt bereits eine einzige Behandlung. Die Stimulation muss dauern, bis der Schmerz beseitigt ist. Eine energische manuelle Stimulation der Punkte kann aber ebenfalls wirksam sein.

Bei chronischen Schmerzen soll morgens und abends einige Minuten lang stimuliert werden.

Ergänzende Punkte

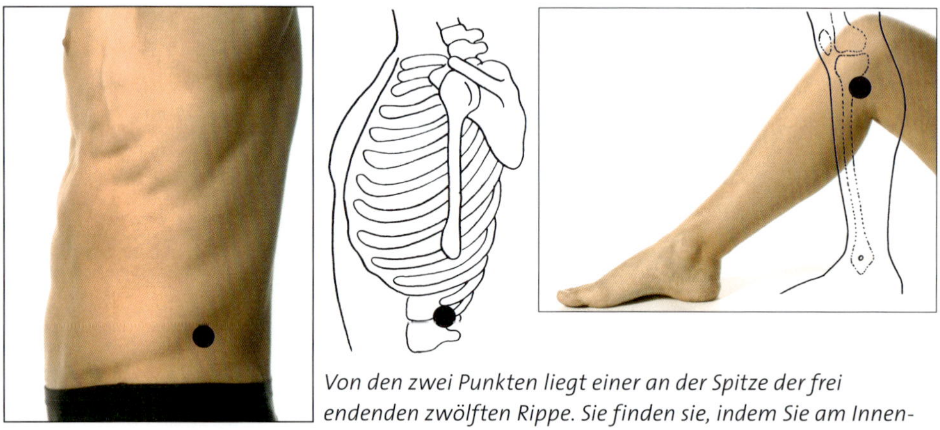

Von den zwei Punkten liegt einer an der Spitze der frei endenden zwölften Rippe. Sie finden sie, indem Sie am Innenrand des Rippenbogens entlang nach hinten tasten. Der zweite Punkt befindet sich an der Innenseite des Unterschenkels unter dem Schienbeinköpfchen an der Kniebeuge.

Gesichtsschmerz

Definition

Alle Schmerzen, die im Gesicht auftreten. Es ist jedoch naheliegend, dass diese Schmerzen ganz verschiedene Ursachen haben können.

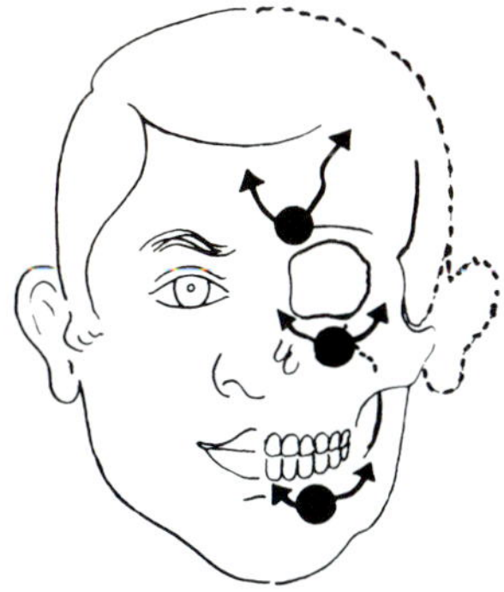

Die drei Äste des Trigeminusnervs mit den zugehörigen Versorgungsgebieten der Haut.

Krankheitszeichen

Alle Erkrankungen der Zähne, der Nase und der Nebenhöhlen können sich mit Gesichtsschmerzen äußern. Der spezifischste Gesichtsschmerz ist die so genannte **Trigeminusneuralgie.**

Trigeminus bedeutet Drilling, woher hat der Nerv diesen merkwürdigen Namen? Weil er je Gesichtshälfte drei Äste hat, die aus einem Nervenknoten im Gehirn hervorgehen: Jeder Ast hat eine Durchtrittsstelle am Gesichtsschädel.

Reguläre Punkte

Der Punkt befindet sich am Unterarm in der Verlängerung des Daumenballens zwei Fingerbreit oberhalb der Handgelenkbeugefalte, wo der Arterienpuls tastbar ist.

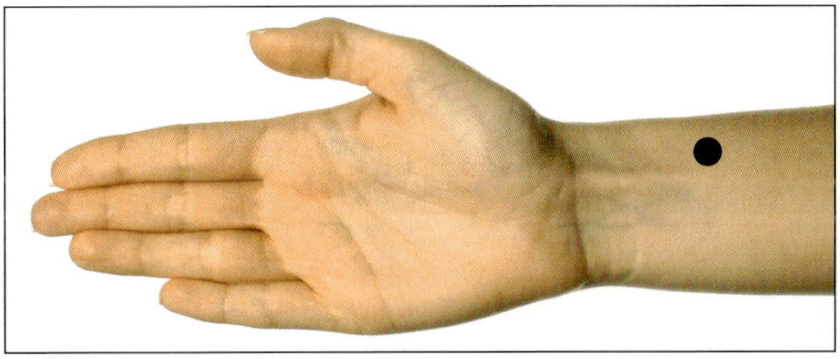

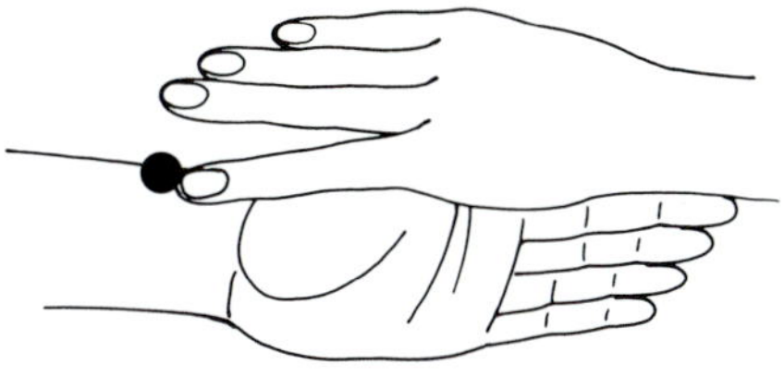

Diese Punkte liegen auf einer leicht gebogenen gedachten Linie übereinander: am Beginn der Augenbraue, unter dem Auge und am Unterkieferknochen.

Nicht nur jeder einzelne Ast dieses Drillingsnervs kann erkranken, sondern auch der Trigeminus insgesamt.

Die typische Form der Gesichtsneuralgie ist unverkennbar. Es handelt sich um einen blitzartig einschießenden Schmerz, wie das Blitzlicht des Fotografen, oft bei Berührung einer bestimmten Stelle an der Wange, dem Zahnfleisch oder der Nase, die so genannte Triggerzone. Der Schmerz hält einige Sekunden an und hindert den Patienten zu essen, die Zähne zu putzen, ja zu sprechen oder zu lachen. Zwischen den Schmerzattacken (die sich aber mitunter häufen können) ist der Patient jedoch im Allgemeinen schmerzfrei.

Bei anderen Patienten wiederum sind die Schmerzen weniger heftig, dafür aber ständig vorhanden und von einer Rötung des Gesichts begleitet. Die Trigeminusneuralgie bleibt jahrelang unverändert bestehen, wobei Phasen relativer Schmerzfreiheit mit Phasen furchtbarer Schmerzen abwechseln.

Ursachen

Es ist unsinnig, die Ursache einer Trigeminusneuralgie in den Nebenhöhlen oder den Zähnen zu suchen. Nicht wenigen unglücklichen Kranken wurden

Ergänzende Punkte

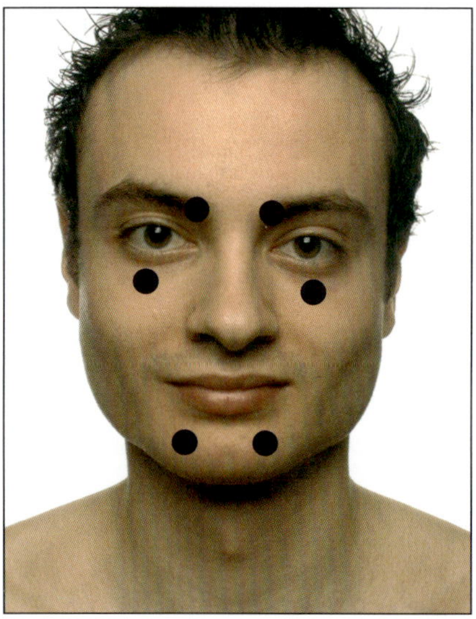

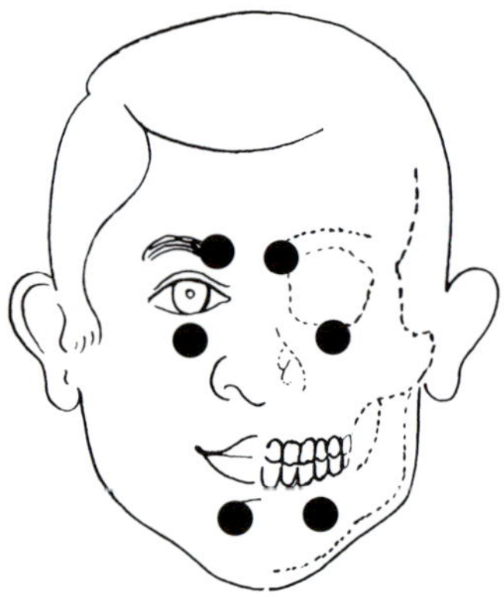

Lage der Punkte: am Beginn der Augenbraue die Austrittsstelle des ersten Trigeminusastes, unter dem Auge in der Mitte des Orbitarandes die des zweiten Astes und zwei Fingerbreit beidseits der Mittellinie des Kinns die des dritten Astes.

ganz ohne Grund Zähne gezogen. Meistens ist die Ursache schwer zu bestimmen und der Nervenast ist entzündet oder durch ein Virus infiziert.

Im letzteren Fall muss an eine Herpesinfektion gedacht werden. Sie äußert sich mit einem Bläschenausschlag, der den Verästelungen des Nervs folgt.

Verlauf

Herkömmliche Behandlung

Die üblichen Analgetika sind unwirksam. Linderung bringen Antiepileptika wie Tegretal und Zentropil. Ihre Wirkung schwächt sich aber allmählich ab und sie sind nicht frei von unerwünschten Wirkungen. Ein Ausweg bleibt noch die Neurochirurgie an dem Nervenknoten, aus dem die Trigeminusäste hervorgehen.

Stellenwert der Akupressur

Die Akupressur nimmt einen wichtigen Platz ein, denn sie hilft tatsächlich, ist gefahrlos und stets zur Hand bei plötzlichen Schmerzattacken.

Akupressurtechnik

Diese Punkte sind besonders nützlich bei plötzlich einschießendem Schmerz, wenn kein anderes Mittel zur Hand ist. Wenn sie mehrmals täglich gründlich stimuliert werden, treten die Anfälle seltener und schwächer auf.

Zweckmäßigerweise sollten die Stimulationen kurmäßig stattfinden: jeden Monat während zwei Wochen jeden Morgen und Abend zehn Minuten lang.

Kopfschmerzen

Definition

Anatomisch erscheint nichts einfacher als die Definition von Kopfschmerz: alle Schmerzen oberhalb des Halses. In Wirklichkeit muss der Begriff dem oberen Teil des Kopfes, nämlich Stirn – Schädeldecke – Schläfen, vorbehalten bleiben.

Krankheitszeichen

Trotz dieser Begrenzung handelt es sich um ein Riesenproblem. Wer hätte nicht schon mal Kopfweh gehabt? Aber dieses Kopfweh hat viele Aspekte.

Zunächst einmal kann der Schmerz an vielen verschiedenen Stellen sitzen: am ganzen Kopf, an der Stirn, den Schläfen, im Nacken, in Augen und Hals ausstrahlend. Dann die Schmerzqualitäten: klopfend, brennend, dumpf oder eher stechend.

Zu all dem kommen noch Begleiterscheinungen wie verstopfte Nase, Drehschwindel, vor allem aber Übelkeit und Erbrechen. Das sind auch die Symptome

---

Reguläre Punkte

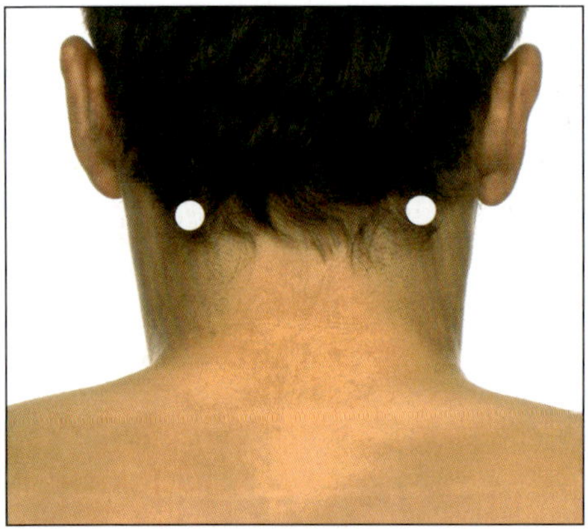

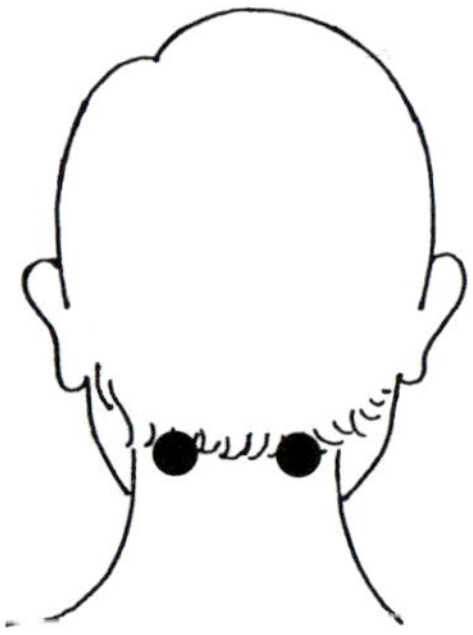

Der Behandlung der Punkte muss eine strenge Analyse der Kopfschmerzen vorausgehen. Ein Punkt darf in jedem Fall stimuliert werden. Er liegt am Hinterhauptbein drei Fingerbreit von der Ohrmuschel in einer kleinen Delle. Seine energische Stimulation bewirkt ein Taubheitsgefühl, das sich über den ganzen Kopf ausbreitet und den Schmerz vertreibt. Außer diesem Punkt müssen unbedingt je nach Sitz des Kopfschmerzes weitere Punkte behandelt werden.

der berühmten »crise de foie« der Franzosen: der Leberkrise, die es in Wirklichkeit nicht gibt. Vielmehr machen Leber und Galle dem Kopf Probleme und nicht umgekehrt.

Aus all diesen Kopfschmerzformen ragt eine hervor: die echte **Migräne,** die die Betroffenen häufig zu purer Verzweiflung bringt. Einer neueren Statistik zufolge leiden 25 Prozent der Bevölkerung unter Migräne. Sie hat also große gesellschaftliche und wirtschaftliche Bedeutung.

Es handelt sich um ein im Allgemeinen erbliches Leiden, das halbseitig auftritt, oft mit Sehstörungen und Aura und mit Verdauungsstörungen einhergeht und einem bestimmten Rhythmus folgen kann, beispielsweise bei Frauen im Zusammenhang mit der Menstruation.

Ursachen

Neben der Migräne sind eigentlich alle Krankheiten von Kopfschmerzen begleitet, vom Fieber bis zur schlichten Erschöpfung. Stets muss zuallererst nach einer örtlichen Ursache gefahndet werden: Sehstörungen, Infektionen der Ohren, der Nebenhöhlen oder der Zähne.

Eine besondere Rolle spielen auch Verrenkungen von Halswirbeln, denn sie können echte Migräneanfälle auslösen.

Ergänzende Punkte

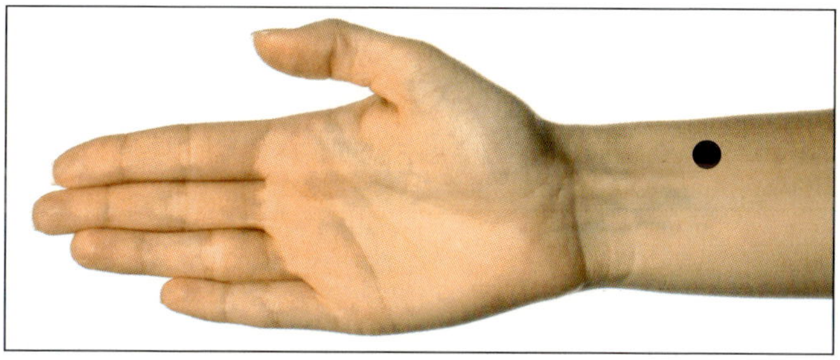

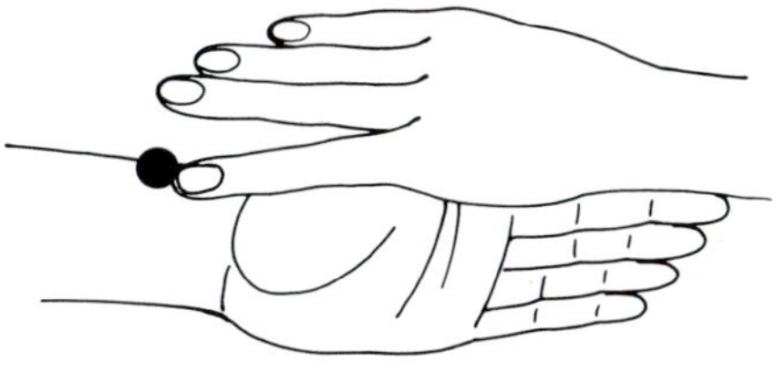

Bei Schmerzen an Stirn und Schläfen befindet sich der ergänzende Punkt an der Innenseite des Unterarms drei Fingerbreit oberhalb der Beugefalte des Handgelenks, wo der Arterienpuls zu tasten ist. Dieser Punkt wirkt über die Gegenseite (kontralateral): Wenn der Schmerz an der linken Kopfseite sitzt, stimulieren Sie den Punkt am rechten Arm und umgekehrt.

Bei den Amerikanern schließlich hat der psychogene Schmerz, der moralische Druck, eine so große Bedeutung wie bei den Franzosen die »crise de foie«.

Herkömmliche Behandlung

Die gebräuchlichen Medikamente bestehen aus chemischen Verbindungen, die Nebenwirkungen haben und bei wiederholter Anwendung nicht ungefährlich sind. Hierzu zählen außer der einfachen Acetylsalicylsäure (Aspirin), die selten ausreichend wirksam und überdies nicht ohne unerwünschte Wirkungen ist, stärker wirkende Substanzen wie die so genannten Serotoninantagonisten oder Mutterkornalkaloide.

Stellenwert der Akupressur

Sie sollte an erster Stelle stehen. Im Allgemeinen ist sie bei allen Kopfschmerzen sehr wirksam und frei von unerwünschten Wirkungen.

Akupressurtechnik

Bei Kopfschmerzen werden die jeweiligen Punkte sehr kräftig massiert, bis der Schmerz verschwindet.

Ergänzende Punkte

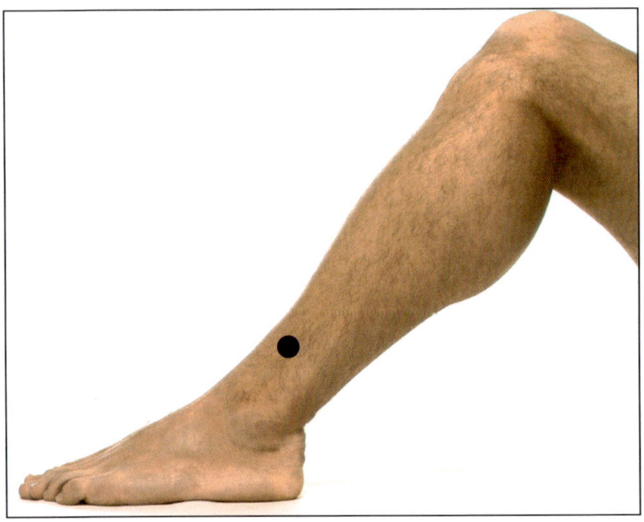

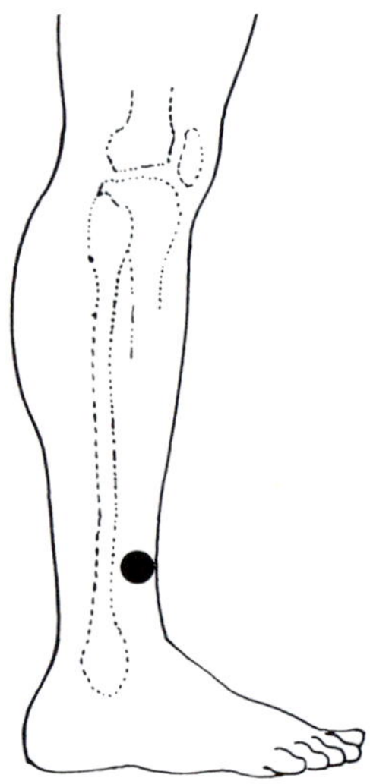

Bei Schmerzen am Oberkopf liegt der zu behandelnde Punkt an der Außenseite des Unterschenkels vor dem Wadenbein, eine Handbreit über dem Knöchel.

Um das Auftreten der Schmerzen, etwa während der Menstruation, zu verhindern, kann man diese Punkte morgens und abends einige Minuten behandeln. In diesem Fall sollte man der Elektroakupunktur den Vorzug geben.

So gelingt es auch, die Häufigkeit und Schwere der Migräneanfälle zu verringern.

Ergänzende Punkte

Der ergänzende Punkt bei Nackenschmerzen befindet sich in der Verlängerung des kleinen Fingers am Ende der Lebenslinie. Bei linksseitigem Kopfschmerz behandeln Sie die rechte Hand und umgekehrt.

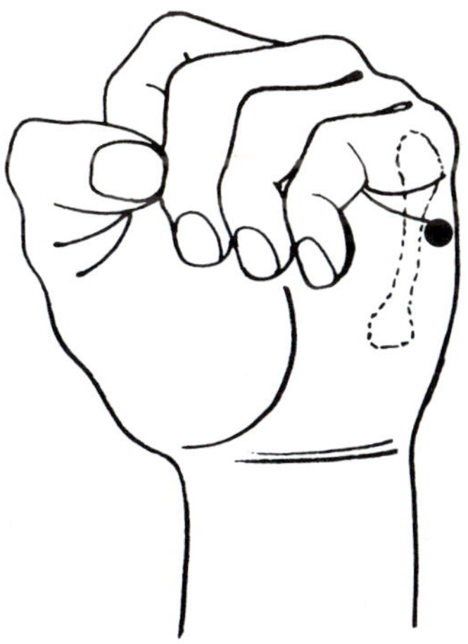

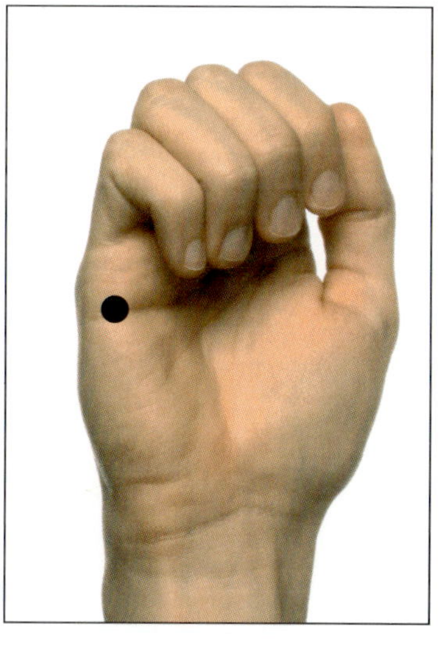

Haut

Erfrierungen

Definition

Kleine, oberflächliche Geschwürbildungen an peripheren Körperstellen, die starker Kälte ausgesetzt waren, beispielsweise Zehen, Finger, Ohren, Nase.

Krankheitszeichen

Anfangs entstehen meist kleine rötlich glänzende schmerzhafte Blasen. Dabei kann es bleiben, doch oft platzen die Blasen, das Gewebe wird nekrotisch und blutig-serös. Die Gewebeschäden fließen zusammen und können dann beispielsweise den Rand eines Ohrs oder die Ferse überziehen. Frostbeulen sind sehr schmerzhaft. Die Wunden heilen spontan oder ohne Behandlung langsam ab und hinterlassen eine weißliche Narbe.

Ursachen

Frostbeulen sind die Folge von Entzündungen kleiner Gefäße unter der Haut, anscheinend aufgrund einer gewissen Veranlagung. Auch unzureichende

Reguläre Punkte

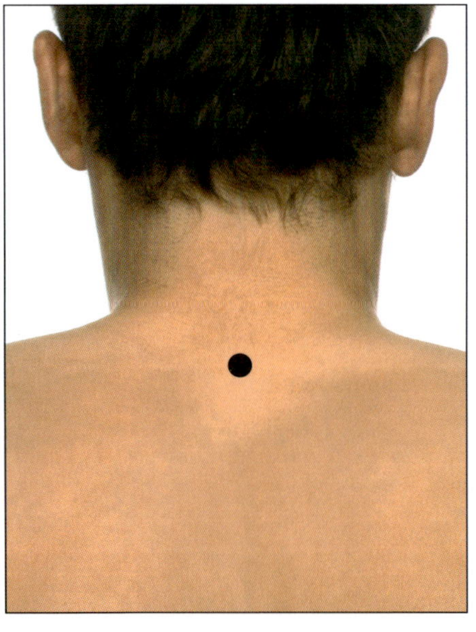

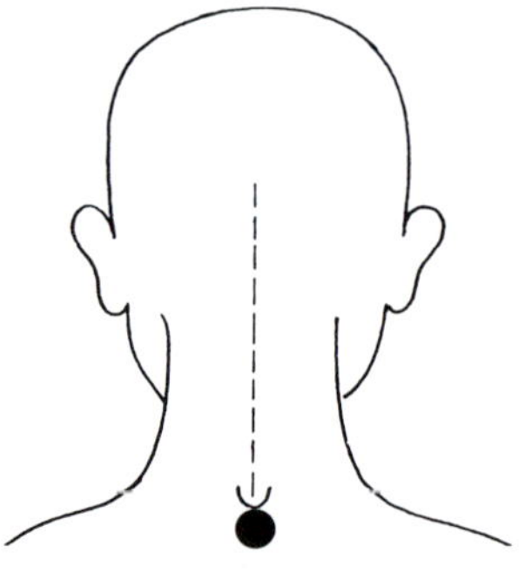

Der reguläre Punkt befindet sich im Nacken unter dem Dornfortsatz des siebten Halswirbels.

Ernährung spielt dabei eine große Rolle: Während der Kriege in Mitteleuropa gab es viele Erfrierungsschäden. Heute sind diese viel seltener geworden.

Herkömmliche Behandlung

Neben hochwertiger Kälteschutzkleidung (Fausthandschuhe, Mütze mit Ohrenklappen) wird die Einnahme von Vitaminen oder gefäßerweiternden Medikamenten empfohlen.

Stellenwert der Akupressur

Als akute Notfallbehandlung bewirkt sie eine Schmerzlinderung. Sie hilft, neue Erfrierungen und Rezidive zu verhüten.

Akupressurtechnik

Zur Linderung die regulären Punkte drei bis vier Minuten massieren, ebenso die weiteren Randzonen um jede Erfrierung.
Vorbeugend, sobald der Winter beginnt, morgens und abends die Punkte zwei bis drei Minuten massieren.

Ergänzende Punkte

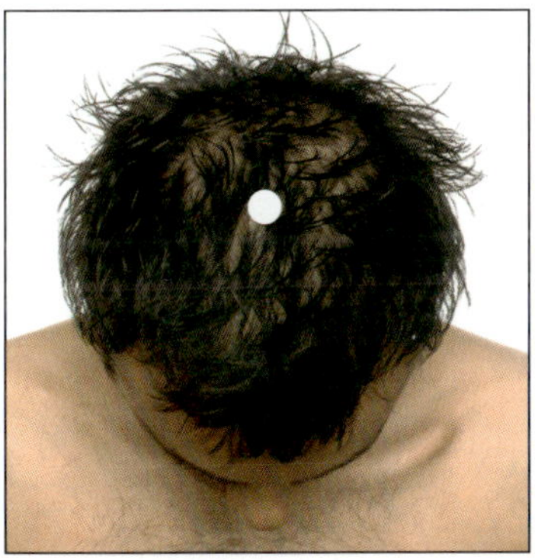

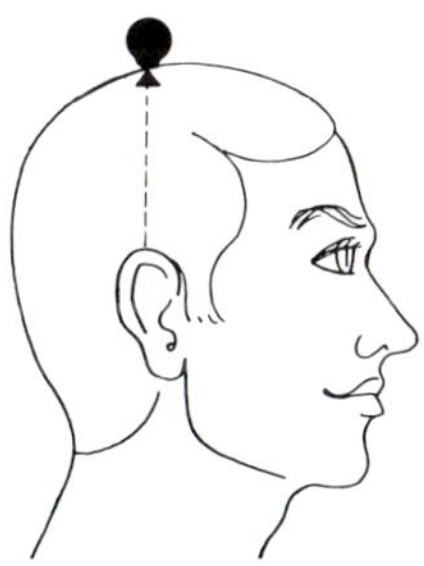

Ein Punkt befindet sich auf dem Scheitel in der Mitte der Verbindungslinie zwischen den Ohrmuscheln; der andere auf der Fußsohle in der Delle, die entsteht, wenn man die Zehen krümmt.

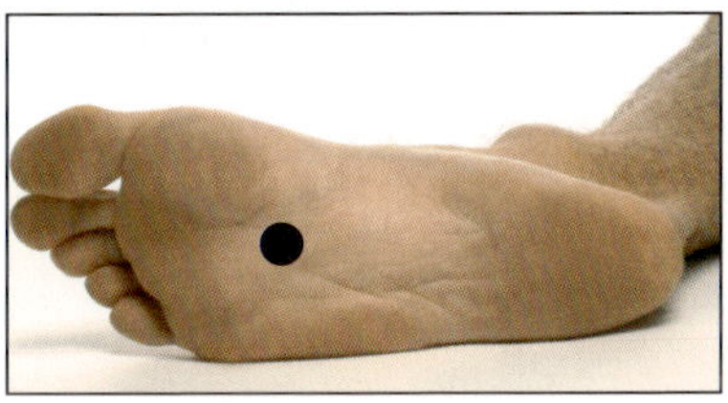

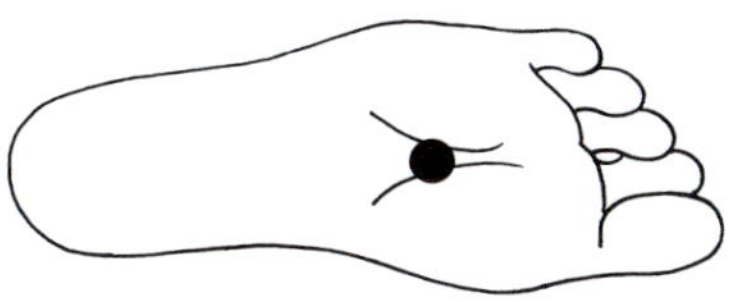

Gürtelrose, Windpocken, Herpes simplex

Definition

Allen drei Krankheiten ist gemeinsam, dass sich ein Bläschenausschlag auf der Haut bildet. Außerdem sind sie sämtlich durch Viren der Herpesfamilie verursacht.

Krankheitszeichen

Die Gürtelrose, fachsprachlich Herpes zoster oder einfach Zoster, ist eine merkwürdige Krankheit. Die Infektion folgt dem Verlauf eines Nervs, über dem sich auf geröteter Haut Haufen kleiner Bläschen bilden. Dieser Ausschlag wird von Fieber und heftigen brennenden, stechenden und reißenden Schmerzen begleitet. Nachdem der Ausschlag abgeheilt ist, kann Monate oder Jahre danach noch ein Nervenschmerz weiter bestehen (Postzosterneuralgie). Er kann extrem quälend sein.

Punkte bei Zoster von Interkostalnerven

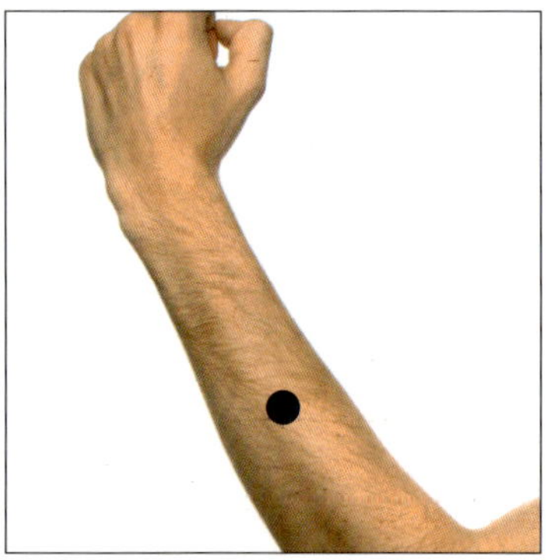

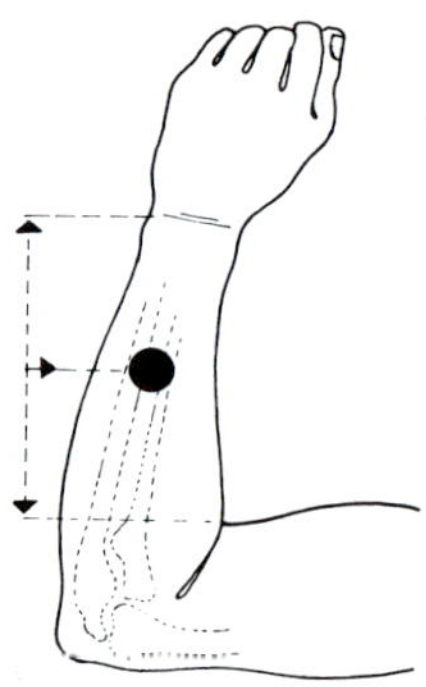

Der reguläre Punkt für die Behandlung des **Interkostalzosters** *befindet sich außen am Unterarm auf der Mitte der Verbindungslinie zwischen Ellenbeuge und Handgelenkfalte; die ergänzenden Punkte am kleinen Zeh vor dem Grundgelenk und am äußeren Nagelfalzwinkel.*

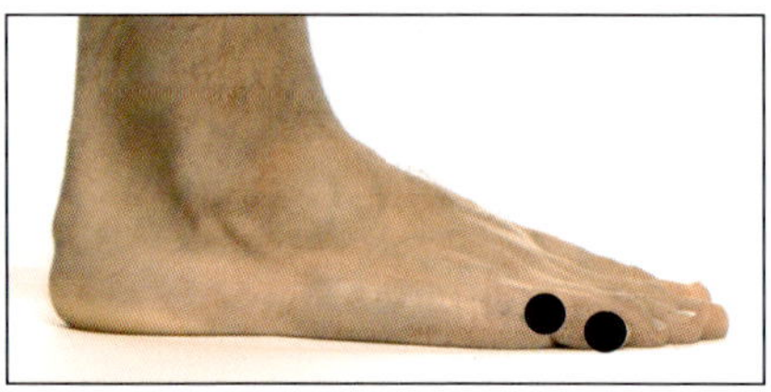

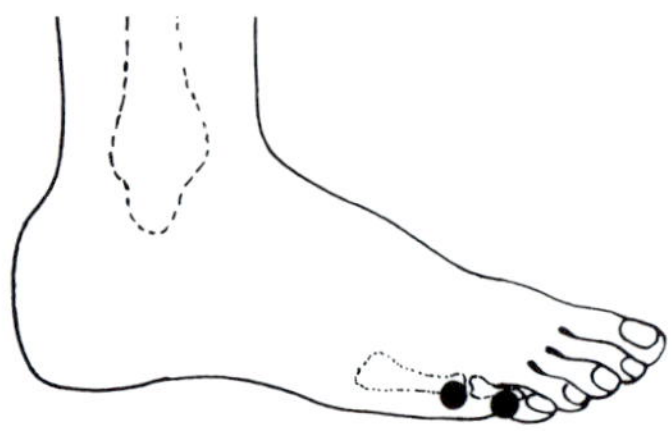

Da überall Nerven unter der Haut liegen, kann der Zoster an beliebigen Stellen aus der Haut »hervorkommen« – in der Regel jedoch einseitig. Eine Gürtelrose tritt rechts oder links, aber praktisch nie beidseitig auf.

Der häufigste Ort ist der Oberkörper, bandförmig an einem Interkostalnerv entlang: Bei dem Erkrankten können auf einer Oberkörperhälfte zwei Segmente am Rücken, eines an der Seite und eines oder zwei auf der Brust von dem Ausschlag befallen sein. Man spricht dann auch von Dermatomen.

Der Zoster kann aber auch an anderen Stellen auftreten, besonders im Gesicht: Eine der gefährlichsten Formen ist der Zoster ophthalmicus (Befall des ersten Trigeminusastes). Der Ausschlag breitet sich über die Stirn und die behaarte Kopfhaut aus. Die Hauptgefahr ist allerdings das Übergreifen der Infektion auf das Auge mit dem Risiko von Keratitis, Durchbruch in das Auge und bleibender weißer Hornhautnarbe.

Warum werden die ziemlich harmlosen Windpocken mit den Zostererkrankungen abgehandelt? Weil beide Krankheiten zusammenhängen. Ein Zosterpatient kann seine Viren auf Kinder übertragen (durch Schmier- und Tröpfcheninfektion). Man vermutet, dass sich das Virus an Nervenknoten festsetzt und inaktiv ruht, bis es später beim Erwachsenen aktiv wird und eine Gürtelrose auslöst.

Punkte bei Herpes am Auge

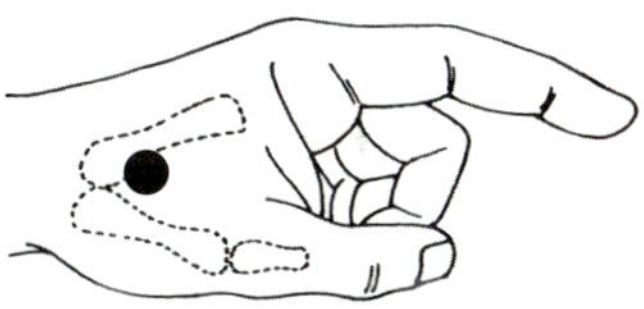

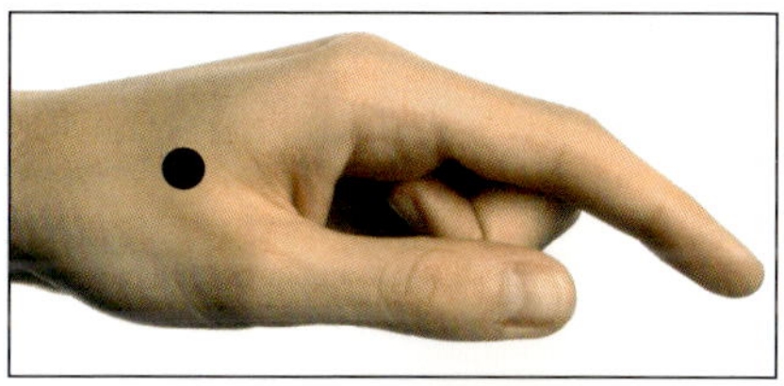

Ein Punkt für den **Herpes am Auge** *befindet sich über dem Zeigefinger vor dem Winkel, den der zweite Mittelhandknochen mit dem Daumen bildet; der zweite Punkt am äußeren Nagelfalzwinkel des zweiten Zehs.*

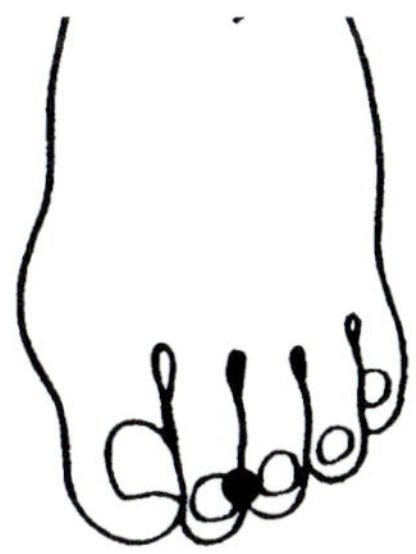

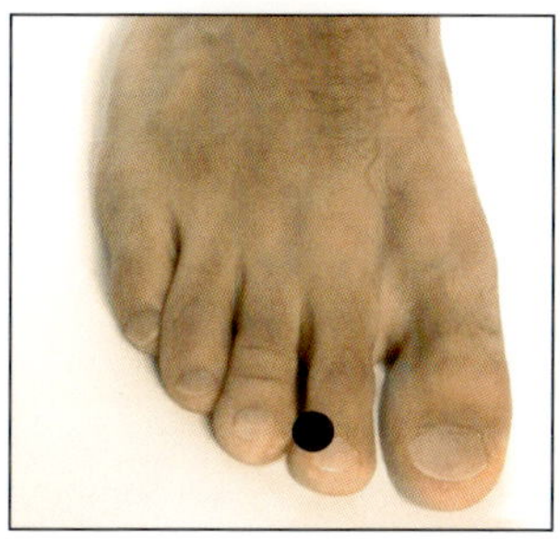

Auch der Windpockenausschlag besteht aus kleinen Bläschen, die allerdings den ganzen Körper und die Schleimhäute bedecken und sich in mehreren Schüben während zwei bis drei Wochen entwickeln.

Herpes simplex ist sozusagen ein kleiner Zoster. Er bildet nur ein oder zwei kleine Ausschläge auf der Haut oder Schleimhaut. Dieser Herpes tritt aber immer wieder auf und immer an den gleichen Stellen: Lippen, Nase oder Gesäß. Besonders tückisch ist der Herpes am männlichen und weiblichen Genitale und an der Bindehaut des Auges. Es treten die gleichen Komplikationen wie beim Zoster auf.

Bei schwangeren Frauen kann der Genitalherpes während der Geburt auf das Baby übertragen werden und bei diesem eine schwere Entzündung des Gehirns auslösen.

Ursachen

Wir wissen bereits, dass die drei Krankheiten durch Viren derselben Familie ausgelöst werden: Varizellen- (Windpocken), Zoster- (Gürtelrose) und mindestens zwei Varianten von Herpes-simplex-Viren (HSV). Der eine Typ von HSV ist wahrscheinlich auch an Krebserkrankungen, besonders dem Gebärmutterhalskrebs, beteiligt.

Punkte bei Windpocken

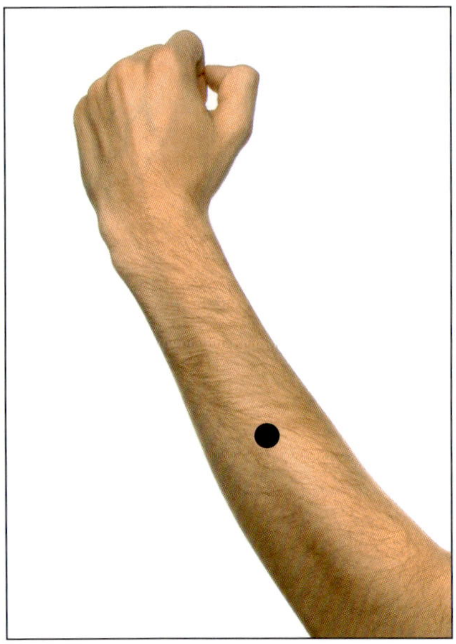

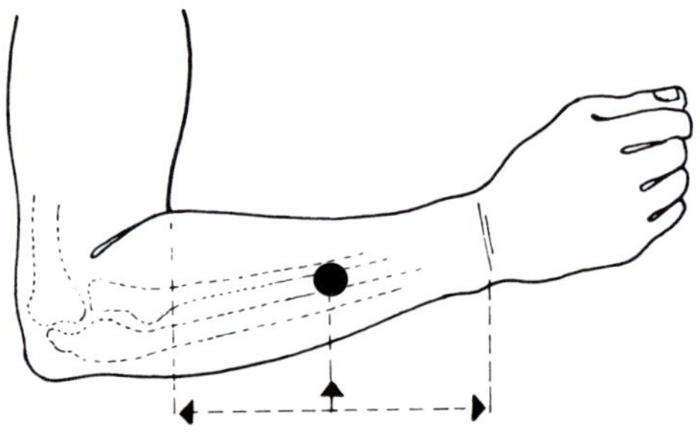

Bei **Windpocken** *wird der erste Punkt für Interkostalzoster stimuliert: an der Außenseite des Unterarms in der Mitte der Verbindung zwischen Beugefalte des Ellenbogens und des Handgelenks.*

Herkömmliche Behandlung

Je nach Virustyp werden ähnlich wirkende Pharmazeutika wie Aciclovir, Penciclovir oder Brivudin verordnet. Sie sind bei schweren Herpesinfektionen sehr wirksam, haben aber natürlich auch unerwünschte Nebenwirkungen und werden mitunter schlecht vertragen. Durch rechtzeitige Behandlung mit Aciclovir lässt sich die gefürchtete Postzosterneuralgie vermeiden.

Stellenwert der Akupressur

Zoster ist die ideale Indikation für die Akupressur. Der regelmäßige, schnelle Eintritt der Besserung ist stets überraschend, auch für erfahrene Ärzte.

Akupressurtechnik

Je nach Lokalisation des Herpes werden spezielle Punkte behandelt. Die entsprechenden Punkte müssen energisch stimuliert werden:

- durch kräftige, mindestens halbstündige Massage oder
- durch intensive Elektroakupunktur.

Nicht selten erlebt man, dass der vor der Behandlung schwer leidende Kranke weitgehend schmerzfrei wird, zugleich der Ausschlag abtrocknet und innerhalb 24 Stunden abklingt.

Punkte bei Windpocken

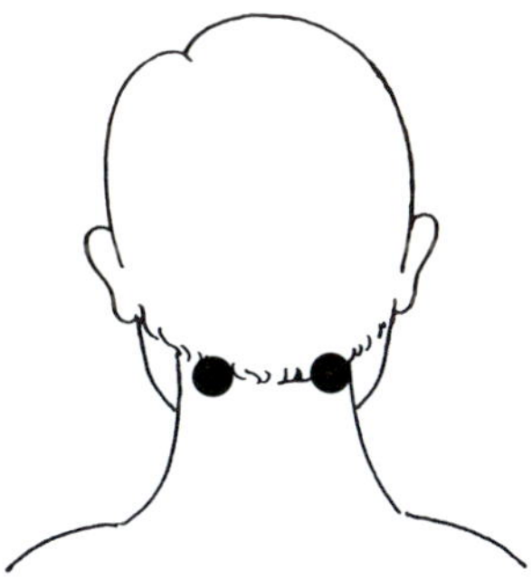

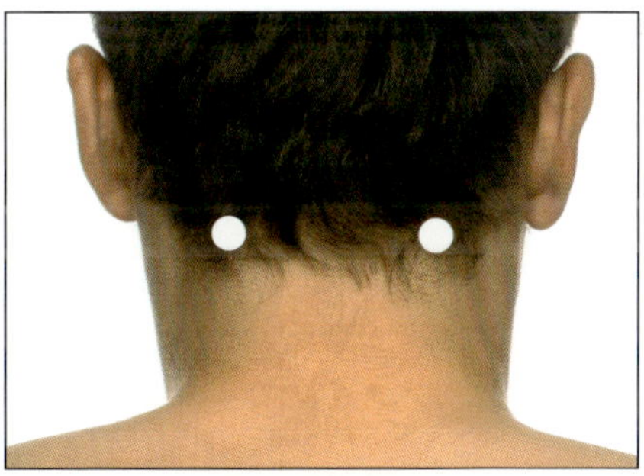

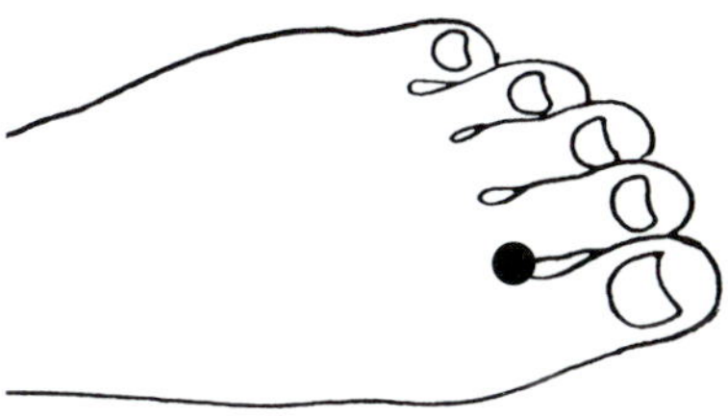

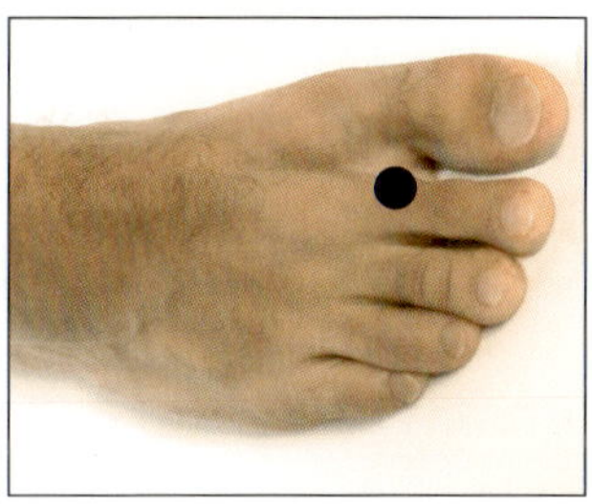

Von den ergänzenden Punkten befindet sich der eine im Nacken am unteren Rand des Schädels in einer Mulde zwei Fingerbreit hinter der Ohrmuschel; der andere am Grundgelenk des zweiten Zehs neben dem Großzeh.

Schuppenflechte und andere trockene Hautausschläge

Definition

Unter den so genannten trockenen Hautausschlägen ist die Schuppenflechte oder Psoriasis die häufigste Form.

Krankheitszeichen

Charakteristisch sind mehr oder weniger runde rote Ausschläge, die von hellen Schuppen bedeckt sind und sich schälen. Die Schuppen nennt man fachsprachlich Squamae.

Meist finden sich mehr oder weniger großflächige einzelne Herde an bestimmten Stellen des Körpers, wie Ellenbogen und Knie, die im Allgemeinen nicht jucken.

Manchmal werden die Herde größer und fließen zusammen, sodass sie fast den ganzen Körper des Patienten bedecken. Er verliert dann jede Menge

Reguläre Punkte

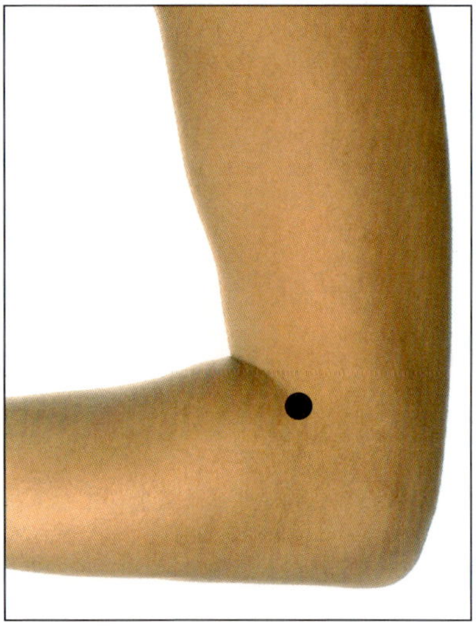

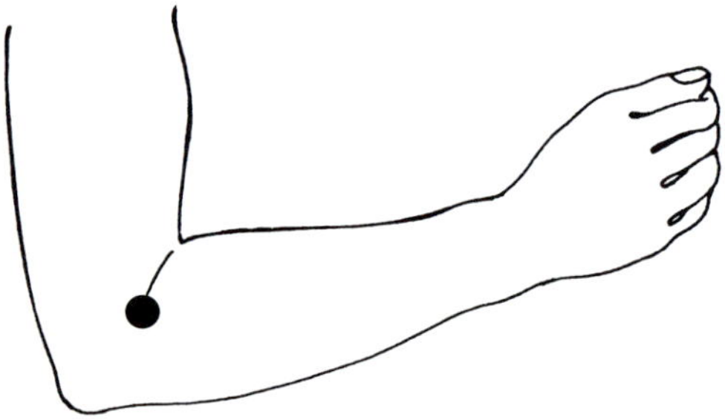

Der erste Punkt befindet sich am äußeren Ende der Beugefalte des Ellenbogens.

Schuppen. Manchmal befällt die Psoriasis auch nur eine Stelle am Körper, etwa die Handflächen und Fußsohlen oder die behaarte Kopfhaut (eine der seltenen juckenden Schuppenflechten). Eine weitere Form zerstört die Finger- und Zehennägel.

Bei manchen Formen ist die Abgrenzung gegenüber anderen Hautkrankheiten (Flechten) schwierig.

Im Allgemeinen begleitet die Psoriasis den Patienten ein Leben lang mit Schüben und Phasen der Besserung. Auch leichte Verläufe machen den Betroffenen das Leben schwer. Sie haben große Hemmungen, sich auszuziehen oder baden zu gehen, weil immer dann die Schuppen fliegen.

Ursachen

Sicheres weiß man nicht. Bei manchen liegt es in der Familie, bei anderen tritt die Krankheit im Gefolge von Infektionen, seelischen Erschütterungen oder im Rahmen so genannter Autoimmunkrankheiten auf, bei denen Abwehrreaktionen des Immunsystems außer Kontrolle geraten und sich gegen den eigenen Körper richten.

Reguläre Punkte

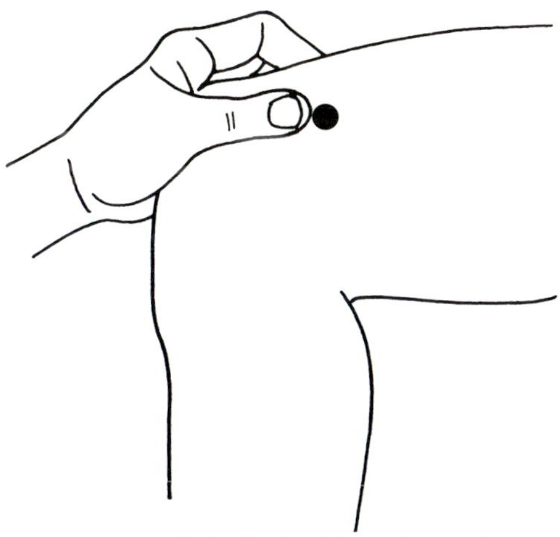

Der zweite Punkt befindet sich an der Vorderseite des Oberschenkels: wenn die Hohlhand auf der Kniescheibe liegt, berührt die Daumenspitze bei gespreizten Fingern den Punkt.

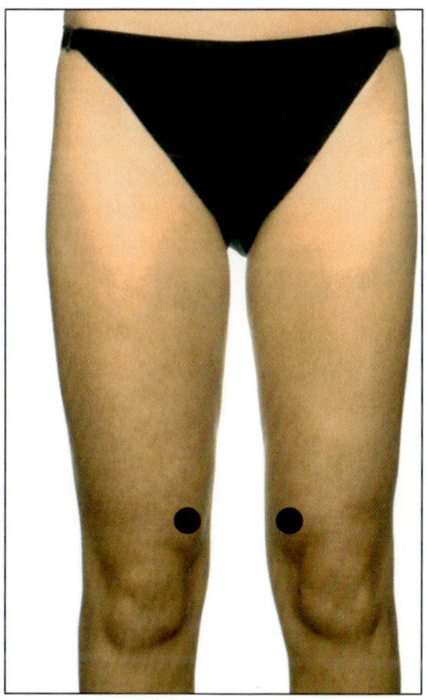

Herkömmliche Behandlung

Eine gezielte Therapie gibt es nicht. Bei wenigen oder kleinen Herden ist eine Behandlung mit Teerpräparaten oder Kortison möglich. Eine großflächige Schuppenflechte muss systemisch behandelt werden. Neuester Stand ist die Einnahme von so genannten fototoxischen Psoralenen plus Ultraviolettbestrahlung (UVA).

Bei all diesen Behandlungen ist der Pfad zwischen Wirksamkeit und gefährlichen Wirkungen allerdings sehr schmal.

Stellenwert der Akupressur

Die Erfolge der Akupressurbehandlung sind sehr schwankend. Bei derart unvorhersehbar verlaufenden Krankheiten kann man sich nur schwer ein Urteil erlauben.

Akupressurtechnik

Bei einem derart hartnäckigen Leiden muss auch die Behandlung hartnäckig sein. Die Massage mit dem Finger sollte zwei- bis dreimal täglich mehrere Minuten lang erfolgen.

Ergänzende Punkte

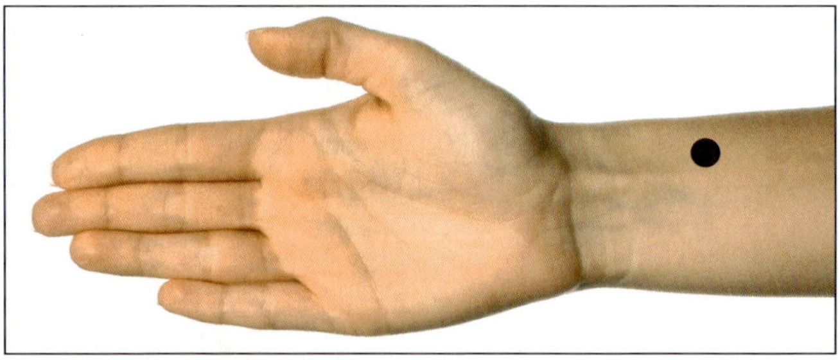

Vom Rand der Herde kreuzweise und punktförmig die Haut kneifen. Gesicht und behaarte Kopfhaut: den Punkt am Unterarm stimulieren, wo der Puls schlägt, drei Fingerbreit oberhalb der Beugefalte des Handgelenks.

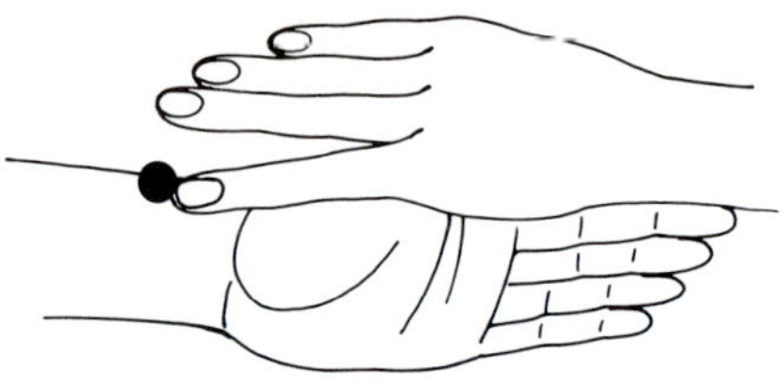

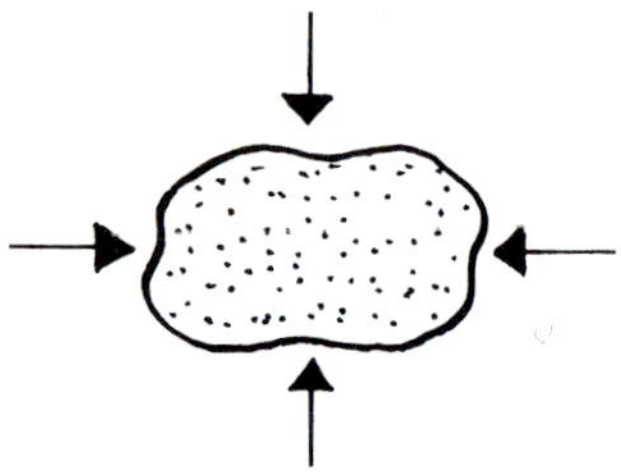

Die kontinuierliche Stimulation ist einen Versuch wert, da sich auf diese Weise ein Schub mildern und der Verlauf der Krankheit verlangsamen lässt, sodass sich der Zustand des Patienten bessert.

Ergänzende Punkte

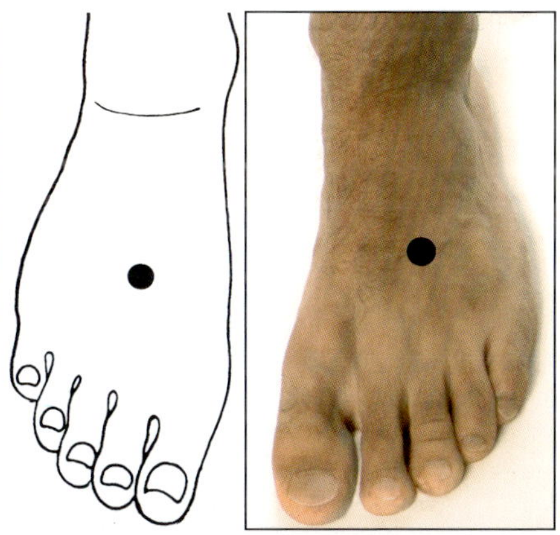

Bei Psoriasis der Fußsohlen der Punkt mitten auf dem Fußrücken am Beginn des Vorderfußes.

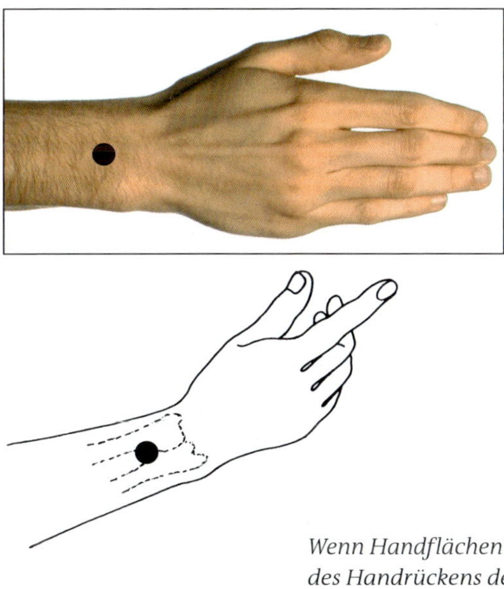

Wenn Handflächen und Nägel betroffen sind: direkt oberhalb des Handrückens der Punkt zwischen Elle und Speiche.

Ekzem

Definition

Hautkrankheit mit ständigem rotem Ausschlag, meist von winzigen Bläschen (»Vesikeln«) bedeckt und mit fürchterlichem Juckreiz einhergehend.

Krankheitszeichen

Bei Ekzemen ist vom kleinen Herd an beliebiger Stelle bis zum generalisierten Ekzem, das fast den ganzen Körper bedeckt, alles möglich. Manche Lokalisationen sind besonders unangenehm, etwa im Gesicht, oder schmerzhaft, etwa im Genitalbereich.

Es gibt viele verschiedene Formen des Ekzems: trocken, krustenbildend, rissig oder aber nässend und ein gelbliches Sekret absondernd.

Ekzeme können überinfiziert werden oder verhärten. Dies geschieht häufig bei alten Ekzemen, die »lichenifizieren«.

Allen diesen Fällen ist eins gemeinsam: das Jucken, das sich je nach Ausprägung des Ekzems von vorübergehend lästig bis zur Dauerqual steigern kann.

Reguläre Punkte

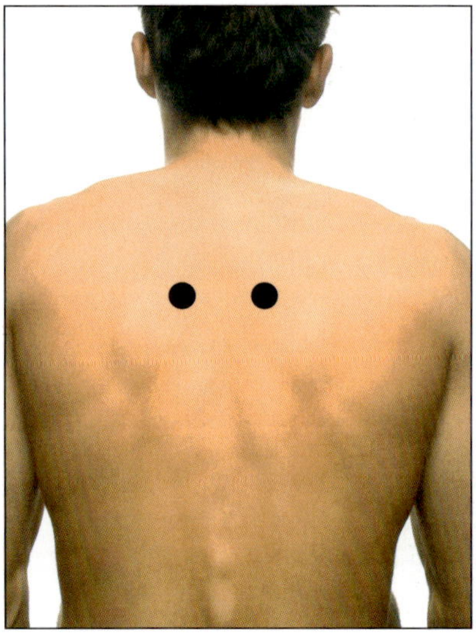

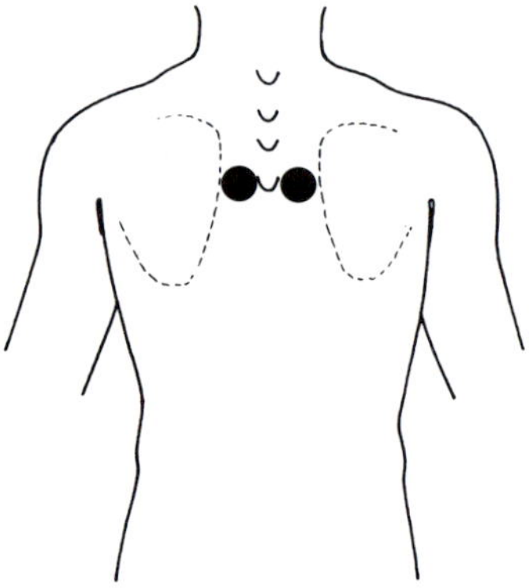

Der erste Punkt befindet sich am Rücken zwei Fingerbreit beidseits des Dornfortsatzes des dritten Brustwirbels.

Ekzeme sind sehr eigensinnig und unvorhersehbar. Vom einfachen Herd, der spurlos abheilt, bis zum chronischen Ekzem, das den Patienten lebenslang plagt. Insgesamt handelt es sich um eine sehr hartnäckige Krankheit.

Ursachen

Beim Ekzem sind zwei große Gruppen zu unterscheiden. Am bekanntesten und am häufigsten ist das allergische Ekzem. In diesem Fall reagiert die Haut empfindlich auf bestimmte, meist chemische Stoffe wie etwa Haushaltsreiniger, Leder, Kautschuk oder dekorative Kosmetik (Wimperntusche, Nagellack usw.). Auch pflanzliche oder tierische Stoffe (bestimmte Kräuter, Katzenhaare usw.) können die Auslöser sein. Oft handelt es sich um Kontaktallergien an den Händen oder im Gesicht. Die zunehmende Menge an modernen chemischen Produkten hat zu einer wahren Explosion der allergischen Ekzeme geführt.

Das atopische Ekzem besteht dagegen von Geburt an und macht sich in den ersten Lebensmonaten bemerkbar. Die Ursachen sind vielfältig – meist ist allerdings eine erbliche Komponente beteiligt.

Im Übrigen sollte man sich darüber klar sein, dass sich aus jeder Hautkrankheit ein Ekzem entwickeln kann.

Reguläre Punkte

Der zweite Punkt befindet sich in der Mitte der Beugefalte des Kniegelenks.

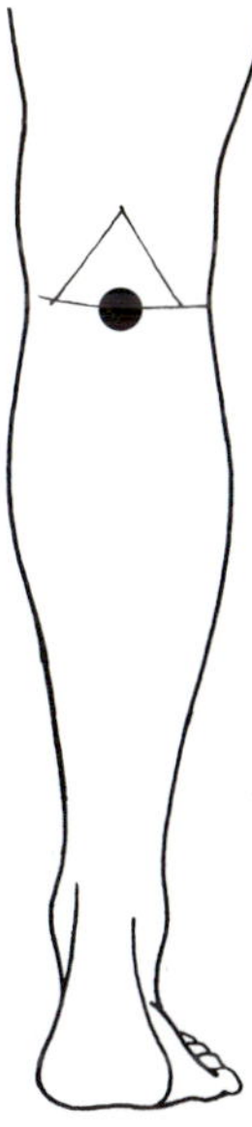

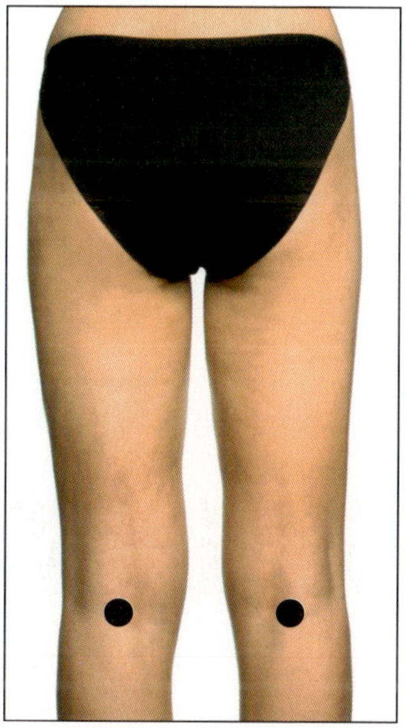

Herkömmliche Behandlung

Beim allergischen Ekzem muss versucht werden, den Auslöser nachzuweisen, damit der Erkrankte ihn meiden (Berufswechsel, andere Wasch- und Putzmittel und Kosmetika) oder man ihn mit kleinen Mengen des Allergens desensibilisieren kann. Letzteres macht der Allergologe.

Man muss sich allerdings darüber klar sein, dass dies ein langwieriges Unterfangen und der Erfolg oft nicht dauerhaft ist. Denn kaum ist der Patient die eine Allergie los, reagiert er schon auf einen neuen (manchmal verwandten) Stoff allergisch.

In den meisten Fällen muss versucht werden, die Entzündung zu bekämpfen. Die bekanntesten entzündungshemmenden Mittel sind Kortison und seine Derivate, die entweder systemisch (Tabletten, Spritzen) oder lokal (Lotionen, Salben) wirken.

Kortison ist jedoch ein zweischneidiges Schwert. Es bewirkt zwar meist eine überwältigende Besserung, hat aber auch oft nicht nur einen gefährlichen »Rebound«-Effekt nach Beendigung der Behandlung, sondern nicht selten alle möglichen unerwünschten Nebenwirkungen zur Folge.

Ergänzende Punkte

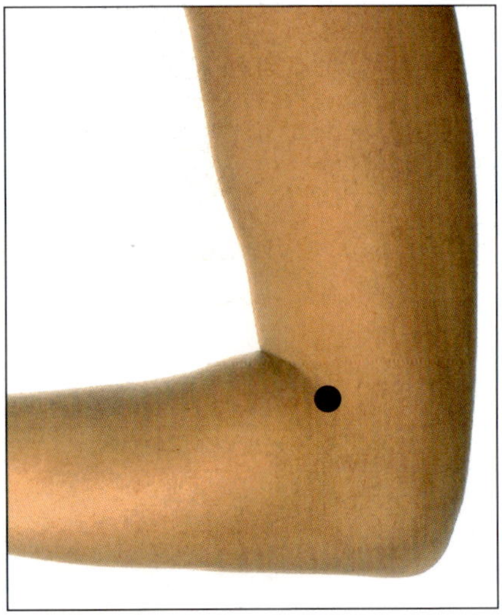

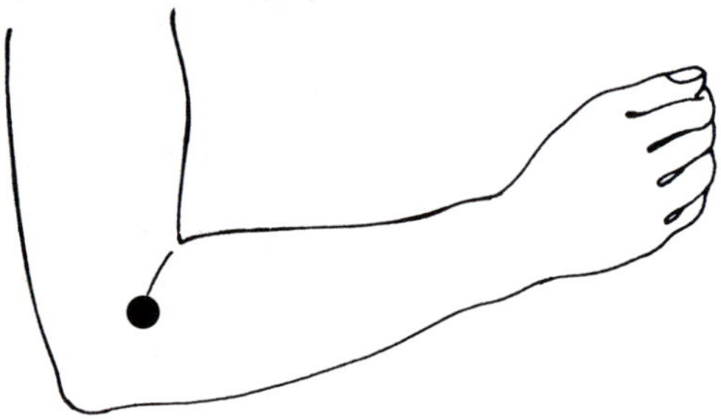

Der erste Punkt befindet sich am äußeren Ende der Beugefalte des Ellenbogens.

Stellenwert der Akupressur

Bei Ekzemen ist die Akupressur recht nützlich. Die Krankheitsbilder beim Ekzem sind so verschieden, dass man oft schwerlich von Heilung sprechen kann. Dennoch ist jedes gefahrlose Verfahren zu empfehlen, das einen akuten Schub lindern oder einen chronischen Zustand allmählich bessern kann.

Akupressurtechnik

In allen Fällen sollten zwei reguläre Punkte immer systematisch behandelt werden; bei chronischen und hartnäckigen Ekzemen wird die Wirkung über die ergänzenden Punkte verbessert.

Bei akutem Aufflackern des Ekzems werden die Punkte einige Minuten energisch stimuliert. Bei Bedarf wird die Behandlung wiederholt.

Beim chronischen Ekzem wird mehrmals täglich stimuliert.

Ergänzende Punkte

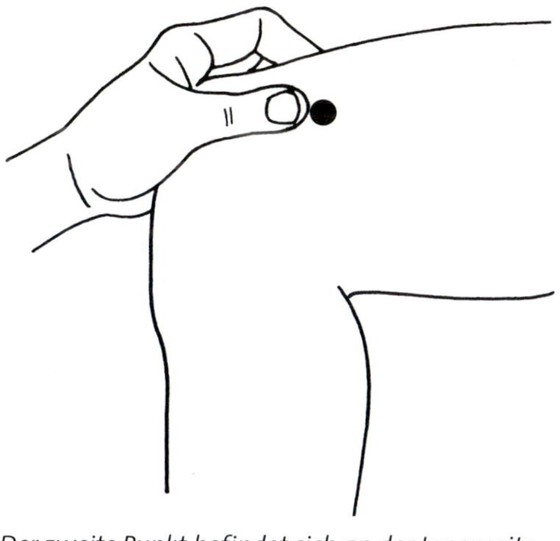

Der zweite Punkt befindet sich an der Innenseite des Oberschenkels. Wenn Sie das Knie mit der Hand umfassen, zeigt die Daumenspitze direkt auf den Punkt.

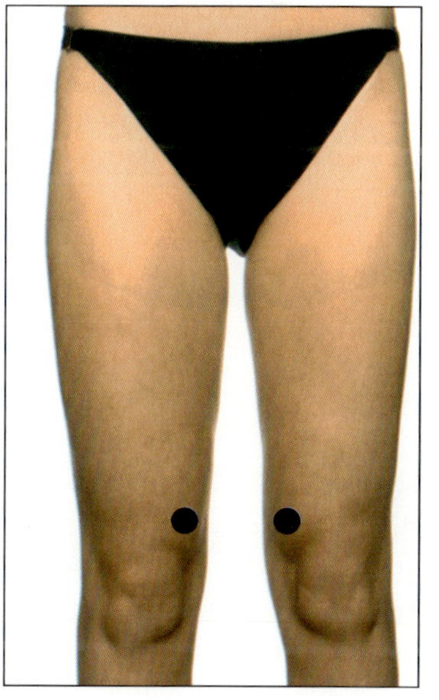

Nesselsucht und Schwellungen im Gesicht

Definition

Rote, rosa oder weiße Quaddeln, die – sehr wichtig für die Diagnose – verschwinden, wenn man darauf drückt, und dann sofort wiederkehren. Daran kann man sie von anderen Hautkrankheiten, beispielsweise das Ekzem, unterscheiden.

Krankheitszeichen

Nesselsucht *(Urtikaria)* ist äußerst unangenehm: sie sticht, spannt, brennt Tag und Nacht.

Neben den häufigen großflächigen Herden sind zwei besondere Formen zu unterscheiden:

- Die Nesselsucht am ganzen Körper, wobei die Herde miteinander verschmelzen.

Reguläre Punkte

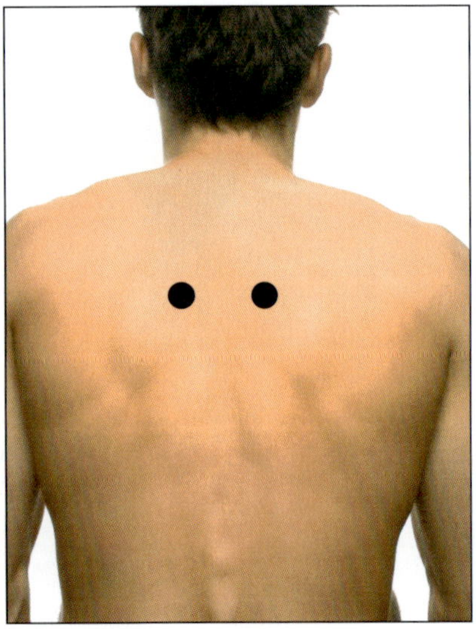

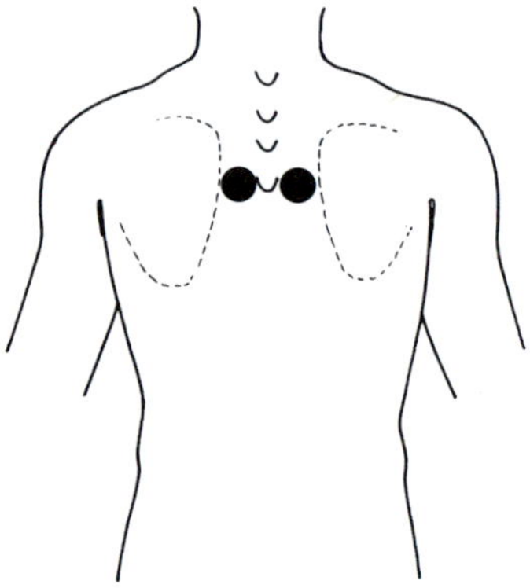

Der erste Punkt liegt beidseitig zwischen den Schulterblättern zwei Fingerbreit vom Dornfortsatz des dritten Brustwirbels.

- Die andere Form ist die begrenzte Nesselsucht überwiegend im Gesicht, das oft zusehends wie ein Ballon anschwillt. Dieser Zustand heißt Quincke-Ödem.

Zwei Verläufe sind zu unterscheiden: zum einen die gewöhnliche Nesselsucht (akute Urtikaria); sie entsteht in einem oder mehreren Schüben und geht dann vorüber. Zum andern die chronische Nesselsucht, die den Patienten über längere Zeit oder lebenslang begleitet.

Ursachen

Akute Nesselsucht ist stets die Reaktion auf eine körperfremde Substanz, wie beispielsweise ein Medikament, Lebensmittel (Erdbeeren, Austern usw.) oder auf einen Insektenstich. Sie ist eine typische allergische Erscheinung.

Die Ursachen der chronischen Nesselsucht hingegen sind noch nicht vollkommen geklärt. Eine genetische Anfälligkeit wird diskutiert.

Herkömmliche Behandlung

Normalerweise werden so genannte Antiallergika verordnet, meist handelt es sich um Antihistaminika. Manchmal sind auch Kortison und Kortisonabkömmlinge erforderlich.

Reguläre Punkte

Der zweite Punkt befindet sich mitten in der Beugefalte des Knies.

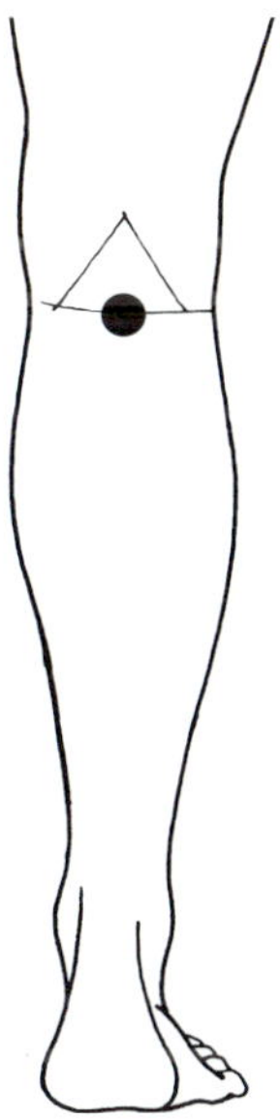

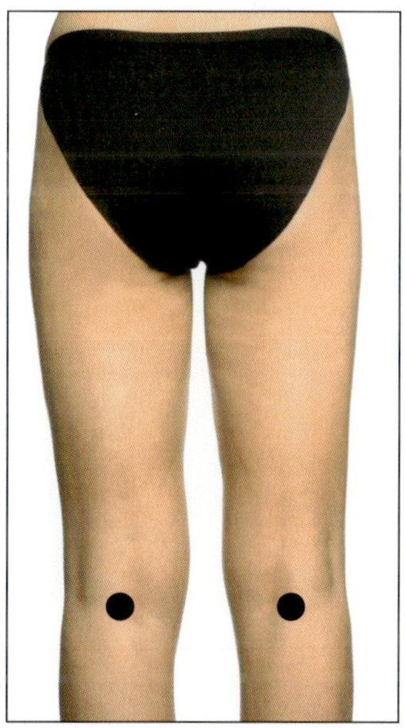

Stellenwert der Akupressur

Die Akupressur hat einen wichtigen Platz, sowohl bei akuter Nesselsucht als auch zur Linderung chronischer Urtikaria. Die Akupressur sollte immer von Anfang an eingesetzt werden. Wenn das nicht oder unzureichend hilft, kann man auf die klassischen Pharmazeutika zurückgreifen.

Akupressurtechnik

Bei akuter Urtikaria werden die Punkte jede halbe Stunde zwei bis drei Minuten lang kräftig stimuliert.

Bei chronischer Urtikaria wird morgens und abends zehn Minuten lang stimuliert, um dauerhafte Linderung zu erzielen. Am besten sind die Ergebnisse mit der Elektroakupunktur.

Ergänzende Punkte

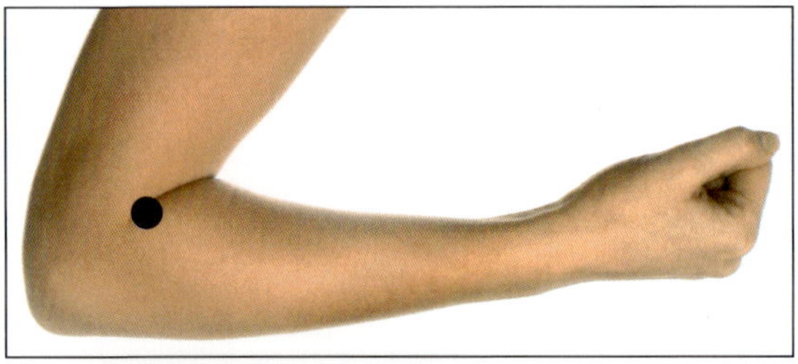

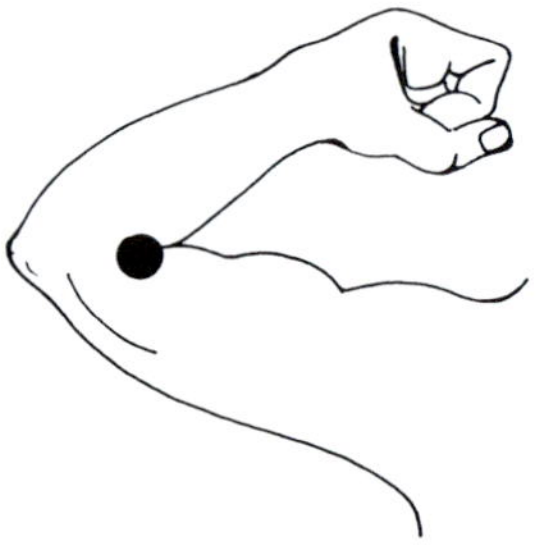

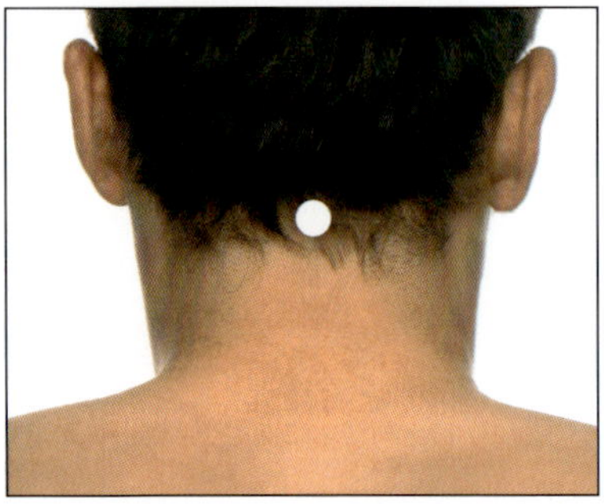

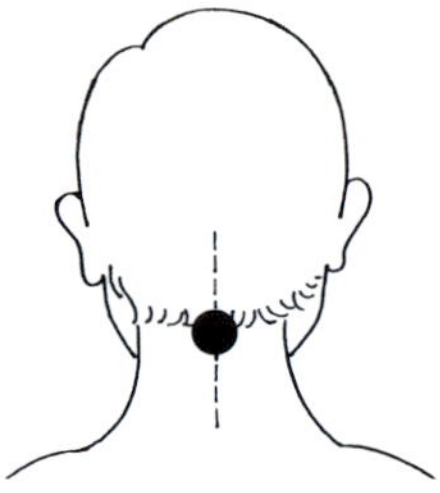

Der erste Punkt sitzt am äußeren Ende der Ellenbogenfalte; der zweite mitten am unteren Rand des Hinterhauptbeins.

Atemwege

Bronchitis

Definition

Unter Bronchitis versteht man eine durch verschiedene Reize ausgelöste Entzündung der Bronchialschleimhaut.

Krankheitszeichen

Die beiden auffälligsten Zeichen einer jeden Bronchitis sind Husten und Auswurf.

Der Husten ist im Allgemeinen trocken und zunächst oft anfallsartig, er wird mit fortschreitender Erkrankung zunehmend produktiver.

Erst nach einer gewissen Zeit wird ein eitriges, zunächst gelbes oder grünliches, gegen Ende der Erkrankung weißliches Sekret abgehustet.

Zwei Formen sind gegeneinander abzugrenzen: die akute und die chronische Bronchitis. An einer akuten Bronchitis erkranken im Winter mehr oder weniger alle Menschen. Nach einem Schnupfen oder einer banalen Erkältung kommt es zu Fieber, Atemnot und wundem Gefühl in den Bronchien, dann beginnt der

---

Reguläre Punkte

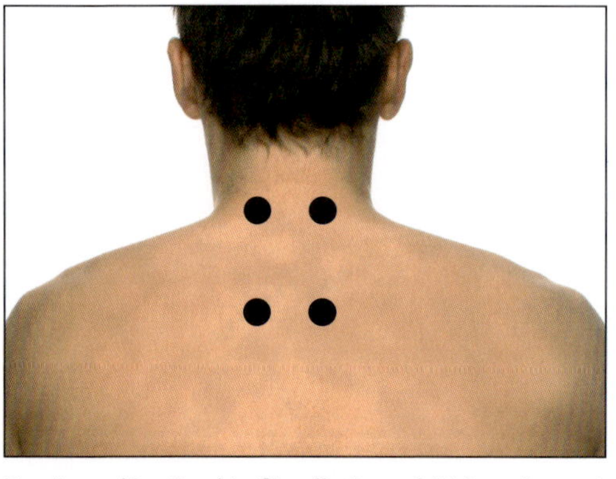

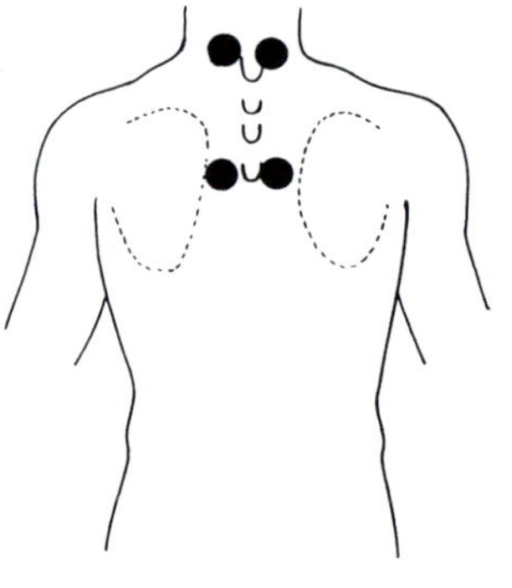

Zwei reguläre Punkte für alle Bronchitiden: der erste zu beiden Seiten des Dornfortsatzes des siebten Halswirbels am Nackengrund; der zweite zwei Finger breit beidseits des Dornfortsatzes des dritten Brustwirbels vom siebten Halswirbel abwärts gezählt.

Husten mit Auswurf. Normalerweise klingt die Erkrankung mit oder ohne Behandlung nach zwei bis drei Wochen folgenlos ab.

Bei der chronischen Bronchitis sieht das anders aus. Hier beginnt der Husten oft im Herbst und hört nie richtig auf. Ein mehr oder weniger hartnäckiger Auswurf bleibt, dann flackert die Bronchitis erneut auf mit Fieber, Husten und eitrigem Auswurf, und der Patient wird den ganzen Winter über immer wieder krank. Die chronische Bronchitis ist keine lästige Unpässlichkeit, sondern eine schwere Krankheit. Die Atemkapazität nimmt unaufhaltsam ab, der Erkrankte schränkt seine Aktivitäten immer mehr ein, bis er bettlägerig wird. Schließlich verschlechtert sich seine Herzfunktion, es treten immer wieder Komplikationen auf.

Ursachen

Falls die akute Bronchitis mit einer Infektion der Atemwege zusammenhängt, müssen bestimmte Bedingungen erfüllt sein, damit sich eine chronische Bronchitis entwickelt. Die beiden wichtigsten sind die Erweiterung der Bronchien (Bronchiektasen) und das Rauchen.

Bronchiektasen können angeboren oder bereits in der frühen Kindheit infolge von Keuchhusten oder häufigen Nasen-Rachen-Entzündungen erworben

Ergänzende Punkte

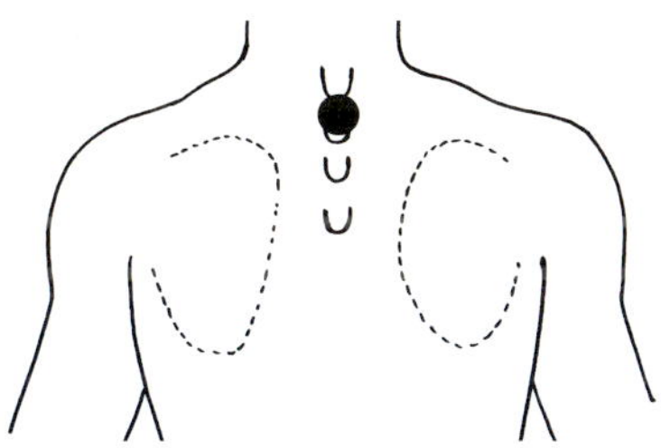

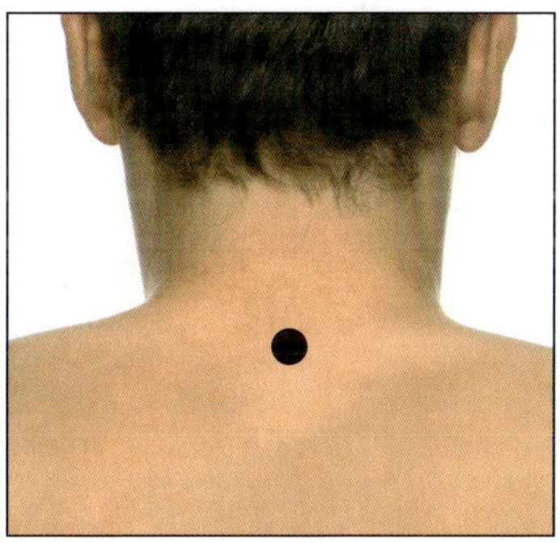

Bei **akuter Bronchitis** *sind zwei Punkte zusätzlich zu behandeln: der erste unter dem Dornfortsatz des siebten Halswirbels; der zweite an der Innenseite des Unterarms vier Fingerbreit von der Beugefalte des Handgelenks (wo der Puls zu tasten ist).*

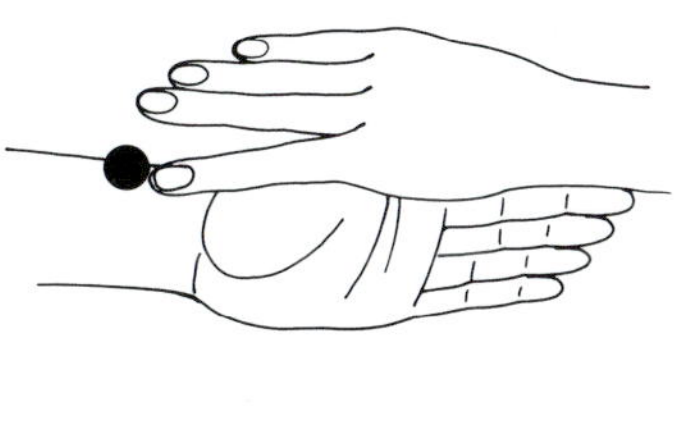

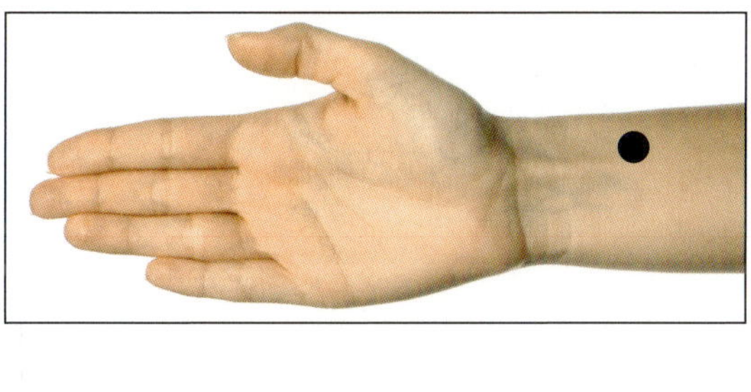

sein. Die Bronchialwände sind zu schlaff, um das gebildete Sekret abzuhusten. Dieses sammelt sich dadurch in den Aussackungen der Bronchien und wird infiziert.

Beim Erwachsenen kann nicht nachdrücklich genug auf die verheerenden Folgen des Tabakrauchens hingewiesen werden.

Herkömmliche Behandlung

Die akute Bronchitis ist die klassische Erkrankung für den Einsatz von Antibiotika, die im Allgemeinen gut helfen, aber auch unerwünschte Wirkungen haben können. Ganz anders muss die chronische Bronchitis behandelt werden. Sie erfordert ein umfassendes therapeutisches Konzept, in dessen Rahmen Antibiotika, Kortikoide, herzstärkende Mittel wie Theophyllin sowie auch Sauerstoff gegeben werden. »Lebenslängliche« Behandlung mit Antibiotika ist zu gefährlich, sie wurde deswegen aufgegeben. Unentbehrlich ist dagegen die Atemgymnastik. Sie ist grundsätzlich angezeigt und unbedenklich.

Stellenwert der Akupressur

Er ist unterschiedlich, je nachdem, ob eine akute oder chronische Bronchitis besteht. Die frühzeitige Anwendung bei den akuten Bronchitiden kann den Ver-

Ergänzende Punkte

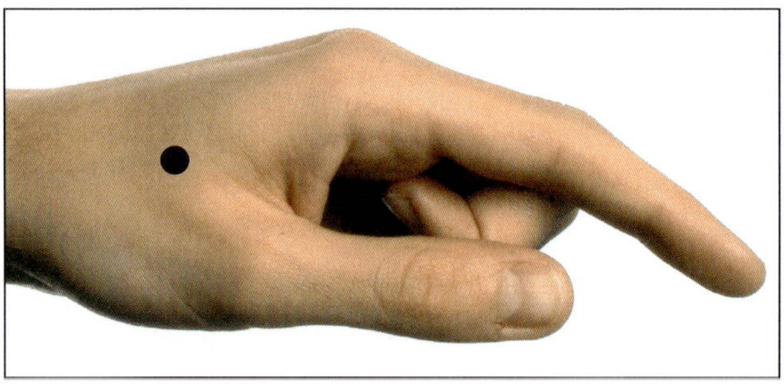

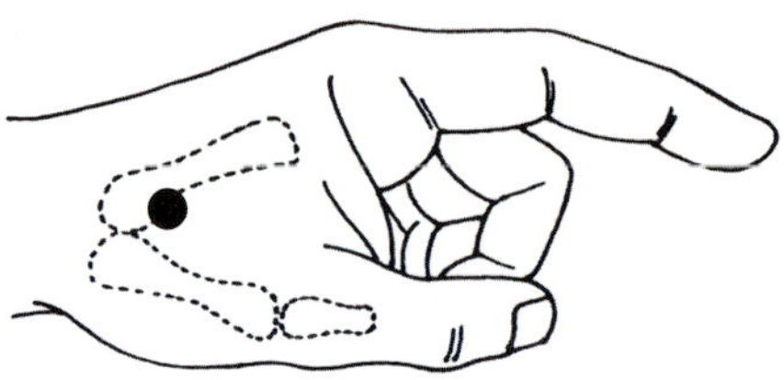

Bei **chronischer Bronchitis** *werden zusätzlich zwei Punkte behandelt: der eine befindet sich auf dem Handrücken an dem Winkel, der durch die Verlängerung von Daumen und Zeigefinger entsteht.*

lauf deutlich mildern und auf jeden Fall die Krankheitsdauer verkürzen. Bei den chronischen Formen ist die Akupressur eines der zahlreichen und zudem ungefährlichen Mittel, um den Kranken zu stabilisieren.

Akupressurtechnik

Bei akuter Bronchitis ist möglichst von Anfang an jede halbe oder volle Stunde eine energische Stimulation mit dem Finger angebracht. Bei chronischer Bronchitis sollte zwei- bis dreimal am Tag wiederholt ein bis zwei Minuten oder, besser noch, permanent stimuliert werden. Die Chinesen wenden zu diesem Zweck gerne eine Ligatur mit chirurgischem Nahtmaterial an oder die Injektion von Medikamenten in die Punkte.

Ergänzende Punkte

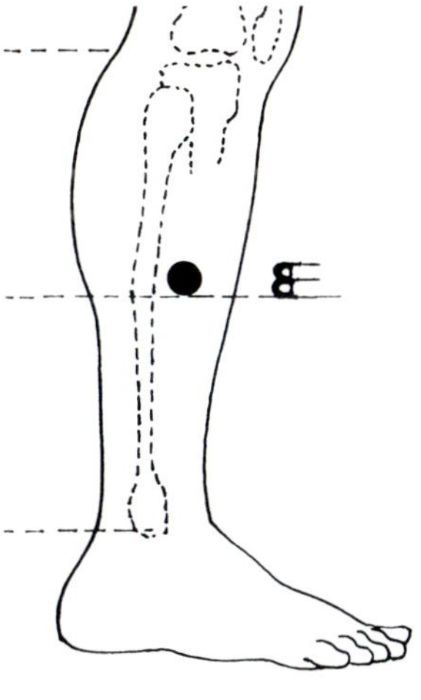

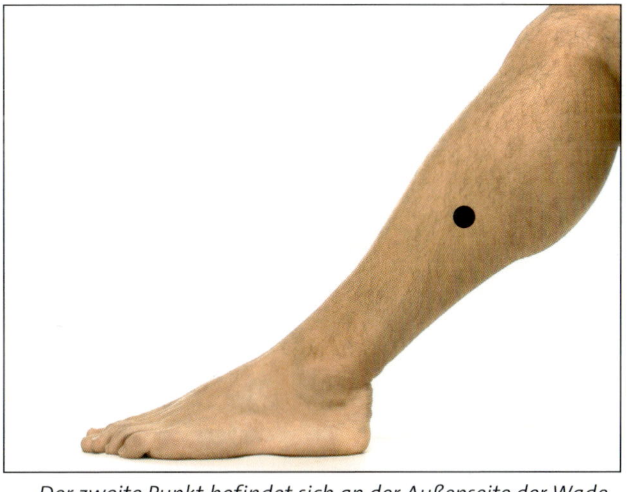

Der zweite Punkt befindet sich an der Außenseite der Wade zwei Fingerbreit oberhalb der halbierten Knie-Knöchel-Verbindungslinie.

Husten

Definition

Husten bezeichnet das Auftreten eines oder mehrerer kräftiger Ausatmungsstöße. Wichtig ist vor allem, sich klar zu machen, dass Husten nur ein Symptom ist und grundsätzlich seine Ursache geklärt werden muss.

Krankheitszeichen

Husten tritt in verschiedenen Formen auf: als Hustenanfall, Krampfhusten, bellender oder keuchender Husten beim Luftholen.

Vor allem sollte man beobachten, ob der Husten produktiv ist oder nicht, ob er trocken ist oder feucht, kurz: ob der Husten mit Auswurf einhergeht.

Eine Faustregel besagt, dass Husten mit Auswurf nicht unterdrückt werden soll, denn er ist nützlich. Dagegen muss der kräftezehrende »trockene« Husten durch Medikamente gelindert werden.

Reguläre Punkte

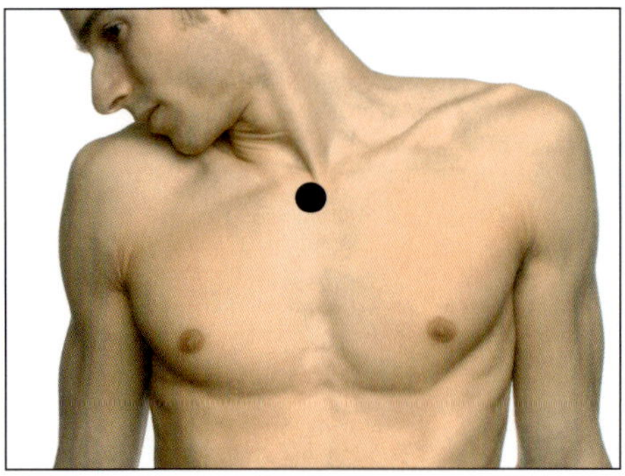

Der erste reguläre Punkt befindet sich in der Mitte der oberen Brustbeinkante.

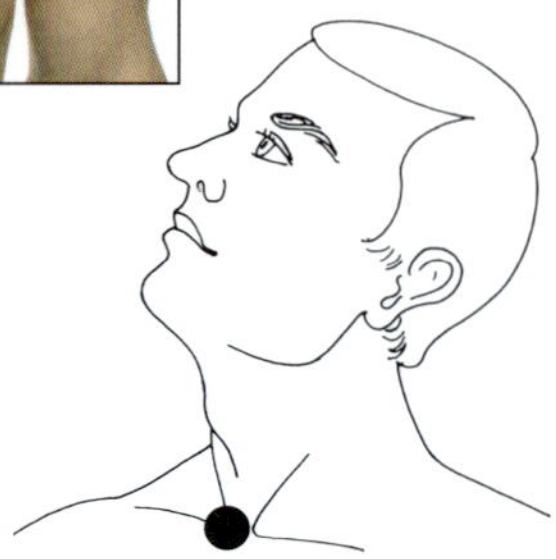

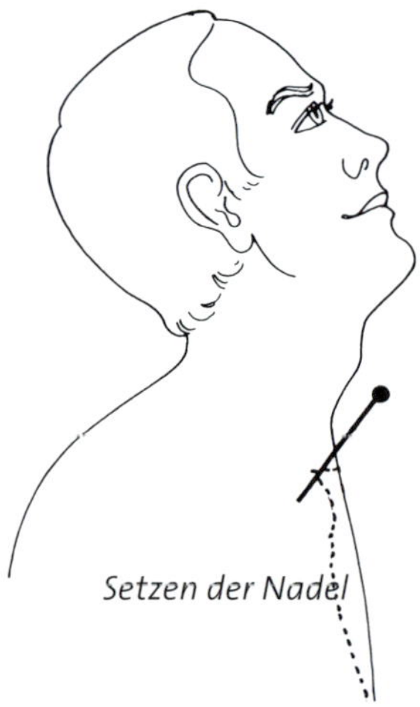

Ursachen

Husten kann viele Gründe haben: Herz, Lunge oder Psyche. Um die eigentliche Ursache aufzuspüren, muss der Patient gründlich untersucht werden. Anders ist eine gezielte Behandlung nicht möglich.

Herkömmliche Behandlung

Ungeachtet der Ursachen wird Husten gewöhnlich mit Hustensaft, Tabletten und Zäpfchen behandelt, die hustenstillende Mittel enthalten. Bei den bekanntesten handelt es sich um Morphinderivate wie beispielsweise Codein. Alle diese Medikamente sind nützlich, solange sie nicht missbraucht werden, denn überdosiert können sie das für die Reinigung der verstopften Bronchien nötige Abhusten und den Auswurf hemmen.

Stellenwert der Akupressur

Im oben genannten Rahmen ist die Stimulation der Punkte sehr nützlich. Sie lindert den Husten, wenn es nötig ist, ohne das Abhusten zu behindern, denn sie wirkt in keiner Weise wie ein »Hustenblocker«, sondern regulierend.

Reguläre Punkte

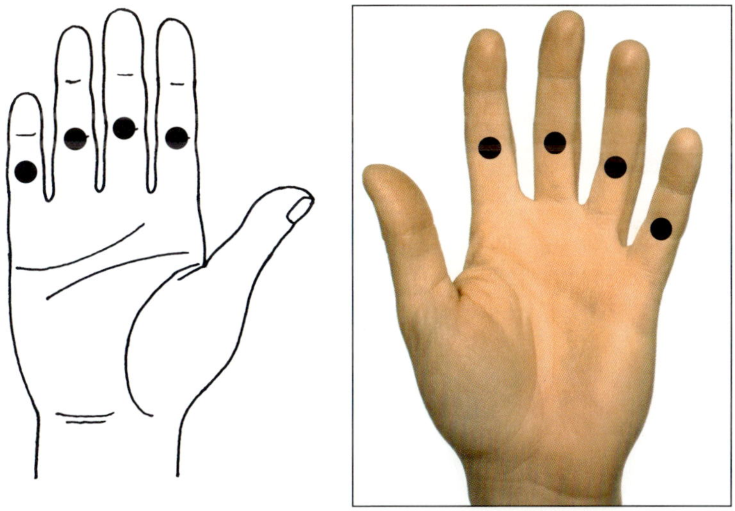

Der zweite reguläre Punkt befindet sich in der Handfläche auf dem Gelenk zwischen erstem und zweitem Glied der vier Finger.

Akupressurtechnik

Beim Hustenanfall werden die regulären Punkte so lange kräftig massiert, bis der Anfall vorbei ist. Die Chinesen stimulieren den ersten Punkt sehr tief. Bei der Elektroakupunktur wird der Palpator fest auf den inneren Rand des Brustbeins gedrückt.

Ergänzende Punkte

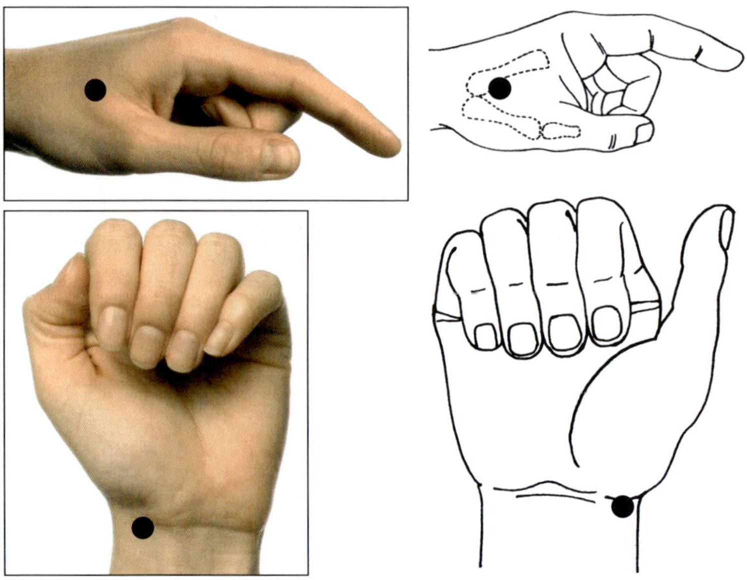

Der eine Punkt befindet sich daumenseits in der Beugefalte der Hand; der andere in der Verlängerung des Zeigefingers, wo der Mittelhandknochen mit dem knöchernen Daumen einen Winkel bildet.

Asthma

Definition

Es handelt sich um eine Erkrankung der Bronchien. Charakteristisch sind im wesentlichen Anfälle von exspiratorischer Atemnot, das heißt die eingeatmete Luft kann nicht richtig ausgeatmet werden.

Krankheitszeichen

Zu allererst eine Warnung: Nicht jede Behinderung der Atmung (fachsprachlich Dyspnoe) ist Asthma. Eine Dyspnoe kann mit Erkrankungen des Herzens, des Kehlkopfes oder mit anderen Atemwegserkrankungen zusammenhängen. Den Unterschied kann nur der Arzt erkennen.

Im Allgemeinen treten Asthmaanfälle plötzlich nachts gegen zwei oder drei Uhr auf. Der Asthmatiker wird durch einen nicht beherrschbaren Hustenanfall geweckt, dem ein echter »Lufthunger« folgt. Er setzt sich im Bett auf, klammert sich an seine Zudecke. Der Hals schwillt an, die Augen treten aus den Höhlen, der Atem pfeift, der vorgebeugte Oberkörper und die angespannten Brustmuskeln zeigen die Anstrengung beim Atmen. Früher oder später geht der Anfall vorüber, der Patient spuckt oft ein bisschen Sekret aus und schläft erschöpft wieder ein. So sieht ein typischer Asthmaanfall aus.

Oft ist Asthma jedoch nicht so eindeutig. Der Betroffene leidet unter weniger heftiger, dafür aber vielmehr anhaltender Atemnot und hat Auswurf. Hier handelt es sich um chronisches Asthma mit ständiger Dyspnoe.

Manchmal verschlimmert sich der Zustand des Patienten sichtbar. Er bekommt Fieber, sein Leben ist in Gefahr. Diesen Zustand nennt man Status asthmaticus.

Asthma kann einen ausgesprochen überraschenden Verlauf nehmen. Manche Patienten erleiden im Laufe ihres Lebens nur einen oder wenige Anfälle. Dagegen steigert sich das Leiden bei anderen sehr bald zu bleibender Dyspnoe, ja sogar bis zum Status asthmaticus.

Ursachen

Je länger man die Erkrankung erforscht, umso komplexer erscheint sie und umso zahlreichere Ursachen werden erkannt.

Neben den allergischen Ursachen, das heißt einer besonderen Empfindlichkeit gegen körperfremde Stoffe (Stäube, Pollen oder Parfum), ist Asthma infolge von Infektionen der Bronchien sehr häufig, desgleichen unter bestimmten Voraussetzungen auch psychogenes Asthma. Daraus ersieht man, dass die Atemmechanik, vor allem die der Bronchien, außerordentlich kompliziert ist. Hier kommen so genannte Rezeptoren ins Spiel: winzige Empfangsorgane in der Bronchialschleimhaut, die wahrscheinlich auf sehr unterschiedliche Reize Reaktionen auslösen.

Herkömmliche Behandlung

Angesichts der vielfältigen Ursachen und Mechanismen sind beim Asthma entsprechend viele Medikamente gebräuchlich. Man kann sie einigen großen Gruppen zuordnen:

- Theophyllin und seine Derivate sind die ältesten Medikamente gegen Asthma. Seit man sie gezielter anzuwenden weiß, erleben sie eine Renaissance;
- Kortison in seinen verschiedenen Darreichungsformen;

Reguläre Punkte

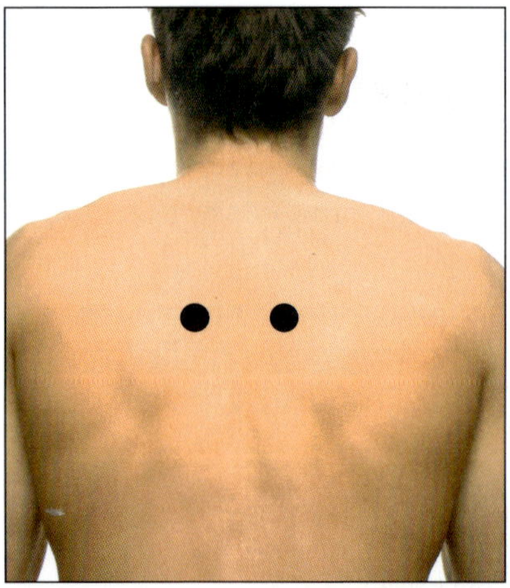

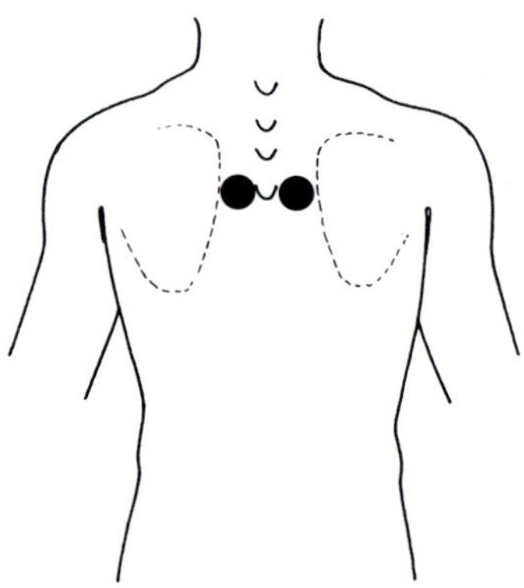

Der erste Punkt liegt am Rücken zwei Fingerbreit beidseits des Dornfortsatzes des dritten Brustwirbels. Sie finden ihn, indem Sie vom vorstehenden Dornfortsatz des siebten Halswirbels über drei Fortsätze abwärts tasten.

- Adrenalin-Derivate (Sympatholytika, sie bewirken Erschlaffung der Bronchien);
- bestimmte neue Substanzen wie Leukotrienrezeptor-Antagonisten, die aber hier nicht im Einzelnen zu erläutern sind.

Die genannten Medikamente werden in Form von Spritzen, Zäpfchen, Tabletten oder als Dosieraerosol verabreicht.

Alle diese Medikamente haben nicht nur therapeutische, sondern auch mitunter gefährliche, unerwünschte Wirkungen. Nur ein Arzt kann sie richtig handhaben und wird die wirksame Dosis bestimmen können. Noch eindrücklicher als sonst muss hier vor Selbstbehandlung mit Überdosen gewarnt werden.

Stellenwert der Akupressur

Die Akupressur kann in zweifacher Weise eingesetzt werden:

- unmittelbar beim Asthmaanfall, bei dem sie die Atemnot lindern und die Anfallsdauer abkürzen kann;
- als wiederholte oder ständige Stimulation bei der kausalen Behandlung des Asthmatikers; hier werden oft günstige Ergebnisse erzielt, und das Verfahren ist frei von unerwünschten Wirkungen.

Reguläre Punkte

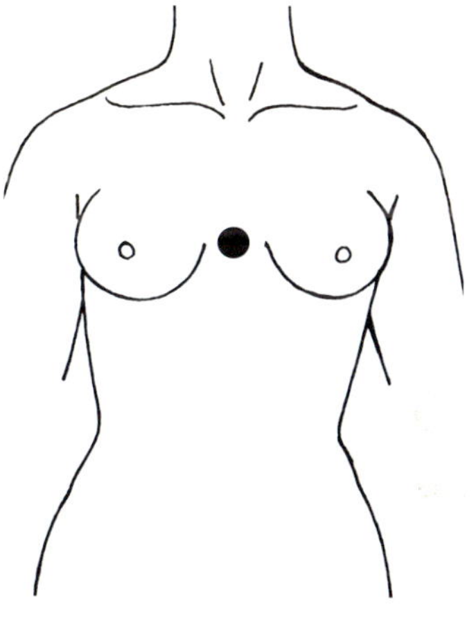

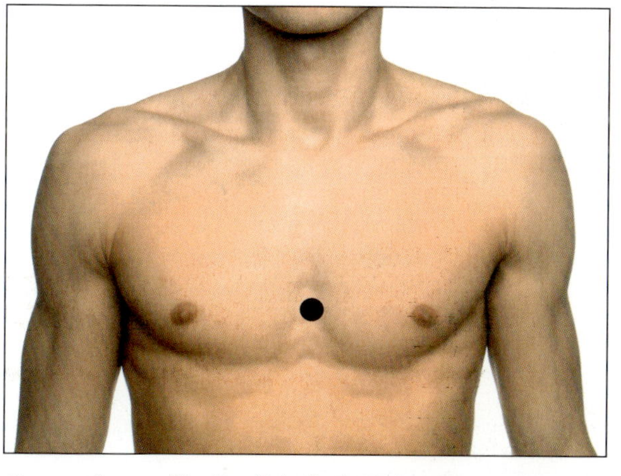

Der zweite reguläre Punkt befindet sich mitten auf dem Brustbein in Höhe der Brustwarzen.

Akupressurtechnik

Beim Asthmaanfall werden die regulären Punkte stimuliert, bis der Anfall vorüber ist und Bronchialsekret ausgehustet wird. In diesem Fall muss die Fingerdruckmassage besonders intensiv erfolgen.

Zur Behandlung des Asthmaleidens werden die verschiedenen Punkte zwei- bis dreimal am Tag fünf Minuten lang stimuliert. Ununterbrochende Stimulation (Nadelung) ist ebenfalls sinnvoll.

Ergänzende Punkte

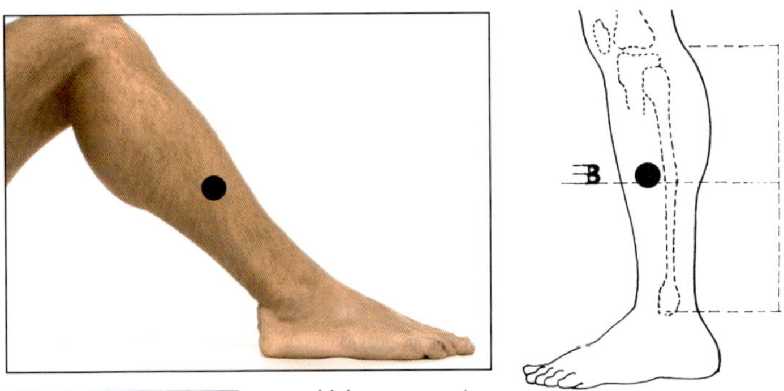

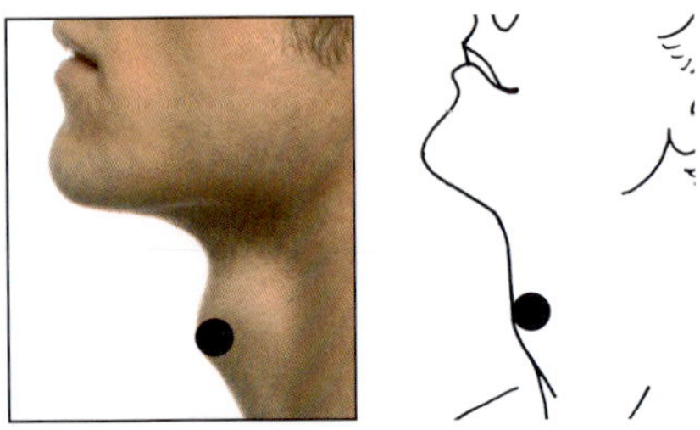

Der erste Punkt befindet sich mitten auf dem Adamsapfel; der zweite an der Außenseite der Wade zwei Fingerbreit oberhalb der Mitte der Verbindungslinie zwischen Knie und Knöchel. Dieser Punkt ist besonders wichtig bei starkem Auswurf.

Nervensystem

Depressive Verstimmung

Definition

Kaum eine Krankheit ist so schwer zu definieren oder auch nur einzugrenzen: Immer handelt es sich um Zustände, in denen der Betroffene sich seiner selbst nicht gewiss ist und sich in seiner Haut nicht mehr wohl fühlt.

Krankheitszeichen

Der Erkrankte fühlt sich wertlos, nutzlos und unfähig. Er wird von Ängsten überwältigt. Das geringste Ereignis überfordert ihn. Zahlreiche Missempfindungen kommen hinzu. Fast immer leiden die Patienten unter Schlaflosigkeit.

In vergangenen Zeiten bezeichnete man depressive Verstimmungen als Neurasthenie, als Spleen (Lebensüberdruss), gar als zerebrale Anämie, während man heute von Deprimiertsein oder Lebensmüdigkeit spricht. In jedem Fall ist das Gefühl der Depression sehr schwer zu beschreiben.

Reguläre Punkte

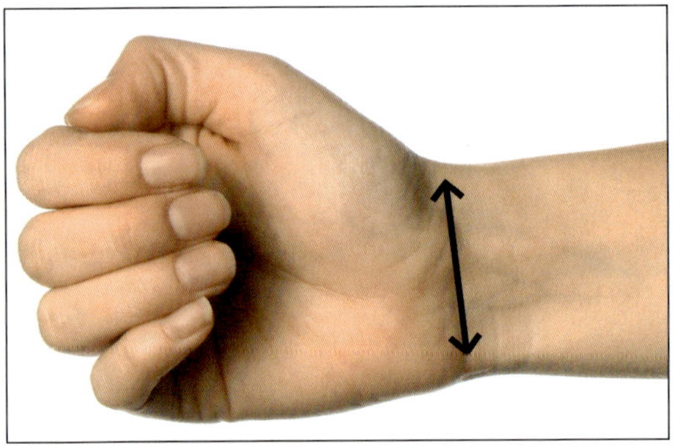

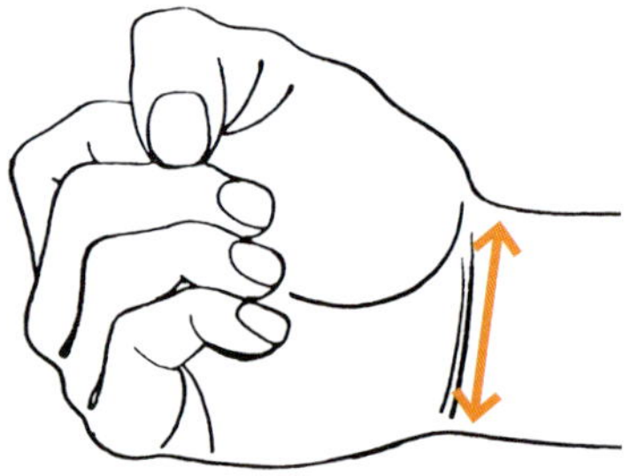

Hier handelt es sich vielmehr um Zonen, die regelmäßig massiert werden sollen, als erste die Beugefalte des Handgelenks.

Ursachen

Eigentlich erübrigt es sich, auf die Probleme hinzuweisen, die heutzutage unseren Alltag belasten und uns oft genug mutlos machen. Danach wäre die Krankheit Ausdruck der Moderne oder gesellschaftlich bedingt. Neue wissenschaftliche Erkenntnisse deuten aber eher darauf hin, dass diese Formen der Depression auch körperlich begründet sein können.

Oft handelt es sich um eine erbliche Disposition, die durch Störungen der Blutzusammensetzung verstärkt werden kann, insbesondere einen zu niedrigen Kalzium- oder Magnesiumgehalt bei Tetanie oder Spasmophilie. Aber auch die für die moderne Neurologie interessantesten, neu entdeckten Substanzen, die von den Nervenzellen im Gehirn gebildeten Transmitter, sollen bei Depressionen eine Rolle spielen.

Herkömmliche Behandlung

Lange Zeit glaubte man, Depressionen mit so genannten Tranquilizern behandeln zu können. Sie wurden aber inzwischen durch die Antidepressiva ersetzt.

Diese Medikamente können ein Segen für die Patienten sein, allerdings ist ihr kommerzieller Erfolg noch größer als der therapeutische. Und nicht zuletzt können auch Antidepressiva unerwünschte Wirkungen haben.

Reguläre Punkte

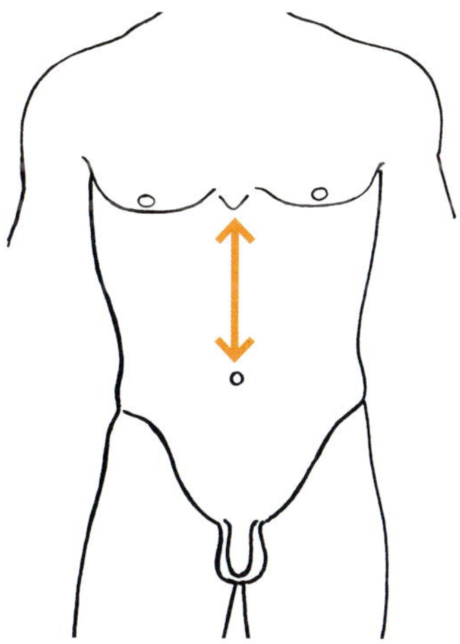

Die zweite einflussreiche Zone entspricht der Mittellinie zwischen Schwertfortsatz des Brustbeins und Nabel.

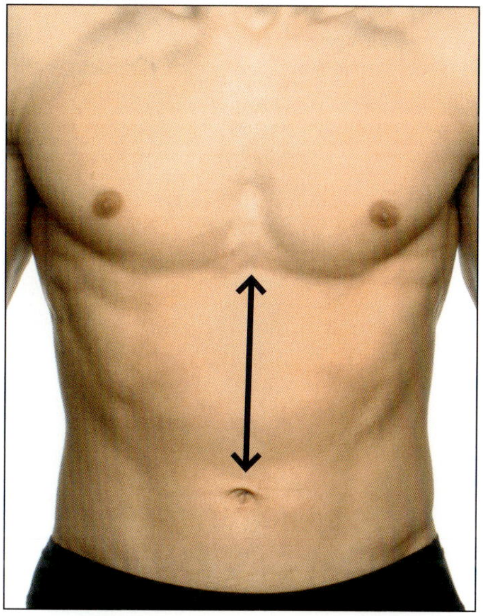

Stellenwert der Akupressur

Mit der Akupressur verfügen wir über ein wertvolles, unbedenkliches Mittel, um depressiven Menschen zu helfen.

Sie kann zu jeder anderen Therapie gegeben werden und ermöglicht auf die Dauer, Letztere einzuschränken oder entbehrlich zu machen.

Akupressurtechnik

Da es sich um ein chronisches Leiden handelt, sollten die Punkte und die Zonen mehrmals täglich jeweils einige Minuten lang stimuliert werden.

Hinweis: Wenn der Erkrankte eine akute Panikattacke hat, sollte ein besonderer Punkt sofort stimuliert werden: vier Fingerbreit unter dem rechten Schlüsselbein oberhalb der Brustwarze (Seite 303).

Reguläre Punkte

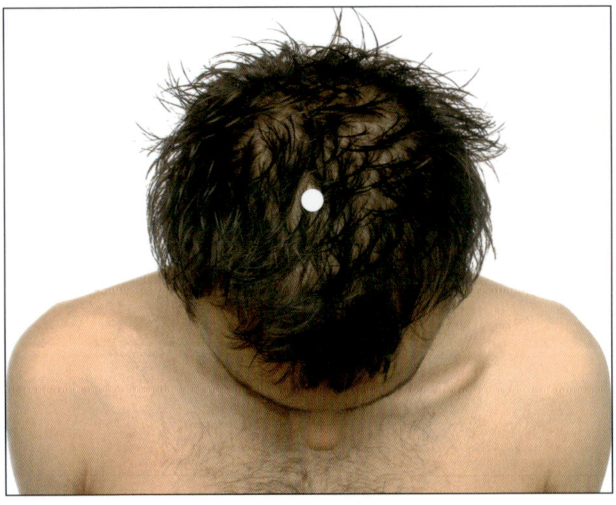

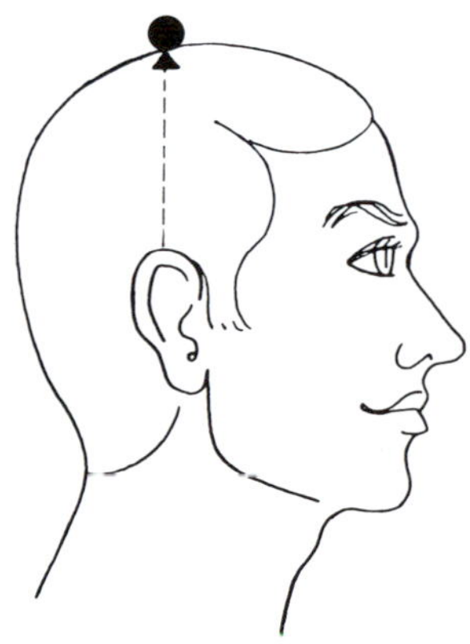

Die dritte Zone befindet sich im Schnittpunkt der mittleren Scheitellinie mit der Linie, die beide Ohrmuscheln verbindet.

Gesichtslähmung (Fazialisparese)

Definition

Es handelt sich um eine halbseitige Lähmung der Gesichtsmuskeln, die vom Fazialisnerv (dem siebten Hirnnerv) versorgt werden. Halbseitig ist die Lähmung, weil jede Gesichtshälfte spiegelbildlich motorisch innerviert wird. Von einer Parese spricht man bei unvollständiger Lähmung.

Krankheitszeichen

Der Patient hat ein ganz charakteristisches Aussehen: Das Gesicht ist nach der gesunden Seite hin verzogen, denn auf dieser Seite bleibt der Muskeltonus erhalten.

Auf der erkrankten Seite sind die Gesichtszüge jedoch schlaff, die Hautfalten sind verstrichen, das Auge schließt nicht richtig, die Lippen verziehen sich bei jedem Atemzug – so, als würde der Kranke Pfeife rauchen.

Eine Fazialislähmung sieht fast immer gleich aus: sie ist im Einzelfall mehr oder weniger ausgeprägt, betrifft manchmal nur die Stirn oder den Mund, doch das ist selten. Vielmehr ist meist die ganze Gesichtshälfte betroffen.

Ursachen

Es gibt hauptsächlich zwei Ursachen:

- Die zentrale Fazialislähmung beruht auf einer Schädigung des Gehirns, etwa einer Embolie oder einer Blutung am Ursprung des Fazialisnervs. Allerdings ist die Lähmung dann selten auf den Nerv begrenzt. Im Allgemeinen besteht auch eine halbseitige Lähmung des Körpers (Hemiplegie), und zwar kontralateral zur Schädigung des Gehirns.
- Zum Glück ist meistens der periphere Teil des Nervs betroffen. Lange glaubte man, diese Lähmungen seien durch Kälte verursacht.

In Wirklichkeit ist die Lähmung gewöhnlich Folge einer Virusinfektion oder einer kleinen Blutung im Nervenverlauf.

Verlauf

Die Fazialislähmung bedarf unserer ganzen Aufmerksamkeit. Die Behandlung muss frühestmöglich einsetzen. Denn eine alte Fazialislähmung ist zunehmend schwerer zu heilen.

Herkömmliche Behandlung

Nachdem die Behandlung lange Zeit aussichtslos war, hat sie heute zunehmend Chancen auf Erfolg. Medikamentös mindert Kortison unbestreitbar die Entzündung des Nervs, beschleunigt also die Heilung. Auch eine chirurgische Dekompression des Nervs kann eine raschere Besserung herbeiführen.

Darüber hinaus ist die Physiotherapie nicht zu unterschätzen, die Bewegungsübungen, die man selbst vor einem Spiegel trainieren kann und die den kleinen wie auch den großen Muskeln von Nutzen sind. Im Übrigen ist die Physiotherapie eine ausgezeichnete Ergänzung der Akupressur.

Stellenwert der Akupressur

Sie zählt zu den aussichtsreichen Behandlungen der Fazialislähmung und ermöglicht rasche und beachtliche Besserungen ohne Zwischenfälle.

Voraussetzung sind wiederholte Sitzungen und meist kräftige Stimulationen (Elektroakupunktur) sowie regelmäßige manuelle Selbstbehandlungen mit Akupressur. Der Erfolg lohnt jedoch den Aufwand.

Reguläre Punkte

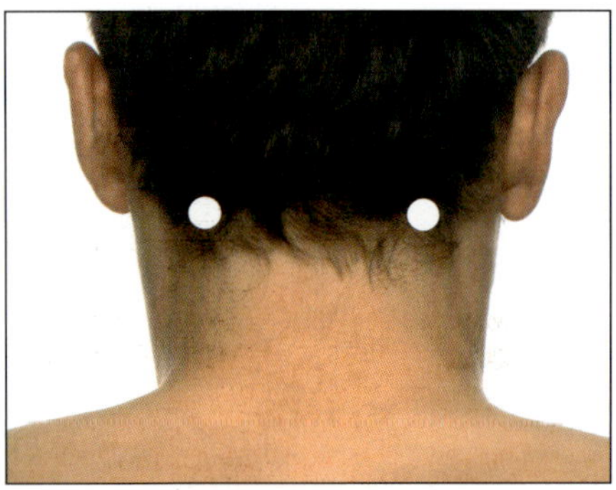
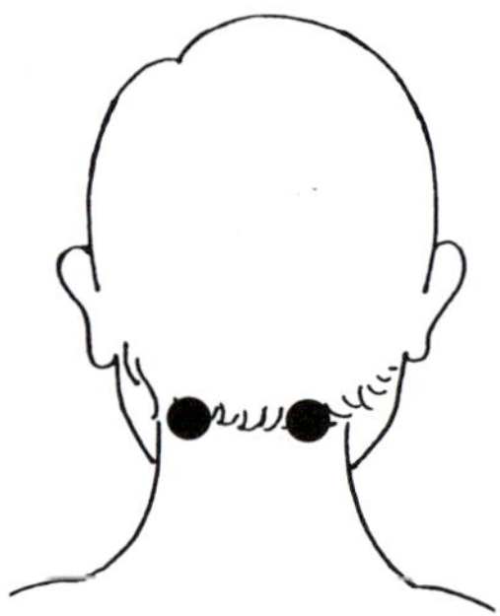
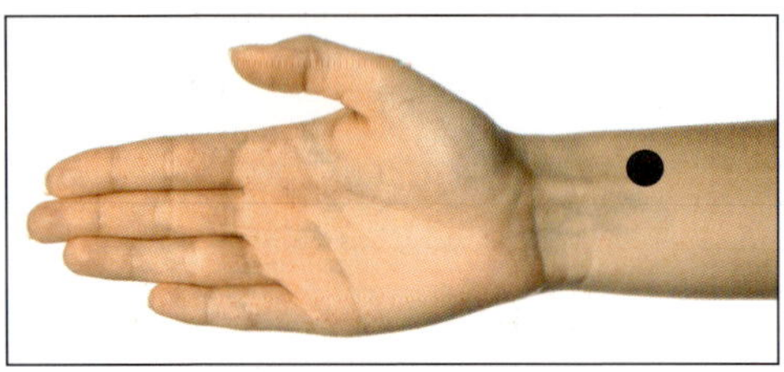
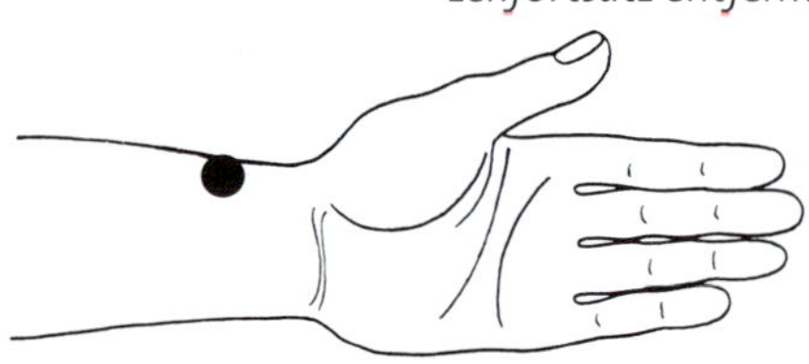

Der erste Punkt liegt an der Innenseite des Unterarms, vier Fingerbreit oberhalb der Handgelenkbeugefalte an der Stelle, wo Sie den Puls tasten. Der zweite Punkt befindet sich am Rand des Hinterhauptbeins drei Fingerbreit vom Warzenfortsatz entfernt.

Akupressurtechnik

Die Punkte müssen möglichst früh nach Beginn der Erkrankung stimuliert werden. Eine energische Stimulation (Elektroakupunktur) ist sinnvoll, doch ganz wesentlich ist, dass der Patient zusätzlich selbst aktiv wird und die Punkte mehrmals täglich stimuliert.

Es lohnt sich, wenn mit der Akupressur eine Physiotherapie des Gesichts verbunden wird. Auch wenn die Lähmung bereits längere Zeit besteht, ist eine bemerkenswerte Besserung möglich, die wieder einen normalen Gesichtsausdruck herstellen kann.

Ergänzende Punkte

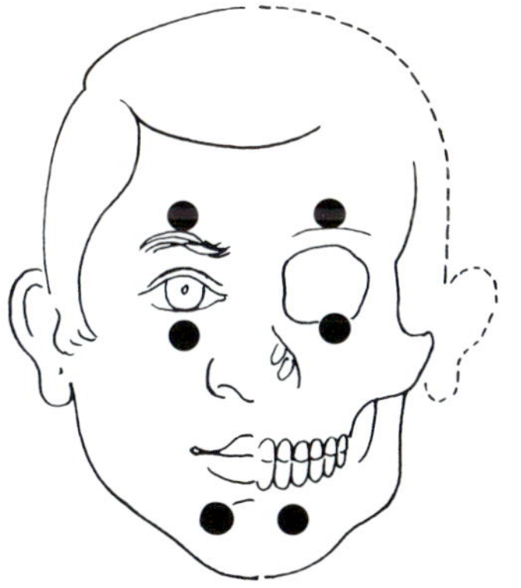

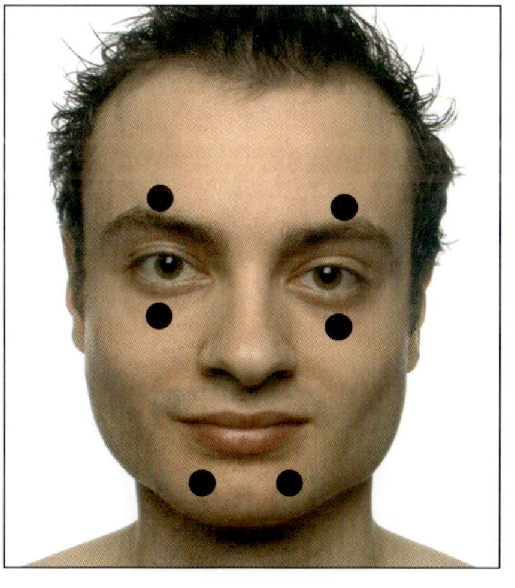

Je nachdem welche Partie betroffen ist, werden folgende Punkte bearbeitet: an der Stirn zwei Fingerbreit vom Beginn der Augenbrauen nach außen; an der Wange in der Mitte des knöchernen Randes der Augenhöhle; am Kinn zwei Fingerbreit von der Mittellinie.

Lähmungen oder Paralysen

Definition

Unter Paralyse versteht man die vollständige Lähmung der Motorik in einem oder mehreren Teilen des Körpers. Diese Funktionseinbuße hängt mit einer Unterbrechung der motorischen Nervenleitung zusammen. Als Ursache kommt eine Erkrankung der gesamten Nervenleitung infrage: von den spezialisierten Gebieten der Hirnrinde (motorische Felder), die bestimmten Teilen des Körpers entsprechen, bis zu den Nervenendigungen im Erfolgsorgan. Damit erklärt sich die große Verschiedenheit der Erkrankungen, je nach dem Sitz und der Ausdehnung der Störung. Ihre Beschreibung füllt viele dicke Fachbücher. Wir werden hier nur die wichtigsten Erkrankungen skizzieren, denn die Anwendung der Akupressur hängt weniger von der Ursache der Lähmung ab als von ihrer Lokalisation.

Krankheitszeichen und Ursachen

Aus der unendlichen Vielfalt von Erkrankungen der Nerven sind die meisten in großen Tabellen erfasst. Die wichtigsten sollen hier mit ihren Ursachen knapp beschrieben werden.

1) **Hemiplegie:** Halbseitenlähmung; vollständige Lähmung der rechten oder linken Körperhälfte, Folge einer Funktionsstörung in einer Hirnarterie durch Blutung (Hämorrhagie) oder Blockade (Thrombose).

2) **Paraplegie:** Lähmung der unteren Körperhälfte einschließlich der Beine. Die Ursache ist eine teilweise oder vollständige Schädigung des Rückenmarks, oft durch einen Unfall. Dies hat zur Folge, dass die Beinnerven nicht mehr funktionieren. Häufig sind auch die Harnblase und der Enddarm von der Lähmung betroffen.

3) **Polyneuropathie:** Schädigung der Nerven in der Peripherie; beginnt meist an den Füßen: Der Patient bekommt einen typischen Hackengang. Häufigste Ursachen sind Stoffwechselstörungen (Diabetes) und toxische Wirkungen, bedauerlicherweise zumeist Alkohol.

4) **Diffuse Nervenschädigungen:** Sie kommen in verschiedenen Regionen des Körpers vor, z.B. in einer Hand oder einem Bein. Der Prototyp einer Erkrankung dieser Art ist die furchtbare Multiple Sklerose, bei der Teile des Gehirns und des Rückenmarks durch Abbau der Nervenscheide zerstört werden, was zu diffusen und unregelmäßig verteilten Lähmungen führt. Die genaue Ursache der Multi-

Verlauf eines motorischen Nervs

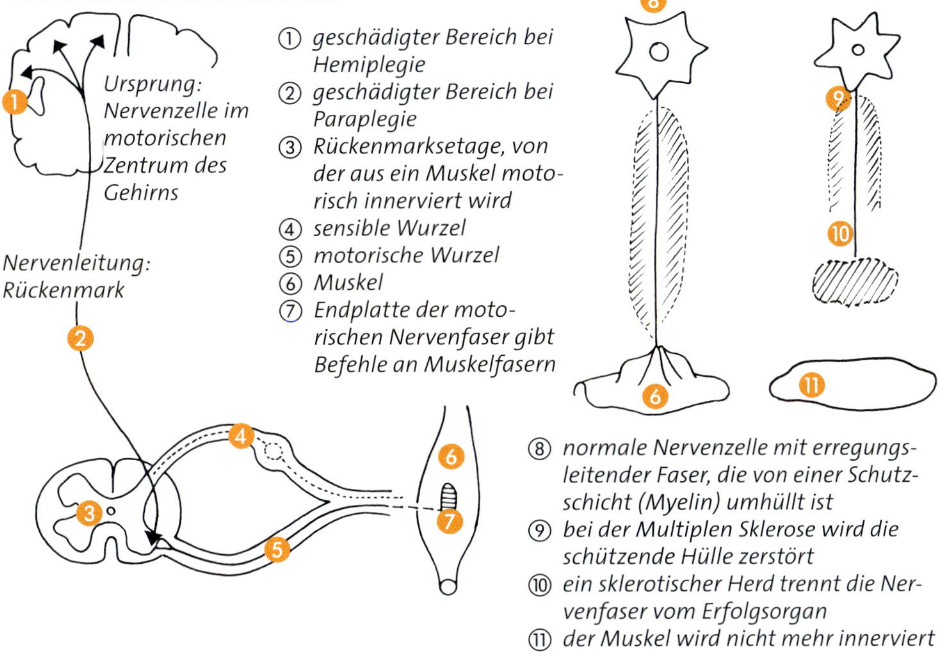

plen Sklerose ist nicht bekannt. Neuerdings werden »langsame Viren« verantwortlich gemacht, die sich in der Kindheit an Nerven festsetzen und sie ganz allmählich zerstören sollen.

In den meisten Fällen ist die Erholung des Nervensystems langwierig und schwierig. Sie erfordert viel Geduld und Durchhaltevermögen des Patienten.

Herkömmliche Behandlung

Bei den Paralysen ist die Medizin derzeit noch therapeutisch hlflos. Beste Behandlung ist die Physiotherapie, sie muss immer wieder und konsequent durchgeführt werden.

Medikamentös werden vor allem B-Vitamine (B1, B12 usw.) systematisch eingesetzt, wobei deren Wirksamkeit keineswegs sicher ist. Gewisse Hoffnungen setzt man neuerdings auf so genannte Nervenwuchsstoffe, für deren Anwendung aber noch die klinische Prüfung aussteht.

Inzwischen besteht in manchen Fällen die Möglichkeit, gelähmte Nerven mittels einer stereotaktischen Implantation von Stimulationssonden wieder zu aktivieren.

Punkte zum Ursprung der Läsion

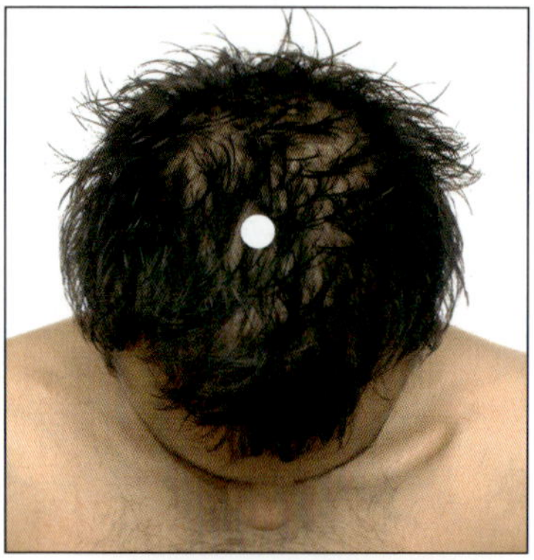

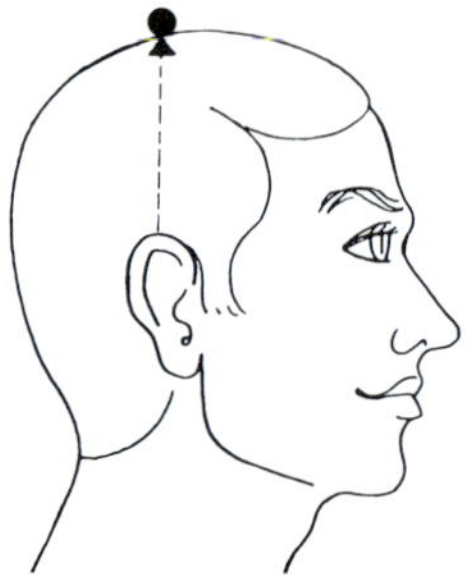

Alle Punkte sind gleich wichtig. Dennoch unterscheidet man Punkte, über die der **Ursprung der Läsionen** *zu beeinflussen ist, und* **Punkte im Bereich der Läsionen**.

Punkte, die den Ursprung der Läsionen beeinflussen
Bei Hemiplegie (Halbseitenlähmung) sind es Punkte auf dem Schädel: der wichtigste befindet sich auf der Scheitelmitte im Schnittpunkt mit der Verbindungslinie zwischen den beiden Ohrmuscheln, ein weiterer in der Nackenkuhle auf dem Rand des Hinterhauptbeins.

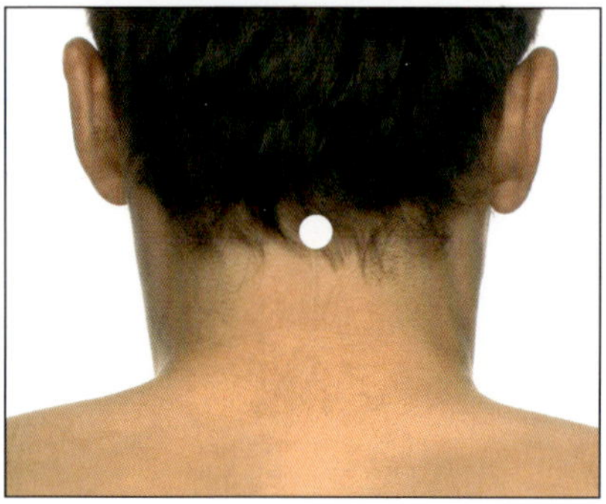

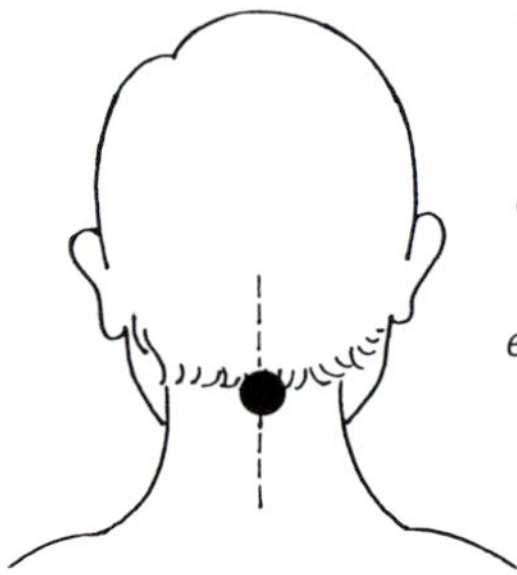

Bei Paraplegie (vollständiger Lähmung beider Beine) befindet sich der Punkt in der Lendenregion oberhalb des Kreuzbeins, unter dem letzten tastbaren Dornfortsatz (vierter Lendenwirbel).

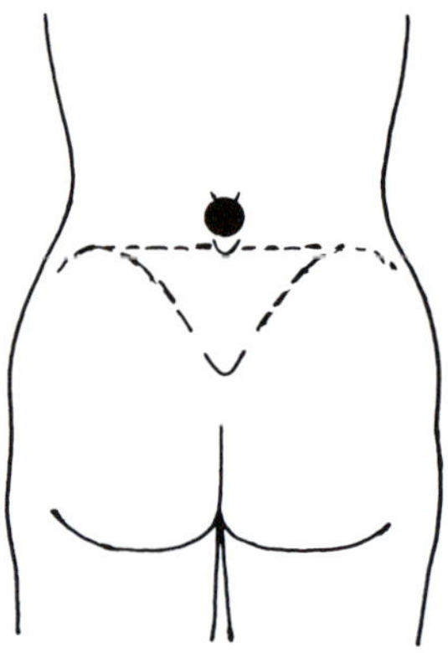

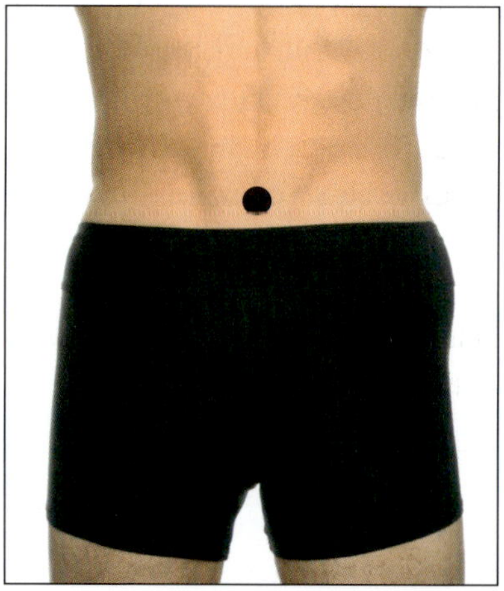

Punkte zum Ursprung der Läsion

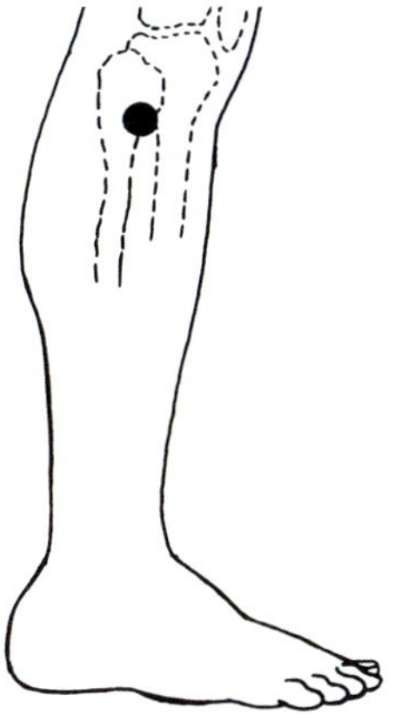

Bei Polyneuropathie wird der Punkt an der Außenseite der Wade vor dem Wadenbeinköpfchen behandelt.

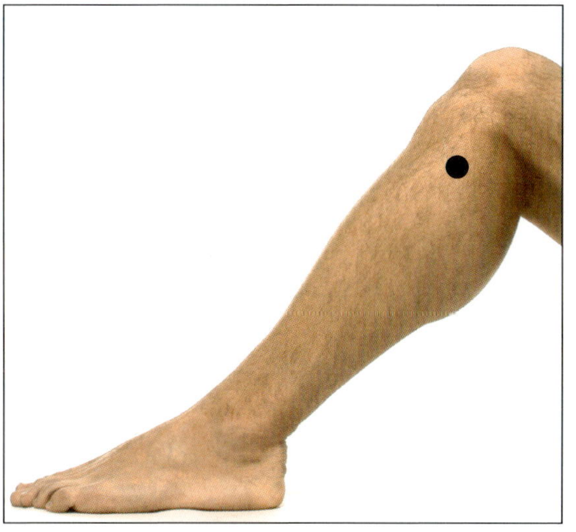

Stellenwert der Akupressur

Sie kann und – wie ich finde – muss mit den vorgenannten Therapien kombiniert werden, denn sie unterstützt deren Wirkung. Um erfolgreich zu sein, muss sie natürlich auch in diesen Fällen regelmäßig und konsequent, energisch und mit Ausdauer praktiziert werden.

Akupressurtechnik

Auswahl der Punkte: stets den Punkt behandeln, der den Ursprung der Läsion beeinflusst, außerdem bei jeder Therapiesitzung abwechselnd einen oder zwei Punkte im Bereich der Läsionen.
Kombiniert wird:

- eine energische Stimulation (in China erhalten z.B. Hemiplegiker täglich eine Elektroakupunkturbehandlung des Scheitelspunkts)
- mit einer zweiminütigen manuellen Stimulation der Punkte, die drei- bis viermal täglich erfolgt.

Das ist ziemlich aufwendig, doch wird eine ganz allmähliche deutliche Besserung den Kranken und seine Umgebung belohnen.

Punkte im Bereich der Läsionen

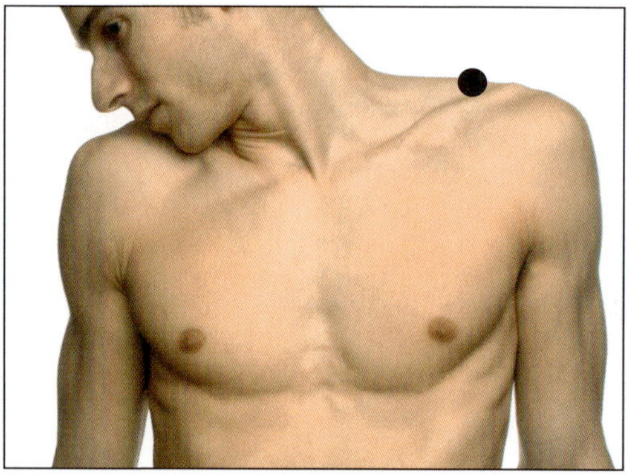

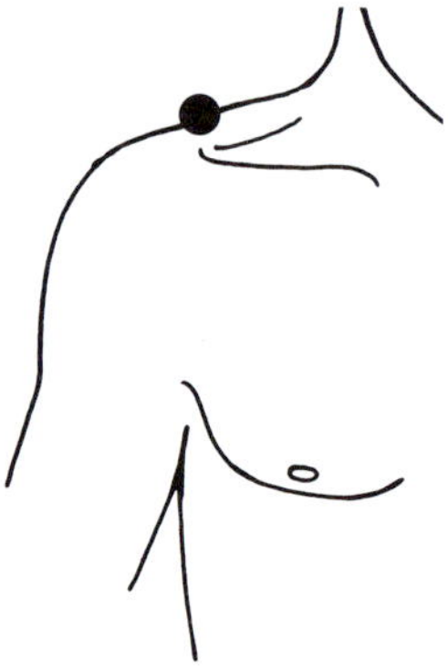

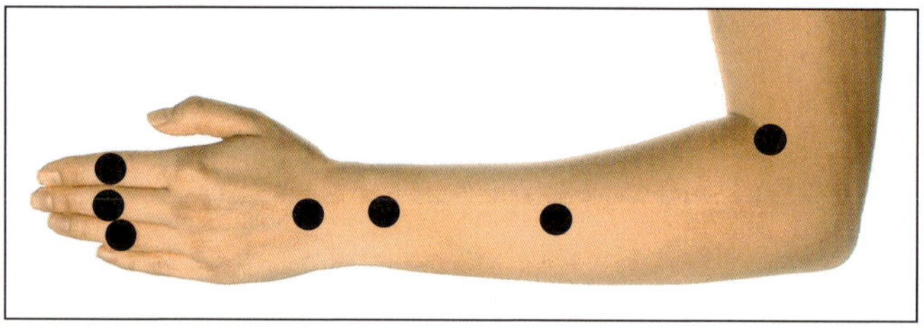

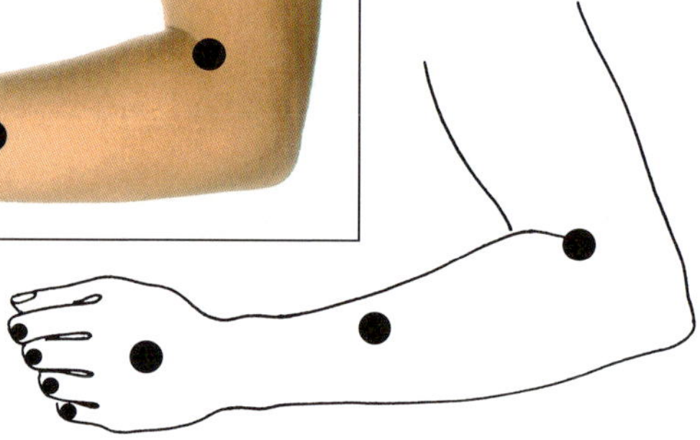

Punkte im Bereich der Läsionen
Für die Schulter: in der Mitte vor der Rundung;
für den Arm: am äußeren Ende der Ellenbogenfalte;
für den Unterarm: außen in der Mitte der Verbindungslinie zwischen Ellenbogenfalte und Handgelenkfalte außen;

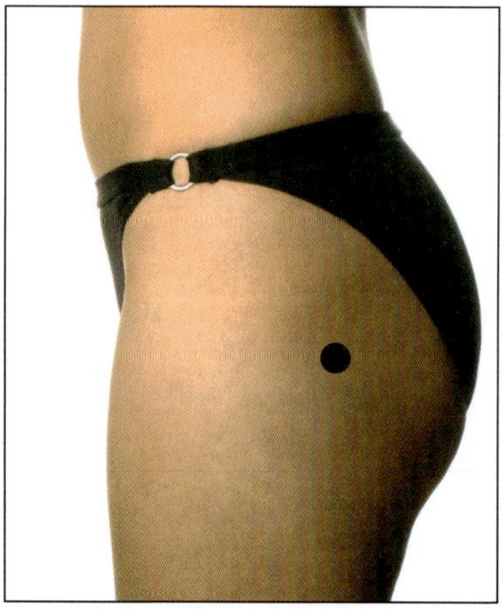

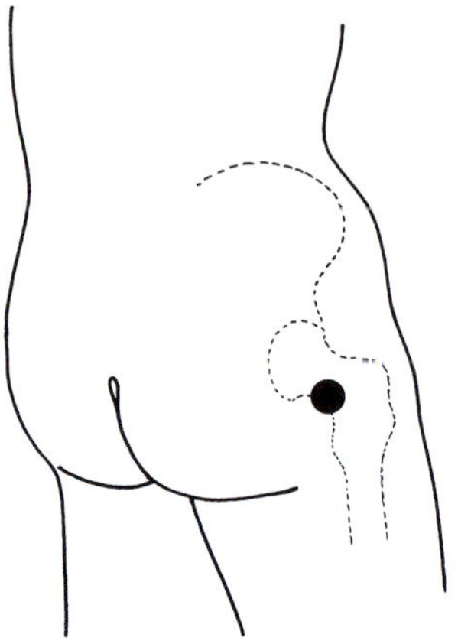

für die Hand: auf dem Handrücken oberhalb der Handwurzelknochen;
für die Finger. auf dem Rücken der ersten Fingergelenke;
für die Hüfte: hinter dem Femurkopf.

Punkte im Bereich der Läsionen

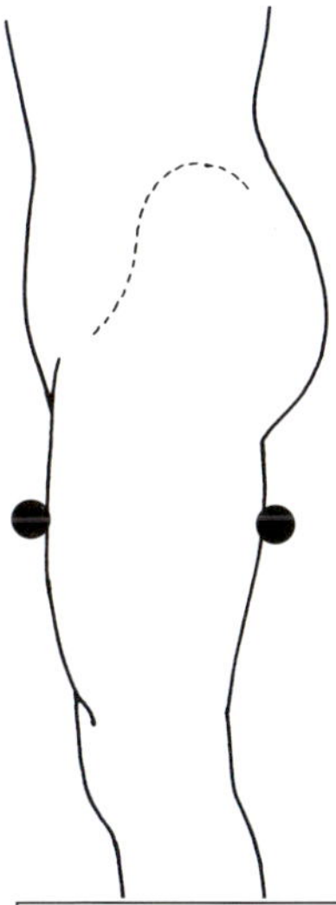
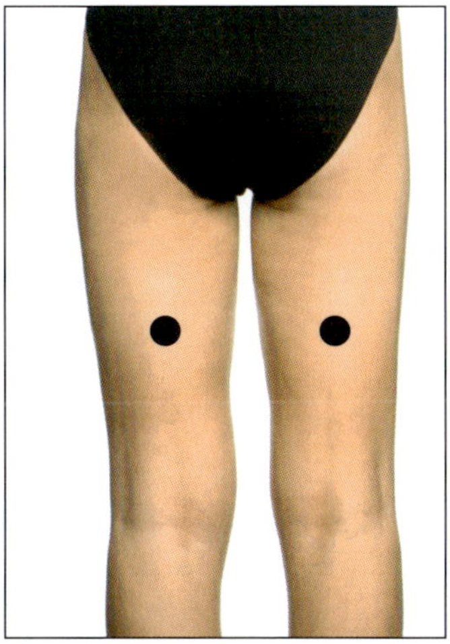
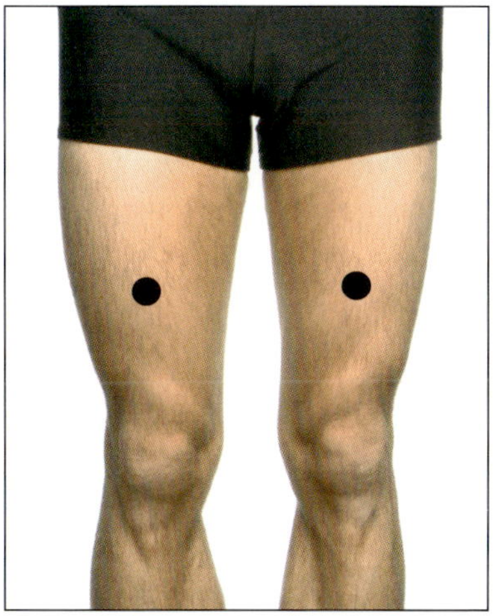
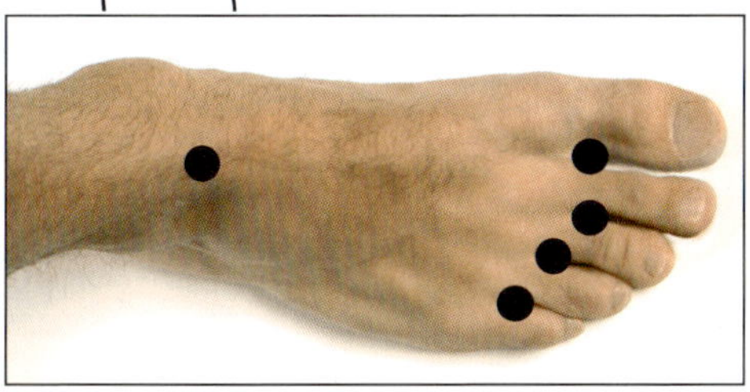

Für die Oberschenkel: mitten auf der Vorderseite und der Rückseite der Oberschenkel;
für den Fuß: mitten auf der Beugefalte am Fußrücken und mitten auf dem Fußrücken zwischen Fußwurzel- und Mittelfußknochen;
für die Zehen: jeweils am Zehengrundgelenk;
für den Unterschenkel: vor dem oberen Köpfchen des Wadenbeins.

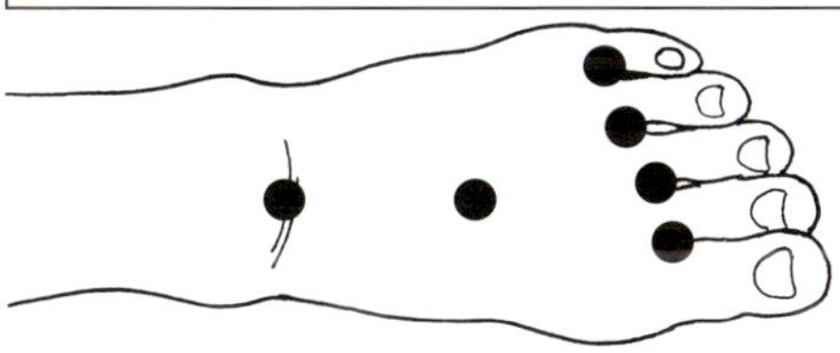
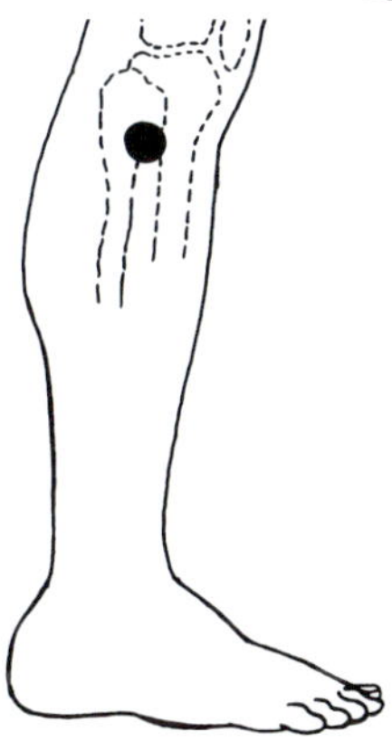
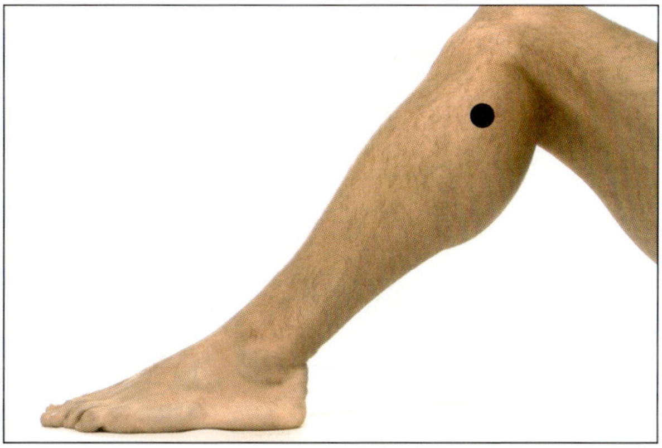

Epilepsie

Definition

In der typischen Form äußert sich Epilepsie durch plötzlichen Bewusstseinsverlust mit eine Phase heftiger Muskelkrämpfe, die von mehr oder weniger ausgeprägten Symptomen begleitet sind: Einnässen, vermehrter Speichelfluss, Schaum vor dem Mund, Heraustreten der Zunge und Zungenbisse. Die Rückkehr des Bewusstseins erfolgt nur langsam.

Krankheitszeichen

Die oben formulierte Definition entspricht grob dem großen epileptischen Anfall, auch »Grand mal« genannt. Er verläuft in drei Phasen, denen eine Aura vorausgehen kann:

- **tonischer Krampf:** Der Patient stürzt steif wie ein Brett zu Boden;
- **klonische Krämpfe:** Der Patient wird von Muskelzuckungen geschüttelt;
- **Stupor:** ein Zustand der Betäubung. Der Patient ist zunächst verwirrt und kann sich nicht daran erinnern, was passiert ist.

Neben diesen Anfallsformen gibt es zwei weitere Formen, die isoliert vorkommen, aber auch im Wechsel mit den anderen auftreten können:

- **Jackson-Epilepsie,** eigentlich Bravais-Jackson-Epilepsie: Der Patient bleibt bei Bewusstsein, sieht, wie ein Teil seines Körpers von mehr oder weniger anhaltenden, unwillkürlichen Zuckungen geschüttelt wird.
- **Petit-mal-Anfälle,** deren auffälligstes Symptom die Absencen sind. In diesem Fall hört der Patient plötzlich mitten im Satz auf zu sprechen. Sein Blick wird leer oder scheint einen imaginären Punkt zu fixieren. Nach wenigen Sekunden oder Minuten spricht er weiter, ohne den vorübergehenden Aussetzer seines Bewusstseins bemerkt zu haben.

Falls eine heilbare Ursache nachgewiesen wird, die beispielsweise chirurgisch angegangen werden kann, wird die Epilepsie nach erfolgreicher Operation verschwinden.

Die kryptogenetische Epilepsie kann einen unterschiedlichen Verlauf nehmen:

- Manchmal verschwindet die Epilepsie von selbst; das geschieht vor allem bei Erwachsenen recht häufig.

- Meistens leidet der Epileptiker lebenslang an der Krankheit, wobei die Anfälle unvorhersehbar und ohne bestimmten Rhythmus auftreten können, also irgendwann und irgendwo, z. B. auf einer Leiter, am Steuer oder bei der Bedienung von Maschinen.
- Gelegentlich verschlimmert sich das Leiden, die Anfälle häufen sich, und der Kranke kann in einen lebensbedrohlichen »Status epilepticus« geraten.

Ursachen

Bei den Ursachen der verschiedenen Epilepsieformen sind zwei große Gruppen zu unterscheiden:

- solche mit bekannter Ursache,
- solche, deren Ursache nicht nachweisbar ist, die so genannten nicht klassifizierbaren (kryptogenetischen) Epilepsien.

Vorweg sei darauf hingewiesen, dass Epilepsie Symptom einer organischen Erkrankung und nicht psychogen ist, allerdings in ihrem Verlauf zu psychischen Veränderungen führen kann. Berühmte Menschen waren Epileptiker, z. B. Julius Cäsar.

Der epileptische Anfall wird durch eine Art »Kurzschluss« im Gehirn ausgelöst. Zahlreiche Ursachen sind bekannt: Schädelhirntrauma, frische oder ältere

Reguläre Punkte

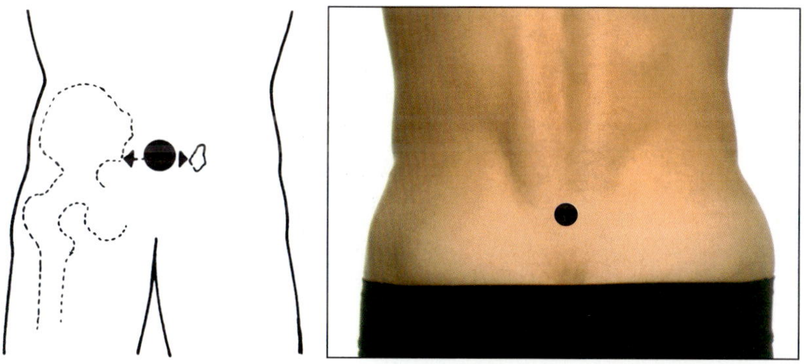

Der Punkt befindet sich auf dem Dornfortsatz im Lendenwirbelbereich in Höhe der beiden Grübchen, die das Sakroiliakalgelenk, die gelenkige Verbindung von Kreuzbein und Darmbein, beidseits markieren.

Infektionen des Gehirns, Missbildung von Hirngefäßen, vor allem auch Hirntumoren. Daran ist immer zu denken, wenn bei Erwachsenen plötzlich ein Anfall auftritt.

Wenn die Ursache nicht zu klären ist, spricht man von kryptogenetischen (rätselhaften) Epilepsien. Glücklicherweise nimmt ihre Zahl inzwischen ab, da außer Elektroenzephalogrammen zusätzliche Untersuchungsmöglichkeiten wie die modernen bildgebenden Verfahren (Computertomographie und Magnetresonanztomographie) zur Klärung beitragen.

Herkömmliche Behandlung

Abgesehen von den Fällen, die chirurgisch behandelt werden können, besteht die Therapie in der Gabe spezieller Medikamente, so genannte Antiepileptika oder Antikonvulsiva, die über sehr lange Zeit oder lebenslang eingenommen werden müssen. Diese Medikamente können die Epilepsie nicht heilen, aber Anfälle verhindern.

Stellenwert der Akupressur

Die Akupressur ist nur geeignet, die klassische medikamentöse Therapie zu ergänzen.

Ergänzende Punkte

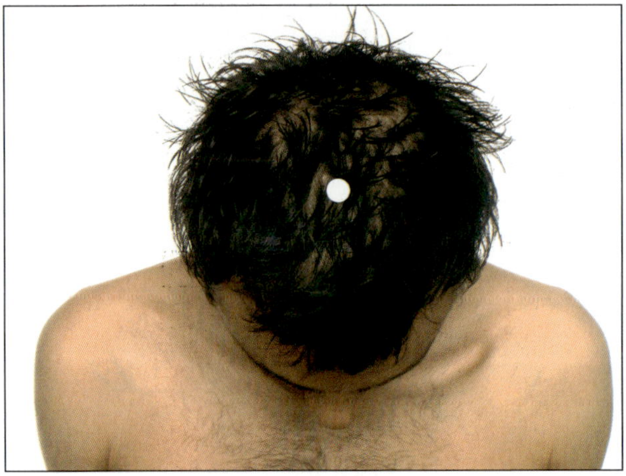

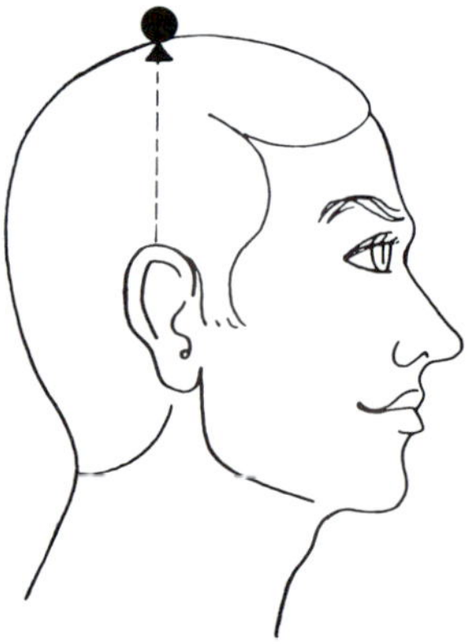

Der eine Punkt befindet sich auf dem Oberkopf in der Mitte der Verbindungslinie zwischen den beiden Ohrmuscheln.

Allenfalls ist eine Stabilisierung der Krankheit und vielleicht eine Dosisminderung bei den Medikamenten zu erhoffen.

Akupressurtechnik

Sie zu beschreiben ist nicht ganz einfach. Wenn ein epileptischer Anfall ausgelöst wurde, ist er durch nichts aufzuhalten. Der Patient sollte in möglichst bequeme Lage gebracht werden, ein zwischen die Zähne geschobener Frottierwaschlappen oder ein Holzkochlöffel hilft, Zungenbisse zu verhindern.

Hilfreich ist allerdings eine mehrminütige Massage der geeigneten Punkte morgens und abends, um mit der Zeit vielleicht eine Reduzierung der notwendigen Medikamente zu erreichen.

Ergänzende Punkte

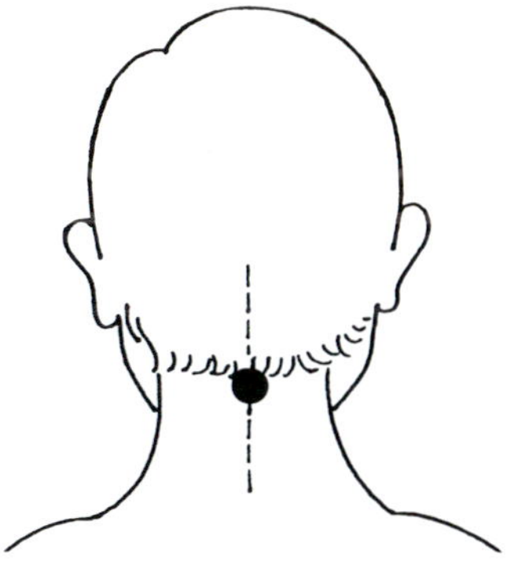

Der zweite ergänzende Punkt befindet sich oberhalb des Nackens in der Mitte des Hinterhauptbeins.

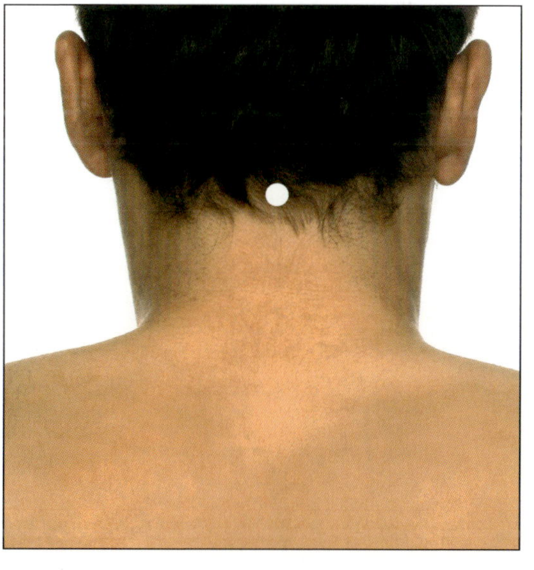

Vergiftungen: Drogen, Alkohol, Tabak

Definition

Schon seit Urzeiten sind die Menschen begierig, anregende oder beruhigende Substanzen zu finden und zu nutzen.

Insbesondere die Chinesen sind seit der Antike mit dem Drogenproblem konfrontiert, speziell mit dem des Opiums. Diese Droge hat längst die westlichen Länder erreicht und verbreitet sich vor allem in den letzten zwanzig Jahren rasant.

Hierzulande ist aber vor allem der übermäßige Konsum von alkoholischen Getränken und von Tabak besorgniserregend.

Krankheitszeichen

Drogen gibt es in großer Zahl und somit sind viele Aspekte zu bedenken. Üblicherweise unterscheidet man »harte« von »weichen« Drogen, wobei zu den Ersteren Haschisch und Marihuana, zu den Letzteren Opiumderivate zählen. Hinzu kommen viele neue synthetische Substanzen, die illegal so schnell verbreitet wie erfunden werden, wie beispielsweise Ecstasy; doch auch Schnüffeln von Benzin oder Lösungsmitteln ist »in«.

Wie äußern sich die Folgen des Gebrauchs vor allem harter Drogen? Beispielsweise indem ein jugendlicher Drogensüchtiger sich versehentlich den »goldenen Schuss« setzt – seine Leiche findet man dann vielleicht in einer elenden, schmutzigen Absteige. Viele Drogenabhängige infizieren sich mit Aids, Hepatitis oder sterben an einer Sepsis, weil sie unsterile Spritzen benutzen oder ungeschützten Geschlechtsverkehr haben.

Die entsetzten Eltern fragen sich vor allem, wie sie erkennen können, ob ihr Kind Drogen nimmt. Diese Frage ist schwer zu beantworten. Nachdenklich sollten die Eltern werden, wenn ihr Sprössling sich sonderbar verhält und Extreme zwischen Aggressivität und Liebsein erkennen lässt.

Die Anzeichen von **Alkoholismus** sind wohlbekannt. Eine akute Alkoholvergiftung äußerst sich zunächst als euphorische Stimmung, an die sich eine Phase der Erregung, sodann verwaschene Sprache und schlechte Koordination der Bewegungen anschließen. Es folgt der Zusammenbruch; der Trinker erbricht und sinkt danach in einen tiefen Schlaf. Der Volltrunkene kann, wenn er Pech hat, sein Leben aushauchen. Im Allgemeinen erwacht er jedoch nach einigen Stunden aus seinem Rausch mit Kopfschmerzen, Übelkeit und einem schlimmen Kater. Wenn das alles ist und, vor allem, sich nicht wiederholt, bleibt dieses Ereignis folgenlos.

Anders verhält es sich mit chronischem Alkoholismus, der sich immer weiter steigert. Frauen, die täglich mehr als einen Liter, und Männer, die täglich mehr als anderthalb Liter Wein trinken, sind auf jeden Fall Alkoholiker. Dabei müssen Aperitifs und Verdaungsschnäpse mitgerechnet werden.

Die Hauptsymptome zeigen sich an den Verdauungsorganen und am Nervensystem. Die Verdauungsbeschwerden beginnen damit, dass Trinkern morgens ein Gemisch aus Speichel und Magensaft in den Mund steigt, außerdem leiden sie unter Sodbrennen und saurem Erbrechen. Das Ende vom Lied ist die unheilbare Leberzirrhose mit einer vergrößerten oder aber einer geschrumpften Leber und Aszites, das heißt, Wasser im Bauch.

Die Nervenschädigung äußert sich abgesehen von Zittern der vorgestreckten Hände (Tremor) vor allem peripher an den Beinen, die von einer unvollständigen Lähmung betroffen sind. Dies nennt man alkoholische Polyneuropathie. Aber auch das Gehirn ist betroffen, was zu Verhaltensstörungen und schließlich

Reguläre Punkte

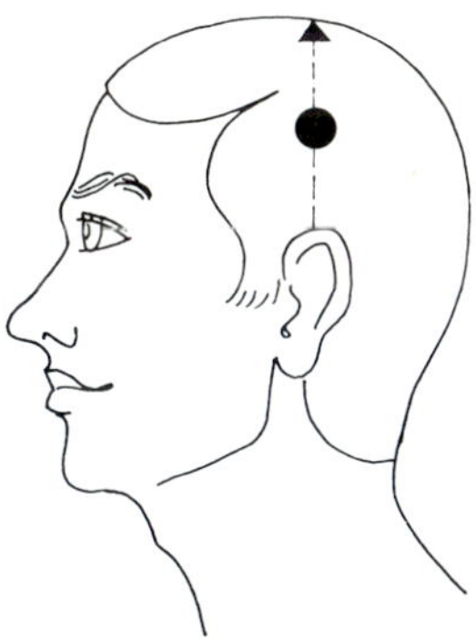

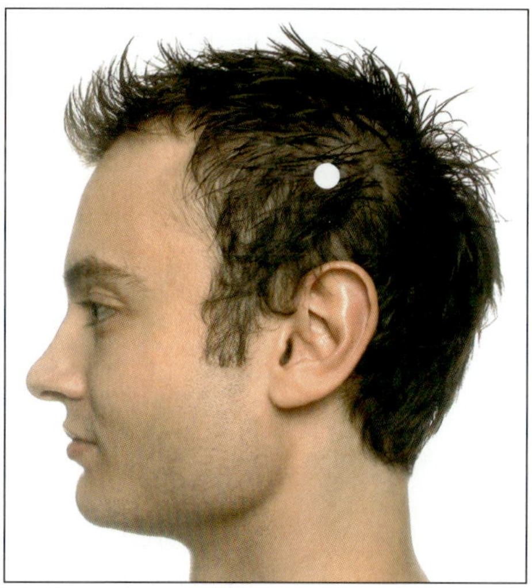

Ein Punkt muss bei jeder Form der Sucht stets behandelt werden, andere Punkte sind spezieller. Der gemeinsame Punkt befindet sich eine Handbreit über der Ohrmuschel.

zu Verblödung und Demenz führt – mit allen katastrophalen persönlichen, familiären und gesellschaftlichen Konsequenzen.

Ein Bluttest kann heute Auskunft geben, ob eine Leber aus irgendeinem Grund geschädigt ist; in diesem Fall sind die Gamma-GT-Werte erhöht.

Bei Alkoholikern sind außer Gamma-GT das Volumen der roten Blutkörperchen und (besonders aussagefähig) Desialotransferrin, ein in der Leber gebildetes, Eisen transportierendes Glykoprotein, erhöht.

Und der Tabak? Es ist noch nicht lange her, dass das ehemals so beliebte und akzeptierte Rauchen als furchtbar schädlich erkannt wurde. Gewiss, die Statistiken sind nicht so dramatisch wie beim Drogenkonsum und beim Alkohol, aber die **Nikotinsucht** trägt erheblich zu zwei schweren Krankheiten unserer Zeit bei: Gefäßkrankheiten und Krebs.

Ursachen

Warum nehmen Menschen Drogen, warum trinken, warum rauchen sie? Anscheinend haben alle drei Abhängigkeiten einiges gemeinsam und jeweils ihre Besonderheiten.

In den westlichen Ländern ist Drogenabhängigkeit – zumindest bei jungen Leuten – relativ neu. Alkoholismus hat es dagegen schon immer gegeben –

Ergänzende Punkte

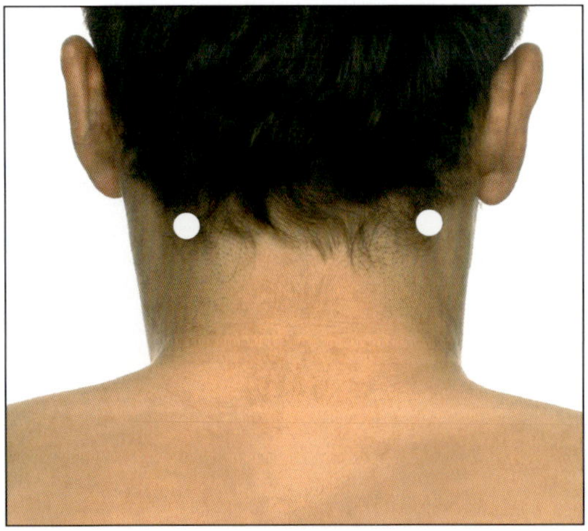

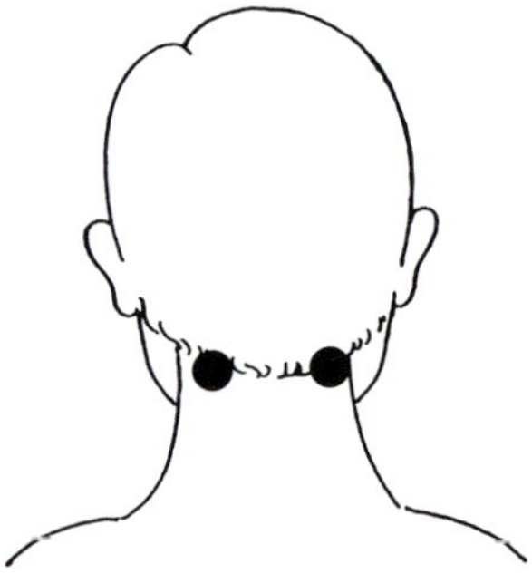

Bei Drogenabhängigkeit: Nach den Ergebnissen einer Studie in Toulouse hilft die elektrische Stimulation zweier Punkte: einer beidseits am Rand des Hinterhauptbeins einen Fingerbreit vom Warzenfortsatz, ein weiterer an der Nasenwurzel.

unsere Zivilisation schwimmt im Alkohol. Als Ursachen werden heute verschiedene Faktoren diskutiert, darunter eine genetisch bedingte Störung des Alkoholabbaus in der Leber.

Nikotinsucht kann zwei Gründe haben:

- Individuell: Rauchen ist Symbol für das Saugen an der Mutterbrust, der Saugreflex eine der ersten Lebensäußerungen des Neugeborenen, ganz eindeutig der Reflex der Beruhigung (Stillen);
- Sozial: gemeinsam rauchen als Ritual, bei dem das Feuer, ein uraltes Symbol, eine wesentliche Rolle spielt.

Herkömmliche Behandlung

Mit jeder Entgiftung sollte eine psychologische Unterstützung einhergehen, insbesondere in der Gruppe. Auch Medikamente und neue Methoden leisten einen maßgeblichen Beitrag zur Therapie.

Bei Abhängigkeit von harten Drogen werden zur Entgiftung mit Erfolg so genannte Opiatantagonisten, beispielsweise Naloxon, eingesetzt.

Alkoholkranke werden unter anderem mit Präparaten wie Antabus (Disulfiram) behandelt. Der Nikotinabhängigkeit versucht man mit verschiedenen

Ergänzende Punkte

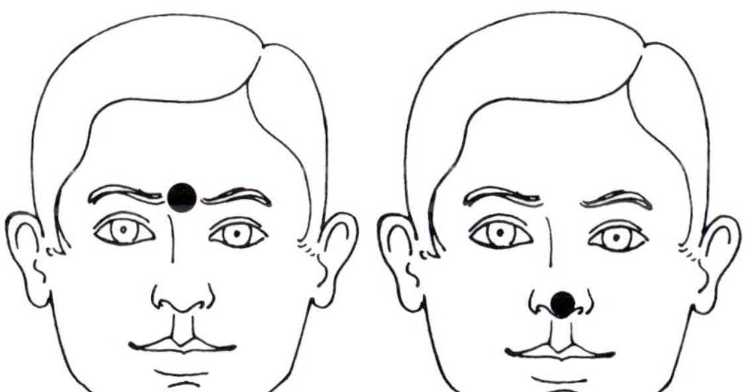

Bei Alkoholismus werden die Punkte auf der Nasenspitze und -wurzel behandelt.

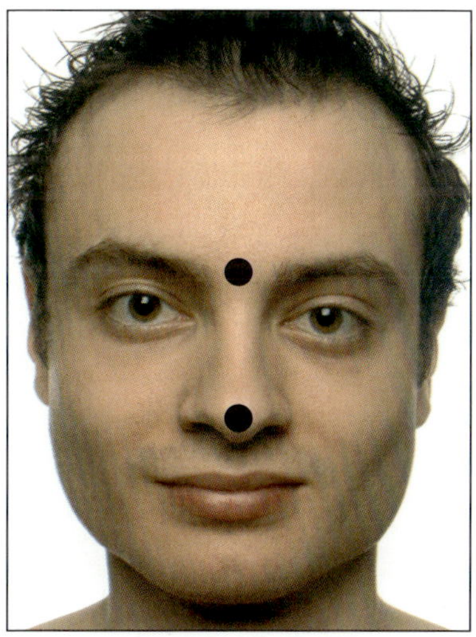

Mitteln zu begegnen: Nikotinpflaster, Nikotinersatz (Tabex), Aurikulotherapie und Hypnose. Die Rückfallhäufigkeit ist jedoch groß.

Stellenwert der Akupressur

Die Chinesen waren seit der Antike mit der Drogenproblematik konfrontiert und haben demgemäß gezielte Behandlungsverfahren entwickelt.

Alkohol- und Nikotinabhängigkeit sind dagegen Neuland für die Akupunktur. Die Forschung zu diesem Thema hat ihr Ziel noch nicht erreicht, doch scheinen die Ergebnisse der Akupunktur zu einigen Hoffnungen zu berechtigen.

Akupressurtechnik

Die ideale Anwendungsweise ist noch nicht gefunden. Folgendes Vorgehen ist möglich: jeweils morgens und abends eine fünfzehn Minuten dauernde manuelle Stimulation oder morgens und abends je zehn Minuten elektrische Stimulation.

Ergänzende Punkte

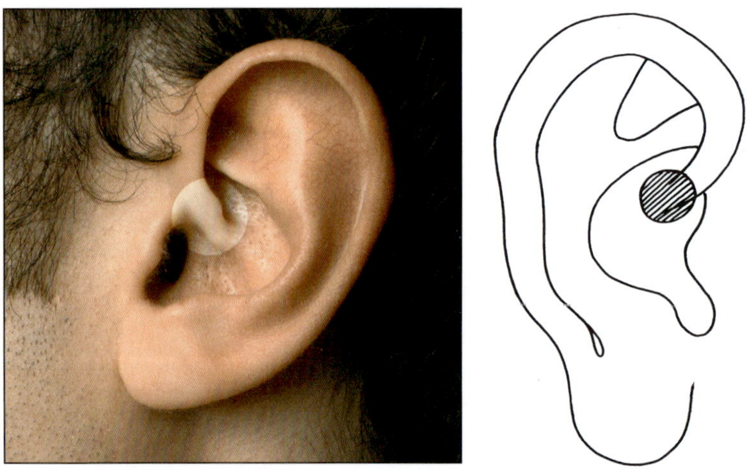

Raucherentwöhnung: der Bereich der Ohrleiste oberhalb des Tragus.

Schizophrenie und Psychosen

Definition

Das breite Spektrum der Gemütskrankheiten wurde früher aus folgendem Grund in Neurosen und Psychosen unterteilt: Bei den Neurosen behält der Patient ungeachtet der vorhandenen Symptome den Bezug zur Wirklichkeit. Falls er z. B. an einer Neurose litt und Halluzinationen hatte, erkannte er diese als fremd. Bei einer Psychose hingegen erlebte er sie als wirklich; er vermochte nicht zwischen seiner inneren und der äußeren Welt zu unterscheiden. Er galt folglich als Irrer, ein sich Entfremdeter.

Forschung und moderne Therapiemöglichkeiten haben diese Unterschiede verwischt, denn man erkannte, dass es Neurosen mit geistiger Verwirrung gibt und dass man Psychosen so behandeln kann, dass der Patient mit seinem Ich in Einklang kommt und ein normales Leben führen kann.

Wie kann man sich da zurechtfinden? Am besten, indem man sich an der Symptomatik der verschiedenen Psychosen orientiert, die erheblich voneinander abweichen können.

Reguläre Punkte

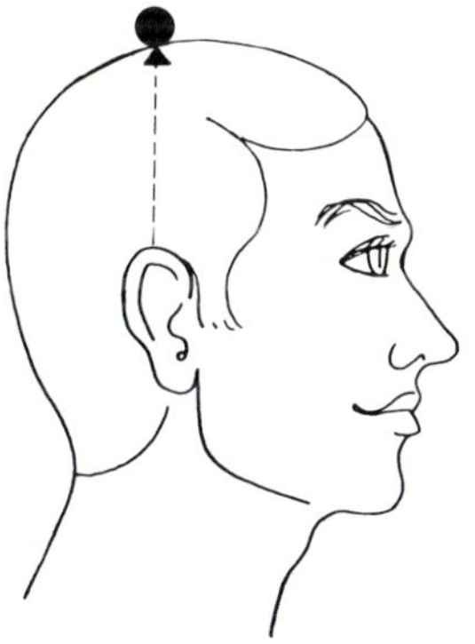

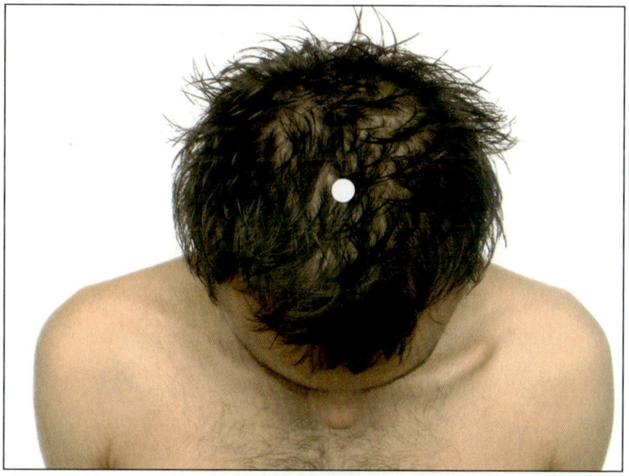

Der erste Punkt befindet sich auf der Mitte des Scheitels am Schnittpunkt mit der Verbindungslinie zwischen den beiden Ohrmuscheln.

Krankheitszeichen

Drei Hauptgruppen lassen sich unterscheiden:

- **Schizophrenie,** die schwerste Krankheit. Zum einen, weil sie bei jüngeren Menschen zwischen fünfzehn und dreißig Jahren auftritt. Zum anderen, weil sie häufig vorkommt – man schätzt, dass ein Prozent dieser Altersgruppe erkranken. Und schließlich, weil die Krankheit unbehandelt unaufhaltsam zur Persönlichkeitsspaltung, zum »Irresein« führt. Eine Schizophrenie kann plötzlich auftreten mit Wahnvorstellung und anomalen Handlungen. Der weitere Verlauf kann mit bizarrem Verhalten, grundlosem Gelächter, völliger Erstarrung oder gefährlichen aggressiven Handlungen einhergehen. Mehr oder weniger bald beobachtet man einen Zerfall der Persönlichkeit. Meist wird der Kranke starr und stumm und verliert den Bezug zu seiner Umgebung. Diesen Zustand bezeichnet man als Autismus.
- Bei der **manisch-depressiven Psychose** wechseln depressive mit manischen Phasen ab. Während der depressiven Phase ist der Kranke am Boden zerstört, fühlt sich verfolgt, beschuldigt sich aller möglichen Fehler und Missetaten und ist oft hochgradig selbstmordgefährdet. Dagegen ist er während der manischen Phase euphorisch und zum Lachen aufgelegt und erweckt den Eindruck, als habe er einen Schwips. Die Manie kann nach einigen

Reguläre Punkte

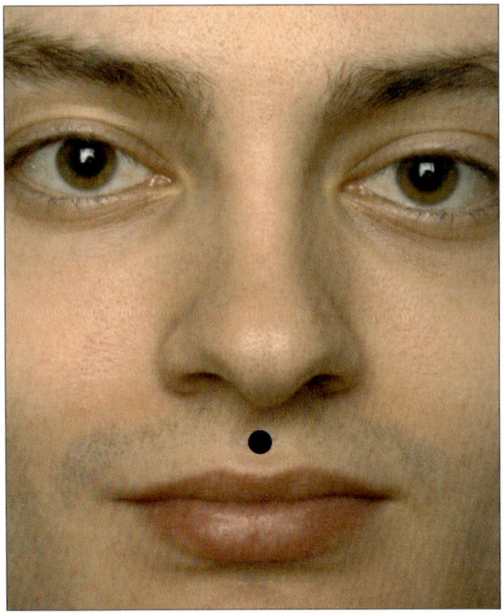

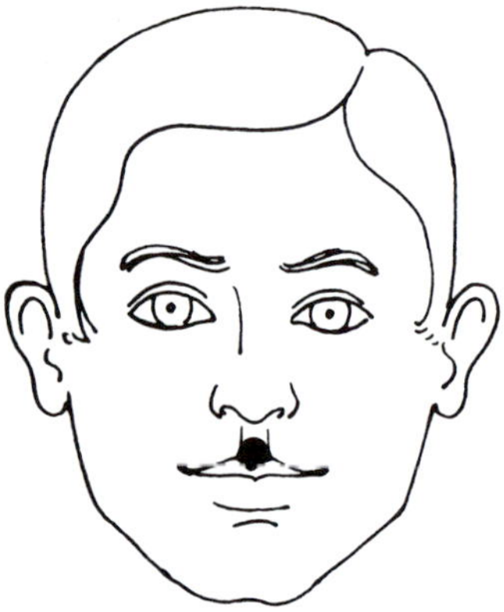

Der zweite Punkt befindet sich zwischen dem ersten unteren und dem zweiten Drittel der Verbindungslinie vom Oberlippensaum zur Nase.

Monaten oder von einem Tag zum anderen in die Depression umkippen und umgekehrt.

- **Halluzinatorische Psychose** oder **Verfolgungswahn.** Der Kranke reagiert mit Wahnvorstellungen auf seine Umwelt. Er glaubt sich abgehört, verfolgt, bedroht.

Neben diesen typischen Formen gibt es zahlreiche schwer zu klassifizierende Gemütskrankheiten, die aber meist einer der drei genannten Gruppen nahestehen.

Ursachen

Die Vorstellungen von den Gemütskrankheiten waren immer auch ein Produkt der jeweiligen Epoche.

Zeitweise wurde alles organisch betrachtet und man versuchte, die Krankheiten bestimmten geschädigten Hirnarealen zuzuordnen. Dann wurde alles psychologisiert und der individuellen und gesellschaftlichen Umgebung angelastet. Inzwischen ist man im Gefolge der Entdeckung von Funktionsstörungen in den Nervenzellen – den Neuronen – wieder zur Organtheorie zurückgekehrt.

Ergänzende Punkte

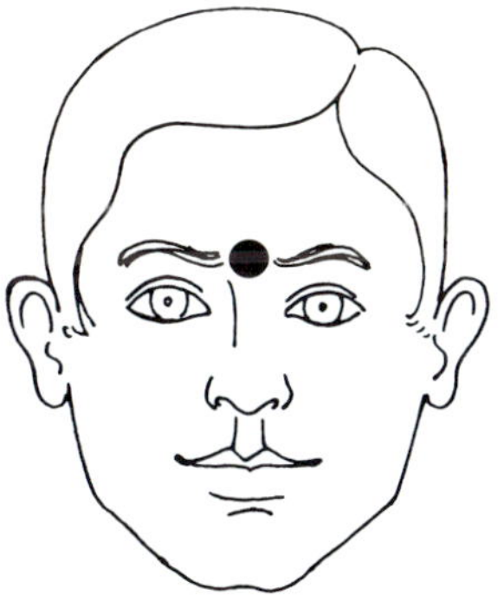

Der erste Punkt befindet sich an der Nasenwurzel zwischen den Augenbrauen.

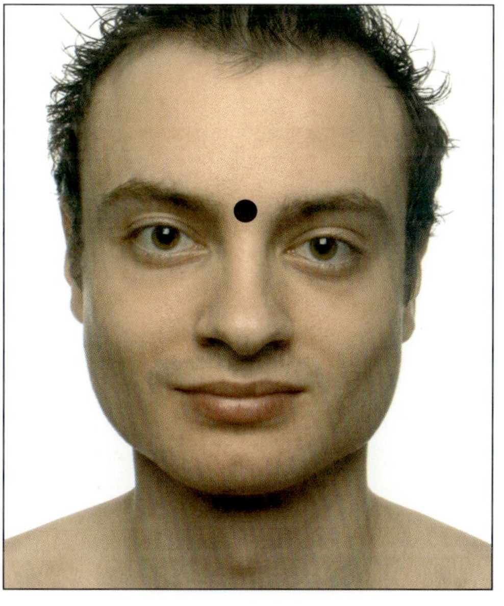

Schädigungen der Gehirnstrukturen, etwa durch Tumoren, können, wenn auch selten, psychotische Symptome auslösen. Auch die Umgebung spielt eine – wenn auch nicht entscheidende – Rolle: Eine verlässliche Familie kann erheblich zur Heilung eines Gemütskranken beitragen.

Die bedeutendsten Fortschritte verdanken wir jedoch den Erkenntnissen über die Biochemie des Gehirns, vor allem die Transmitter. Das sind Nervenbotenstoffe, die den Nachrichtendienst zwischen den Neuronen versehen.

Es wird diskutiert, dass Schizophrenie mit einer Störung der Endorphinsekretion einhergehen könnte, jenen schmerzlindernden natürlichen Morphinen, die auch unter Akupunkturwirkung im Gehirn gebildet werden.

Dies ist allerdings nur der Beginn einer schwierigen, aber vielversprechenden Forschung.

Herkömmliche Behandlung

Mit der Entwicklung der medikamentösen Therapie wurde die Behandlung der Gemütskrankheiten revolutioniert. Zuvor wurden allenfalls durch Elektroschocks einige Besserungen erzielt. Zwar wird diese Therapie noch bei Kranken angewandt, die nicht auf die Medikamente ansprechen, aber vor allem Neuroleptika und Tranquilizer haben sie weitgehend verdrängt. Ziemlich gezielt bei

Ergänzende Punkte

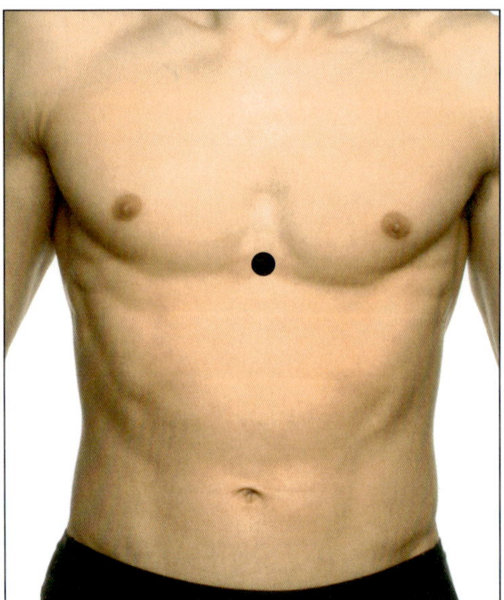

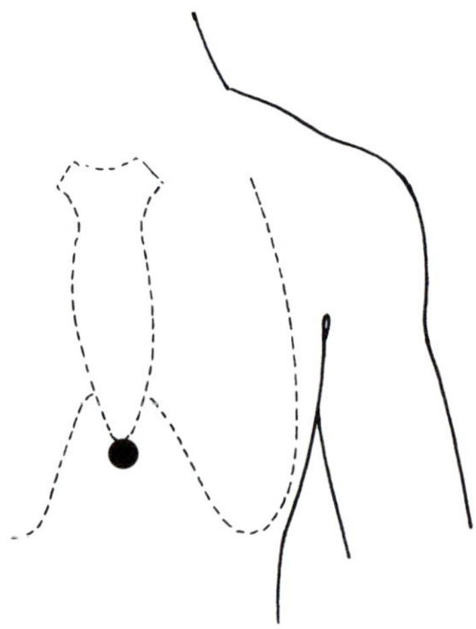

Der zweite Punkt befindet sich am unteren Ende des Brustbeins.

manisch-depressiven Psychosen wirkt ein Alkalimetall, das Lithium. Für alle Gemütskranken gilt, dass stets eine verständnisvolle Psychotherapie die medikamentöse Therapie begleiten sollte.

Stellenwert der Akupressur

Auf den ersten Blick könnte es scheinen, als zählten die Gemütskrankheiten zu den Leiden, die auf Akupressur nicht ansprechen. Und doch widmen sich in China große psychiatrische Kliniken der Behandlung Schizophrener mittels traditioneller chinesischer Medizin – mit einigem Erfolg.

Akupressurtechnik

Die genannten Gemütskrankheiten können auf keinen Fall nur im häuslichen Rahmen behandelt werden. Hier soll nur skizziert werden, welche Ergebnisse zu erzielen sind, wenn die Akupunktur wie in China systematisch eingesetzt wird.

Schizophrene werden beispielsweise in den chinesischen Klinikzentren folgendermaßen behandelt: In täglichen Sitzungen werden die oben bezeichneten Punkte mit Elektroakupunktur behandelt, ergänzt durch chinesische Gymnastik wie die Brokatübungen, und die Niederschrift von Gedichten. Dies führt den Kranken aus seinem inneren Gefängnis heraus und macht ihn wieder mit seinem Körper und seinem Geist vertraut. Die Behandlungsergebnisse werden mit denen der Pharmakotherapie verglichen.

Koma

Definition

Koma ist ein Zustand, der durch den Verlust des Bewusstseins bestimmt ist.

Krankheitszeichen

Stets kommt es zum mehr oder weniger ausgeprägten Bewusstseinsverlust: vom leichten Koma, bei dem sich der Kranke aus der Erstarrung löst und, wenn man ihn kräftig schüttelt, sogar einfache Fragen beantworten kann, bis zum tiefen Koma, in dem die Reflexe erloschen und Vitalfunktionen wie Atmen und Schlucken hochgradig gefährdet sind.

Ursachen

Jede schwere Krankheit kann in ein Koma münden. Unter bestimmten Umständen kann aber auch ganz unvermittelt ein Koma eintreten:

- an erster Stelle das Schädelhirntrauma;
- dann durch eine akute Hirnhautentzündung, vor allem beim Kind;

Reguläre Punkte

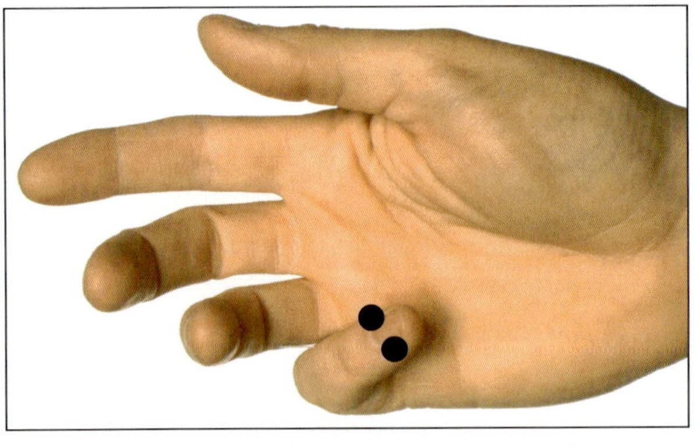

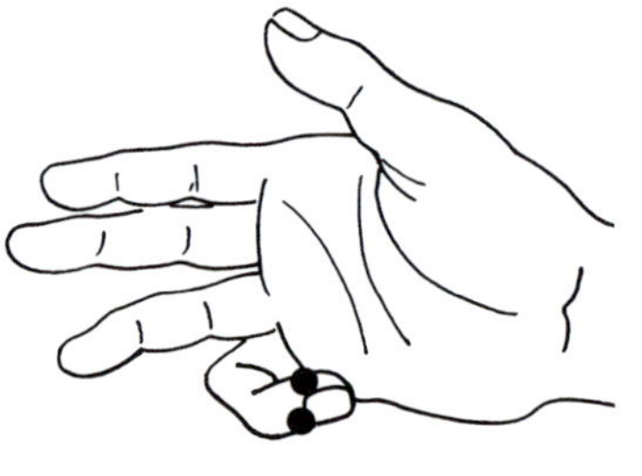

Es gibt drei Gruppen von Punkten: als Erste die beiden Punkte an den Nagelfalzwinkeln der kleinen Finger.

- durch Gefäßschäden wie Gehirnblutung oder Gehirnthrombose, also den plötzlichen Verschluss einer Gehirnarterie durch ein Blutgerinnsel;
- und schließlich Koma infolge Vergiftung, entweder durch Giftzufuhr von außen in suizidaler Absicht oder durch Vergiftung des Stoffwechsels, wie beim diabetischen Koma oder Nierenkoma.

In jedem Fall ist das Koma ein schwerwiegender Befund mit oft tödlichem Ausgang. Alle ärztliche Kunst muss eingesetzt werden, um den Kranken ins Bewusstsein zurückzuholen und die Ursache des Komas zu behandeln.

Herkömmliche Behandlung

Wir können hier nicht die vielen Behandlungen, die je nach Ursache des Komas angewandt werden, im Einzelnen beschreiben. Sie sind stets ausgesprochen kompliziert und können natürlich nur in Kliniken durchgeführt werden.

Stellenwert der Akupressur

Sie ist praktisch eine Erste-Hilfe-Maßnahme, aber in dieser Hinsicht von einiger Bedeutung. Tatsächlich kann eine energische Stimulation einen Patienten oft aus dem Koma wecken. Eine kleine Anekdote mag dies illustrieren: Die franzö-

Reguläre Punkte

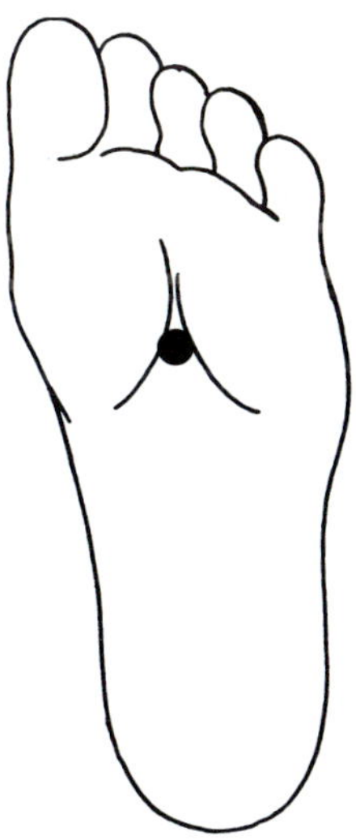

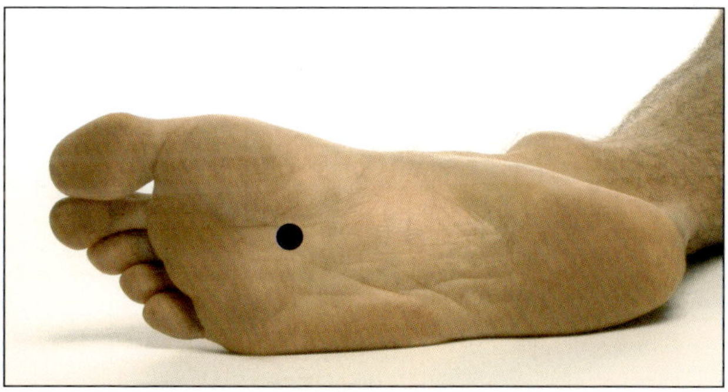

Die zweite Gruppe der Punkte befindet sich auf der Fußsohle zwischen den beiden Falten, die entstehen, wenn Sie die Zehen krümmen.

sische Bezeichnung für Leichenträger ist »croque-mort«. Das bedeutet »der an dem Toten knabbert«: Wenn man Zweifel hatte, ob ein Toter vielleicht nur scheintot war, biss ihm ein Helfer fest in den kleinen Finger. Falls noch Leben in dem Betreffenden war, kam er wieder zu sich. Einer der Akupressurpunkte sitzt genau an dieser Stelle.

Akupressurtechnik

Es handelt sich um einen medizinischen Notfall, in dem jede Minute zählt. Selbstverständlich ist der Patient schleunigst ins nächste Krankenhaus zu bringen und die Zeit bis dahin zu nutzen, um die Punkte mit allen verfügbaren Mitteln zu stimulieren: Massage, Elektroakupunktur oder kräftiges Pieksen mit der Spitze eines metallischen Gegenstandes.

Stimulieren Sie intensiv. Mitunter gelingt es, den Kranken aus dem Koma zu holen und ihn in einer den Umständen entsprechenden guten Verfassung ins Krankenhaus zu bringen.

Reguläre Punkte

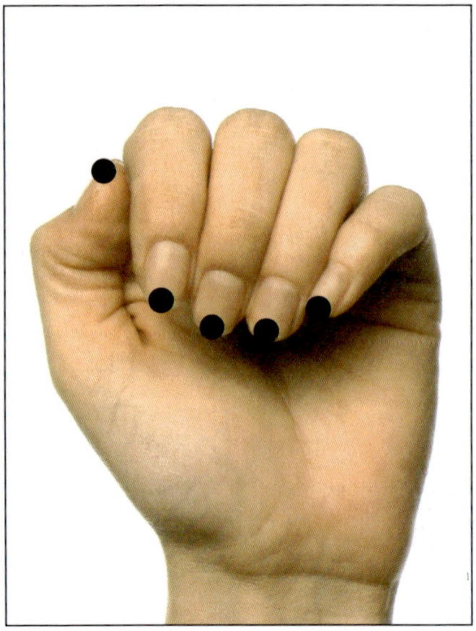

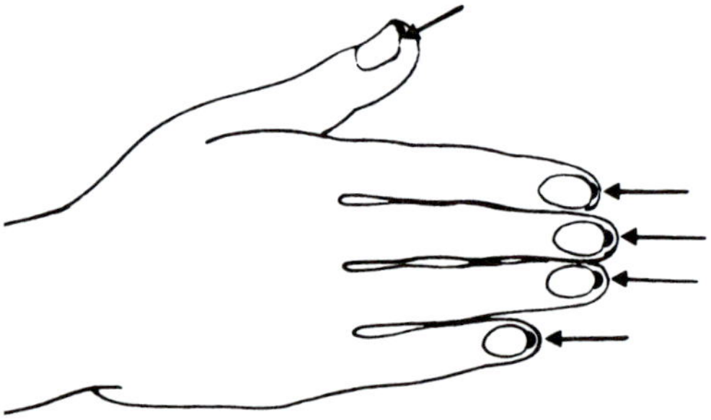

Die dritte Gruppe von Punkten befindet sich direkt unter den Nägeln an sämtlichen Fingerspitzen.

Weibliche Geschlechtsorgane

Übelkeit und Erbrechen in der Schwangerschaft

Definition

Die Kapitelüberschrift sagt eigentlich hinreichend, um was es hier geht. Allerdings handelt es sich dabei um recht verschiedene Situationen.

Krankheitszeichen

Die Übelkeit am Beginn einer Schwangerschaft, mitunter von Erbrechen begleitet, kommt so häufig vor, dass man sie geradezu für hinweisend halten kann. Manche Frauen kommen erst dadurch auf die Idee, dass sie schwanger sein könnten.

Meistens tritt die Übelkeit morgens auf: Die Schwangere fühlt sich beim Aufstehen elend und schwindlig. Im Lauf des Tages geht es ihr etwas besser. Nach dem dritten Monat der Schwangerschaft sind die meisten Frauen dann beschwerdefrei. Gelegentlich werden die Beschwerden jedoch auch schlimmer.

Reguläre Punkte

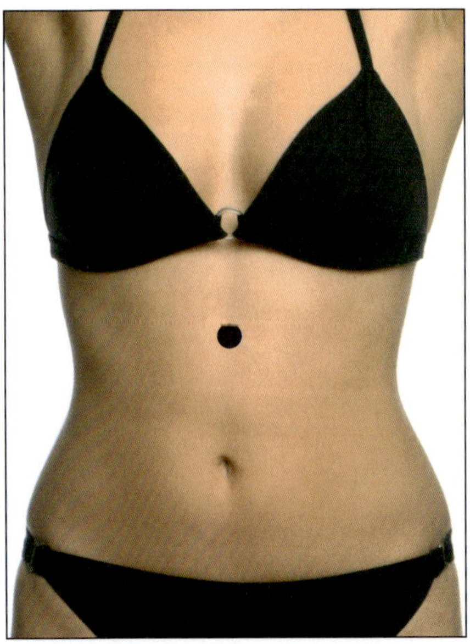

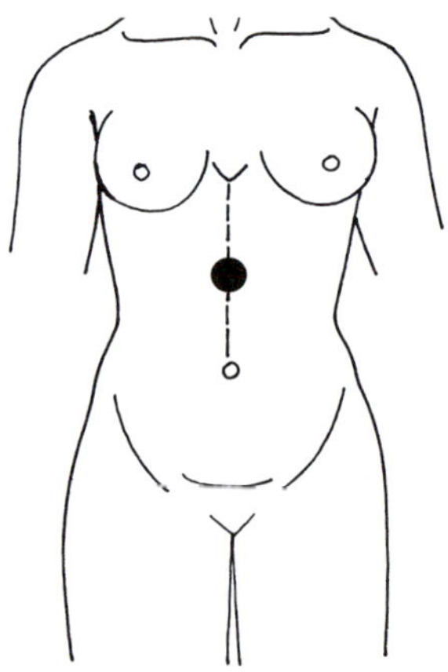

Der erste Punkt liegt auf dem Oberbauch, in der Mitte der Verbindungslinie zwischen Bauchnabel und Schwertfortsatz des Brustbeins.

Ursachen

Oft sind einfache Gründe verantwortlich:

- das mechanische Hindernis, das eine täglich größer werdende Gebärmutter für die Verdauungsorgane darstellt,
- eine Reizung des Nervengeflechts im Bauch durch den »Fremdkörper« Leibesfrucht,
- eine Art Vergiftung durch neue Substanzen, die während der Schwangerschaft im Körper gebildet werden.

Daneben können psychische Gegebenheiten eine Mitursache sein: bei Schwangeren nämlich, die das Kind gleichzeitig wünschen und ablehnen.

Herkömmliche Behandlung

Gegen das Erbrechen gibt es heutzutage sehr wirksame Medikamente. Bei den schweren Formen helfen sie nicht immer. Manchmal ist ein Klinikaufenthalt erforderlich, um der Schwangeren verlorene Flüssigkeit wieder zuzuführen und sie vielleicht auch einem belastenden familiären Umfeld zu entziehen.

Die Einnahme von Medikamenten in der sensiblen Phase der Schwangerschaft kann zu Fruchtschädigungen führen.

Reguläre Punkte

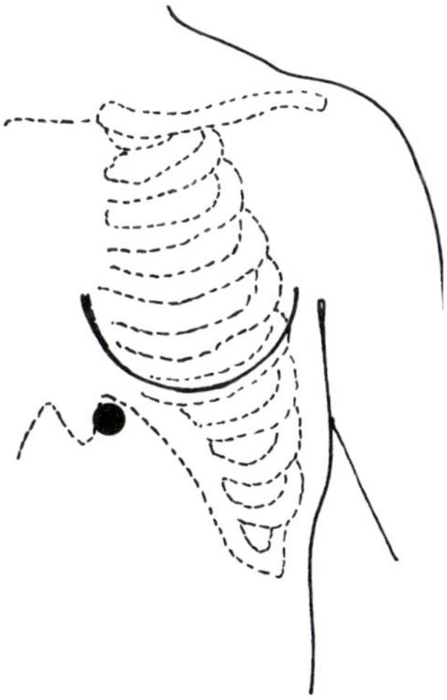

Der zweite Punkt befindet sich zu beiden Seiten der Schwertfortsatzspitze des Brustbeins.

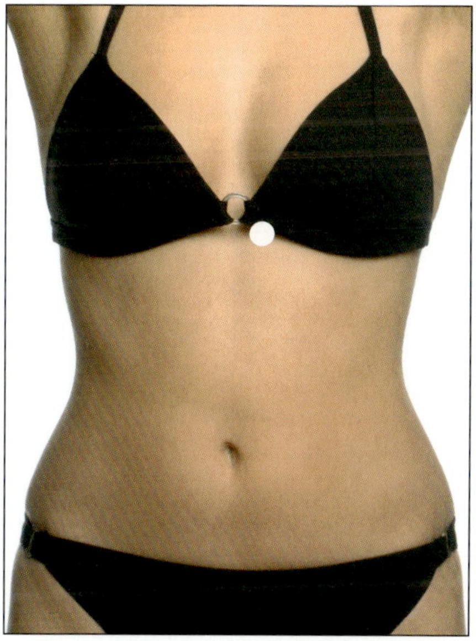

Stellenwert der Akupressur

Bei schwerem Schwangerschaftserbrechen kann die Akupressur die ärztliche Behandlung unterstützen.

Vor allem bei den leichteren Formen, die praktisch jede Schwangere erfährt, ist die Akupressur eine wirkliche Hilfe, da sie die Beschwerden lindert und vor allem auch die Einnahme von Medikamenten, die man sowieso während einer Schwangerschaft meiden sollte, oft überflüssig macht.

Akupressurtechnik

Bei den üblichen Frühsymptomen der Schwangerschaft macht es Sinn, die Punkte morgens vor dem Aufstehen fünf bis sechs Minuten zu stimulieren und dies eine halbe Stunde später zu wiederholen, falls die Übelkeit weiter anhält.

Bei anhaltendem, schwerem Schwangerschaftserbrechen müssen die Stimulationen mehrmals am Tag erfolgen, eventuell ist sogar eine anhaltende Stimulation zu erwägen.

Reguläre Punkte

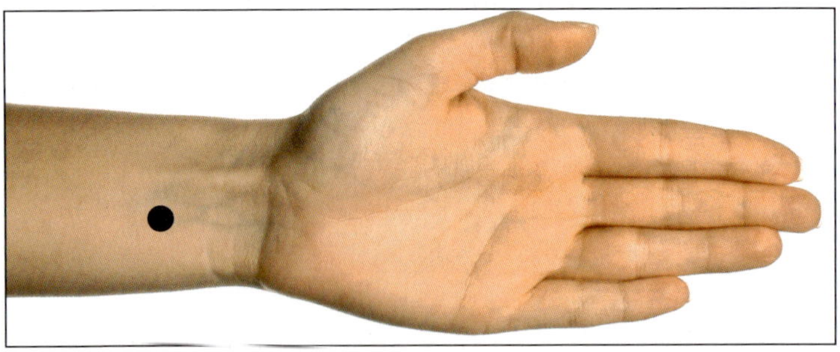

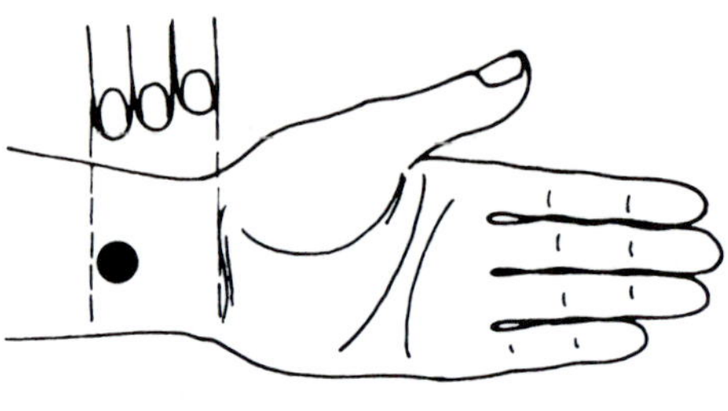

Der dritte Punkt ist an der Innenseite des Unterarms zwischen Elle und Speiche drei Fingerbreit von der Handbeugefalte.

Erkrankungen der weiblichen Brüste

Definition

Die Milchdrüsen haben vor allem die Aufgabe, das kleine Menschenkind zu nähren, zugleich aber sind die Brüste das Symbol der Weiblichkeit, der herrlichste Schmuck der Frau – wie man sagt. Diese Eigenschaft ist in der modernen Gesellschaft dabei, die nährende Funktion zu verdrängen.

Es vermischen sich also Vorstellungen von der physiologischen Funktion, Erotik und Ästhetik der weiblichen Brüste.

Krankheitszeichen

Zwei Symptome erregen zu Recht die Aufmerksamkeit: Schmerz und Sekret aus der Brustwarze.

Am häufigsten jedoch passiert es, dass Frauen beim Abtasten der Brüste einen »Knoten« entdecken. Das heißt nun nicht unbedingt, dass die betreffende Frau Brustkrebs hat, denn es gibt auch viele gutartige Tumoren, die einzeln oder zu mehreren auftreten können. Selbstverständlich muss eine Frau, wenn sie Knoten in ihrer Brust entdeckt, unverzüglich ihren Frauenarzt aufsuchen. Er wird den Befund durch die nötigen Untersuchungen absichern. Wichtige Untersuchungen dieser Art sind vor allem die Mammographie und die Thermographie.

Zwei Veränderungen an der Brust muss man unbedingt gründlich nachgehen: Einziehungen der Haut, die wie Pappe wirkt, und wiederholte Krustenbildung an der Brustwarze. Beides muss Anlass für genaue Untersuchungen sein.

Ganz abgesehen von diesen schweren Erkrankungen können die Brüste auch wehtun, wenn keine wirkliche Krankheit vorliegt.

Fast alle Frauen empfinden vor der Periode Spannungen in den Brüsten, die mitunter unerträglich und von einer deutlichen Größenzunahme der Brüste begleitet sind.

Das Alter mindert leider die Schönheit der weiblichen Brüste. Sie erschlaffen, die Haut wird welk, es entstehen Hängebrüste. Doch nicht nur das Alter bringt ästhetische Probleme. Zu ihrem Kummer finden viele junge Mädchen und Frauen, dass sie zu kleine oder zu große Brüste haben.

Ursachen

Die Brust ist in den komplizierten Zyklus der weiblichen Hormone involviert und unterliegt den Veränderungen im Menstruationszyklus: Zwei Hormone der Eierstöcke, Östrogen und Progesteron, wirken auch auf die weibliche Brust. Dazu kommt ein Hormon der Hirnanhangsdrüse, das Prolaktin, das die Sekretion der Muttermilch auslöst.

Inzwischen wurde erkannt, dass praktisch alle bösartigen und gutartigen Erkrankungen der weiblichen Brust mit einer Störung dieser Hormone zusammenhängen. Sie sind auch für Anomalien der Form oder Größe der Brust verantwortlich.

Herkömmliche Behandlung

Immer ist daran zu denken, dass Veränderungen der Brust auch ein Zeichen eines Karzinoms sein könnten, das richtig diagnostiziert und angemessen behandelt werden muss, unter anderem Chirurgie, Bestrahlung oder Chemotherapie.

Gutartige Erkrankungen, wie etwa im Zusammenhang mit dem weiblichen Zyklus, werden mit Hormonen behandelt, die zwar wirksame Waffen sind, aber nicht immer richtig geführt werden.

Reguläre Punkte

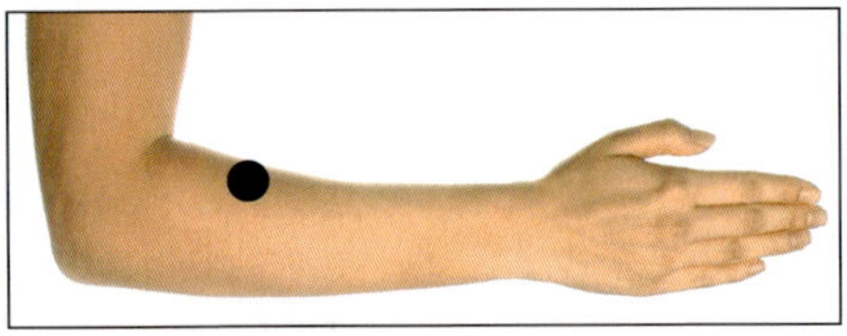

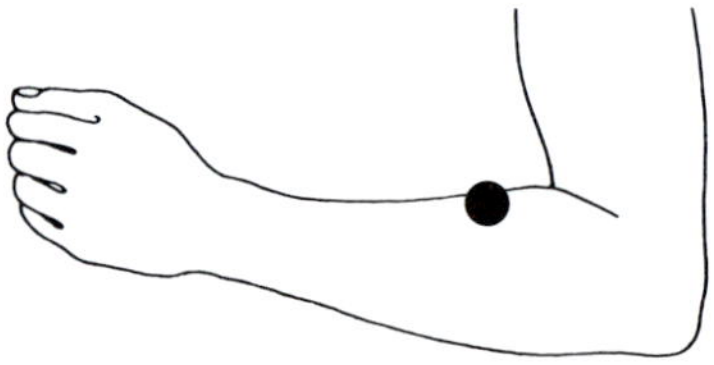

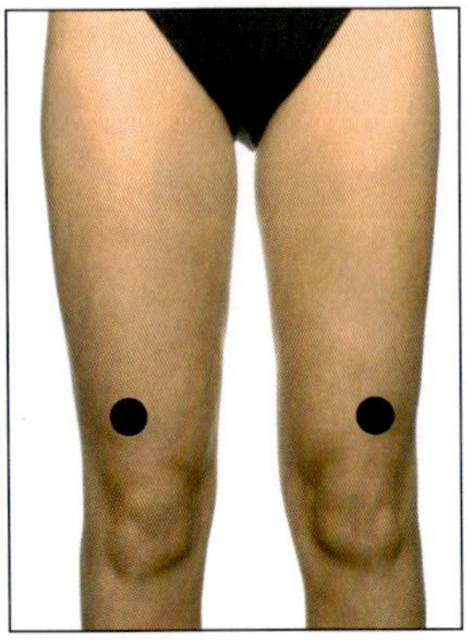

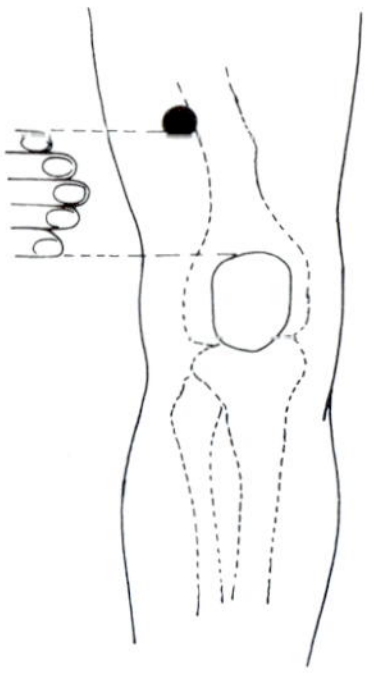

Der erste Punkt befindet sich an der Vorderseite des Oberschenkels eine Handbreit über der oberen Kante der Kniescheibe; der zweite über der Speiche des Unterarms drei Fingerbreit von der Ellenbogenfalte.

Stellenwert der Akupressur

Es ist klar, dass schwere Erkrankungen der Brust, insbesondere der Brustkrebs, einer hochspezialisierten Behandlung bedürfen.

Ist die Diagnose gesichert, dann kann die Stimulation der Punkte bei gutartigen Erkrankungen der Brust deutliche Linderung bringen.

Sehr hilfreich ist die Akupressur bei zyklisch bedingten schmerzhaften Volumenveränderungen der Brüste. Hier kommt die regulatorische, harmonisierende Wirkung des Verfahrens zum Tragen.

Akupressurtechnik

Sie richtet sich nach den Beschwerden, die zu beeinflussen sind:

Bei gutartigen Tumoren müssen die Punkte mehrmals täglich jeweils zwei bis drei Minuten stimuliert werden. Auch anhaltende Stimulation ist sinnvoll.

Bei regelabhängigen Beschwerden, z. B. Anschwellen der Brüste vor der Periode, genügt es, in der Woche vor Einsetzen der Blutung zweimal täglich die Punkte zehn bis fünfzehn Minuten zu stimulieren.

Ergänzende Punkte

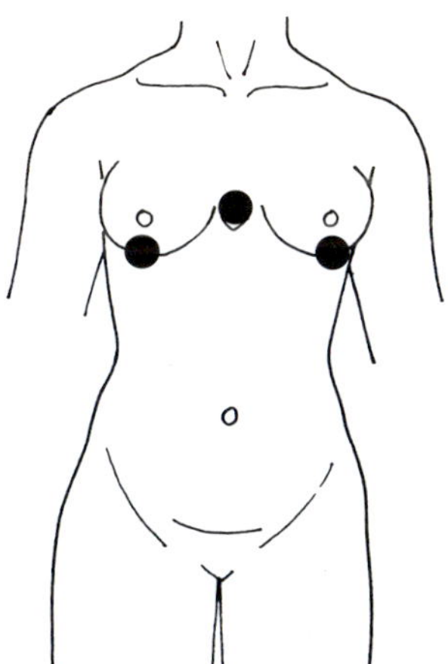

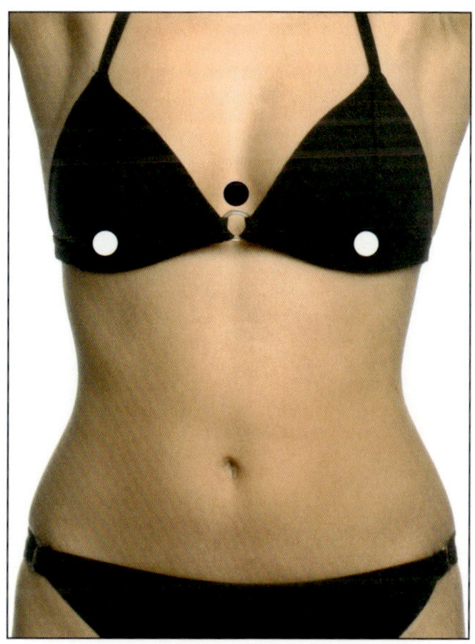

Der erste Punkt befindet sich über dem Schwertfortsatz des Brustbeins zwischen den Brüsten, der zweite Punkt zwei Fingerbreit unterhalb der Brustwarzen.

Ausfluss (Leukorrhö)

Definition

Unter Ausfluss versteht man unblutiges Scheidensekret. Der fachsprachliche Ausdruckt Leukorrhö bedeutet »Weißfluss«.

Krankheitszeichen

Farbe, Konsistenz und Geruch des Ausflusses müssen sehr sorgfältig geprüft werden. Wichtig ist zudem:

- In welcher Phase des Zyklus tritt der Ausfluss auf, ständig oder zu einer bestimmten Zeit im Zyklus?
- Welche Symptome begleiten ihn? Schmerzen, Fieber, Krämpfe, Juckreiz an der Scheide können auf bestimmte Ursachen hinweisen.

Ursachen

Sobald Ausfluss gelb oder grün ist, besteht eine Infektion durch Bakterien oder Pilze. Ausfluss kann auch auf eine Erkrankung der Gebärmutter oder der Eier-

---

Reguläre Punkte

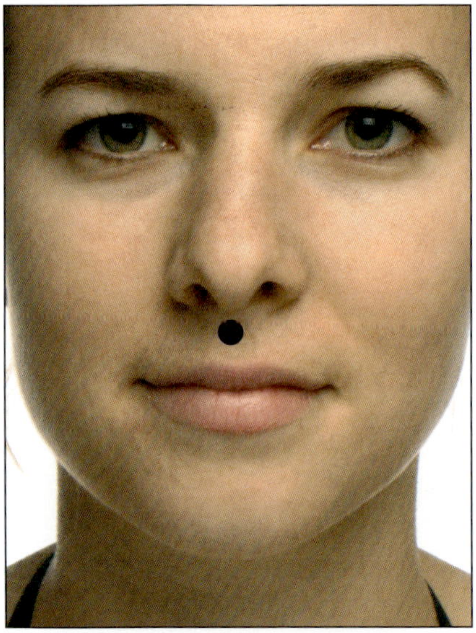

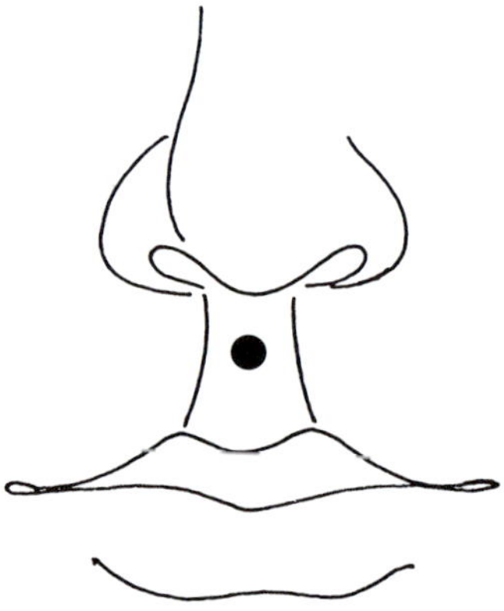

Der Punkt liegt unterhalb der Nase in der Rinne zwischen Nase und Oberlippe.

stöcke hinweisen. Deshalb muss stets darauf geachtet werden, die Ursache des Ausflusses zu klären.

Herkömmliche Therapie

Übelriechender Ausfluss muss systemisch oder örtlich mit desinfizierend oder antibiotisch wirkenden Vaginalzäpfchen behandelt werden. Außerdem gibt es gezielt und lokal gegen Pilze wirkende Medikamente, so genannte Antimykotika.

Stellenwert der Akupressur

Infolge der Wirksamkeit und der Anzahl der neuen Medikamente ist die Akupressur hier etwas an den Rand gedrängt worden, hat sie doch nur lindernde Wirkung. Insofern ist ihre Anwendung dennoch bedenkenswert.

Akupressurtechnik

Sobald der Ausfluss einsetzt und bis zu seinem Verschwinden werden die Punkte zwei- bis dreimal täglich jeweils fünf Minuten energisch massiert.

Ergänzende Punkte

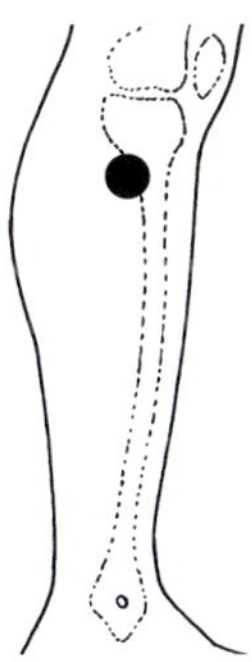

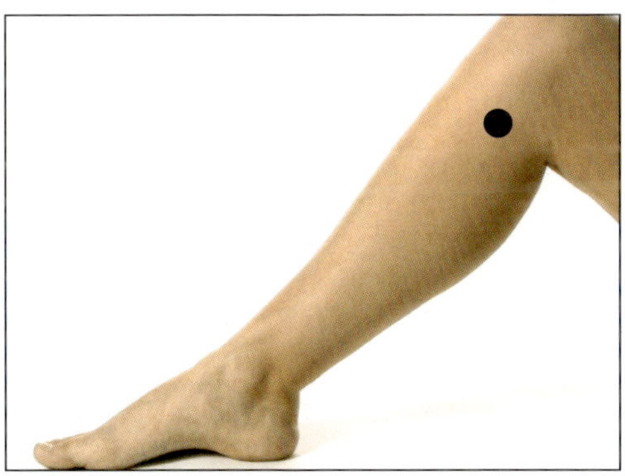

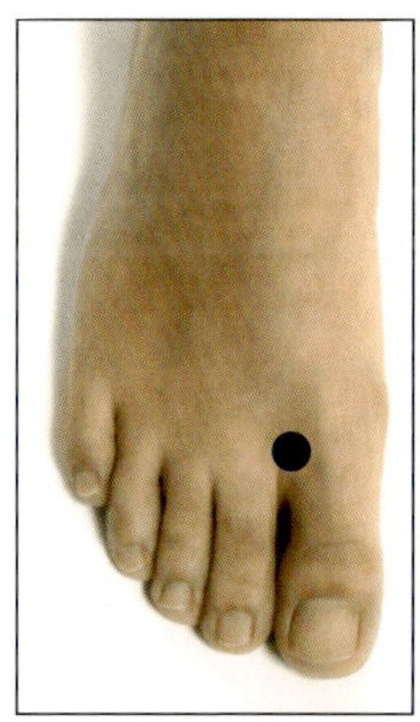

Der erste Punkt wird am Fußrücken zwischen erstem und zweitem Zehengrundgelenk aufgesucht; der zweite an der Innenseite der Wade unterhalb des Knies hinter dem Schienbeinköpfchen.

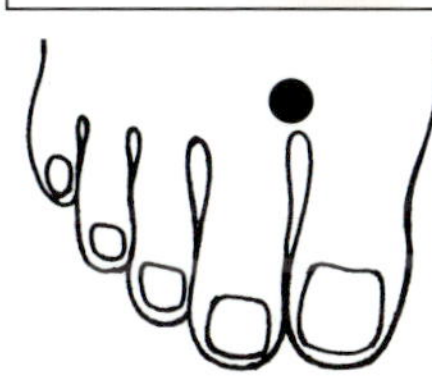

Ausbleiben der Menstruation (Amenorrhö)

Definition

Die Amenorrhö ist das Ausbleiben der Monatsblutung:

- Wenn es noch nie zu einer Regel kam, spricht man von einer primären Amenorrhö.
- Wenn die Regel nach zuvor normalen Menstruationen ausbleibt, handelt es sich um eine sekundäre Amenorrhö.

Krankheitszeichen

Hauptsymptom ist natürlich das Ausbleiben der Menstruation. Es können jedoch Symptome hinzutreten, die man sehr genau beobachten muss, denn sie können in die Richtung der Diagnose weisen: unter anderem Bauchschmerzen, Verdauungsbeschwerden wie Übelkeit, Erbrechen oder Kreislaufprobleme wie Erröten oder Hitzewallungen.

Ursachen

Manche Amenorrhö hat ganz natürliche Ursachen: das beste Beispiel ist die Schwangerschaft (auch Bauchhöhlenschwangerschaft). Daran sollte man zuerst denken.

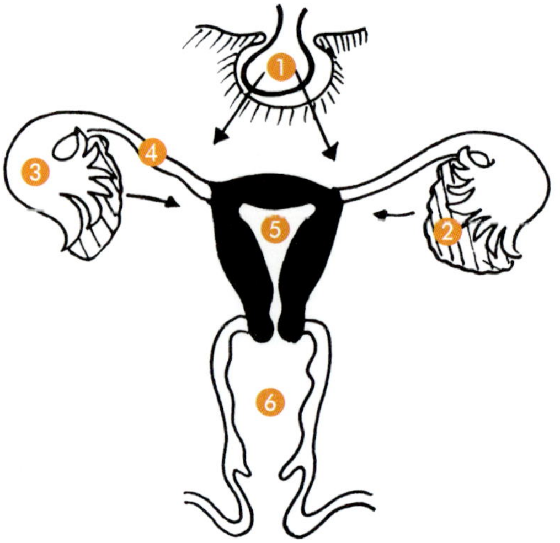

① Die Hirnanhangsdrüse auf der Schädelbasis sendet Informationen an die Eierstöcke, die Hormone für die Gebärmutter produzieren
② Eierstock
③ trichterförmiges Ende des Eileiters mit Fimbrien, die das reife Ei in den Eileiter strudeln
④ Eileiter
⑤ Gebärmutter
⑥ Scheide

In zwei extremen Situationen, nämlich in der Pubertät und den Wechseljahren, kann die Periode ebenfalls ausbleiben. In unseren geographischen Breiten bekommen die Mädchen ihre Periode normalerweise zwischen dem zwölften und sechzehnten Lebensjahr und die Menopause tritt zwischen dem 45. und 55. Lebensjahr ein. Pubertät wie Menopause können jedoch auch verspätet oder verfrüht eintreten – und noch immer normal sein.

Eine anormale Amenorrhö kann auf verschiedenen Ebenen der weiblichen Organe verursacht werden. Drei Hauptorgane sind an der Monatsblutung beteiligt: im Unterleib der Uterus oder die Gebärmutter, aus der das Menstruationsblut ausgestoßen wird. Ferner zu beiden Seiten die Ovarien oder Eierstöcke, in denen monatlich ein reifes Ei produziert wird, deren Hormone aber auch dafür sorgen, dass die Gebärmutterschleimhaut sich als »Nest« für ein befruchtetes Ei herrichtet. Wenn kein Ei befruchtet wird, ist das Nest überflüssig, die dicke Schleimhautschicht wird als Menstruationsblut ausgestoßen und ein neuer Zyklus kann beginnen.

Auf der Schädelbasis befindet sich eine weitere Drüse, die Hirnanhangsdrüse oder Hypophyse. Diese endokrine Drüse ist die Befehlszentrale für die Eierstöcke.

Reguläre Punkte

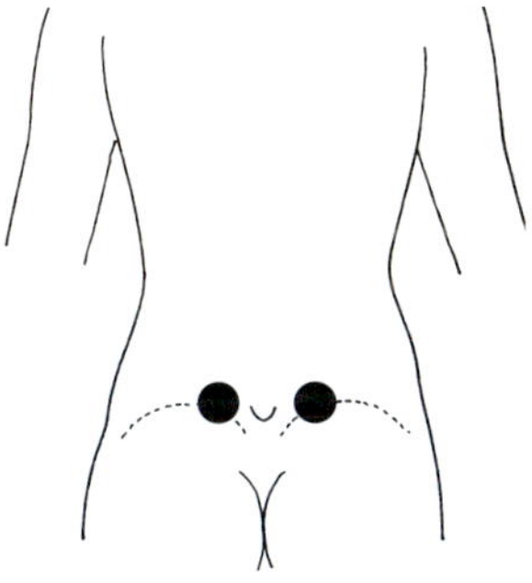

Der erste Punkt liegt drei Fingerbreit beidseits des Dornfortsatzes in Höhe der Darmbeinkämme, also an der rückwärtigen Beckenbegrenzung.

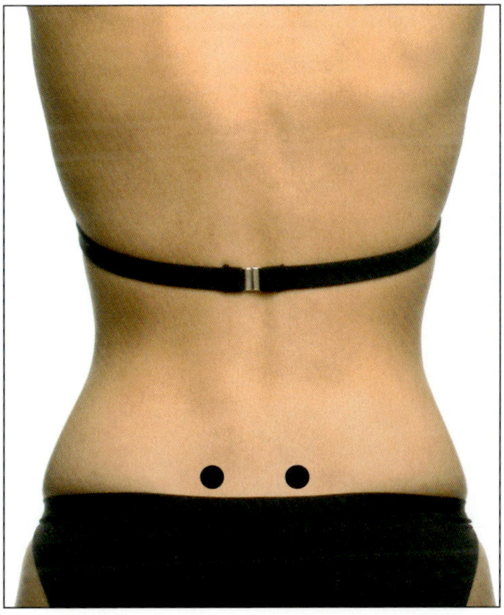

Bedenkt man zudem, dass die Hypophyse zahlreichen, vor allem nervösen Einflüssen unterliegt, dann leuchtet ein, dass dieses komplizierte System für Störungen ziemlich anfällig ist.

Die Gebärmutter wiederum kann anatomisch fehlgebildet sein oder die Eierstockshormone nicht optimal verarbeiten.

An und in den Ovarien können verschiedene Zysten auftreten, ebenso kann die Ovulation (Eireifung) gestört sein.

In der Hypophyse können Tumoren oder zerebral bedingte Funktionsstörungen auftreten. Jede Frau weiß, dass Gefühlserschütterungen eine Amenorrhö oder eine Blutung außer der Reihe auslösen können.

Jeder Amenorrhö muss gründlich nachgegangen werden. Zum Glück handelt es sich meist nicht um eine organische Krankheit, sondern eher um Funktionsstörungen.

Herkömmliche Behandlung

Manche Zysten, Tumoren und Missbildungen müssen chirurgisch behandelt werden. In den meisten Fällen werden Probleme mit den Substanzen behandelt, die auch der Körper produziert: mit Hormonen. Eine Hormontherapie ist immer schwierig, weil es sich oft um mehrfache Störungen handelt. Die Hor-

Reguläre Punkte

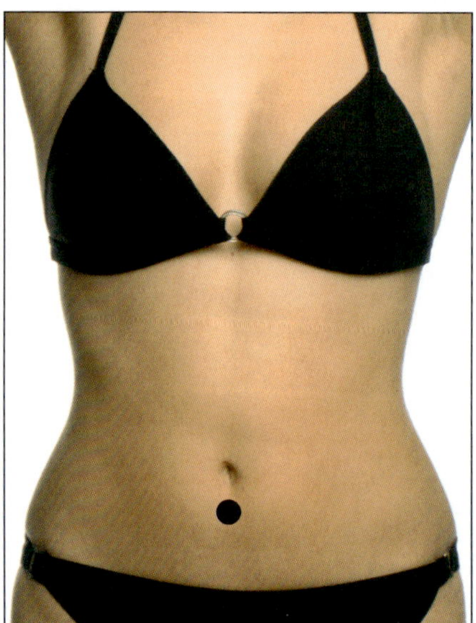

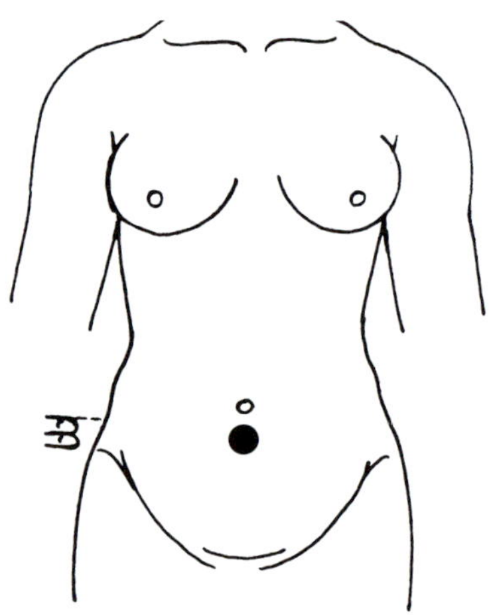

Der zweite Punkt befindet sich am Unterleib zwei Fingerbreit unterhalb des Nabels.

mone haben mitunter gefährliche Wirkungen. Vor allem können sie in hohen Dosen zur Folge haben, dass die Sekretion des natürlichen Hormons eingestellt wird – also das Gegenteil dessen, was erreicht werden soll.

Stellenwert der Akupressur

Der Nutzen der Akupressur ist fallweise sehr unterschiedlich. Sie sollte jedoch systematisch eingesetzt werden, da sie gefahrlos ist. Durch ihre Gesamtwirkung kann sie auf mehrere Störungen regulierend wirken und den Mechanismus des weiblichen Zyklus auf verschiedenen Ebenen harmonisieren.

Akupressurtechnik

Da die normale Monatsblutung wiederhergestellt werden soll, muss die Stimulation tief und lange oder wiederholt geschehen, bis ein Ergebnis erkennbar ist. Dann können auch Untersuchungen stattfinden, die zu den Ursachen der Störung führen und eine gezielte Therapie ermöglichen.

Bei rein funktionellen Störungen kann die morgens und abends wiederholte Stimulation während mehrerer Minuten den Zyklus normalisieren.

Reguläre Punkte

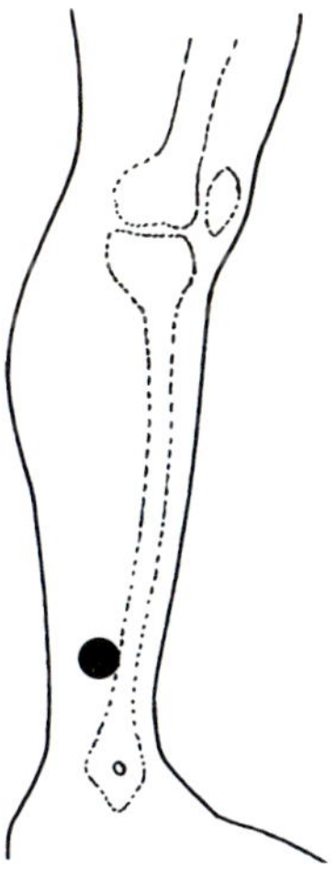

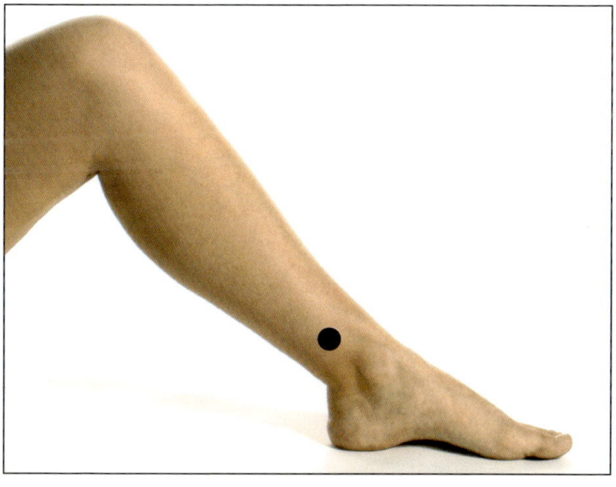

Der dritte Punkt befindet sich an der Innenseite des Unterschenkels eine Handbreit über dem Knöchel in einer kleinen Delle hinter der Schienbeinkante.

Menstruationsstörungen

Definition

Im Folgenden befassen wir uns mit einigen Störungen, die beim Menstruationszyklus auftreten können. Es sind dies:

- die außerordentlich schmerzhafte Monatsblutung, fachsprachlich Dysmenorrhö genannt;
- Zyklusstörungen – das heißt, das Intervall zwischen den einzelnen Blutungen, das normalerweise mehr oder weniger 28 Tage dauert, ist deutlich kürzer oder länger oder unregelmäßig.

Die Probleme werden gesammelt besprochen, weil die zu behandelnden Punkte die gleichen sind.

Krankheitszeichen

Abgesehen von den eigentlichen Regelstörungen sind die damit verbundenen Unpässlichkeiten zu bedenken: geschwollene und schmerzhafte Brüste, Gewichtszunahme, Kopfschmerzen oder Verdauungsprobleme. Diese Beschwerden können ein Fingerzeig auf die genaue Ursache sein.

Auch das Aussehen des Menstruationsblutes ist wichtig: Ist es hellrot oder dunkel, enthält es Klumpen?

Ursachen

Die Ursache von Menstruationsstörungen kann auf allen Ebenen der Fortpflanzungsorgane zu finden sein. Die Krankheiten, die Regelstörungen verursachen, sind meist die gleichen, die auch Amenorrhö zur Folge haben.

Herkömmliche Behandlung

Abgesehen von den organischen Ursachen, die operiert werden müssen wie Zysten oder Tumoren, werden Regelstörungen im Allgemeinen hormonell behandelt. Solche Behandlungen sind schwierig und ein zweischneidiges Schwert: Sie können einerseits heilen, andererseits sind sie nicht frei von unerwünschten Wirkungen, indem sie beispielsweise die hormonproduzierenden Drüsen lahmlegen. Diese physiologische Reaktion der Drüsen wird durch die von außen zugeführten Hormone gebremst oder blockiert.

Gemeinsame Punkte

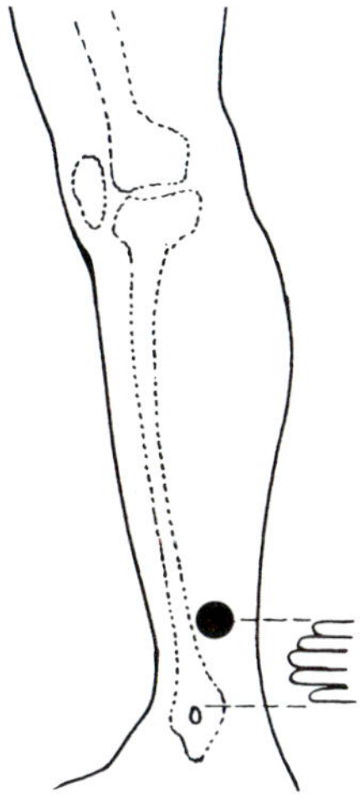

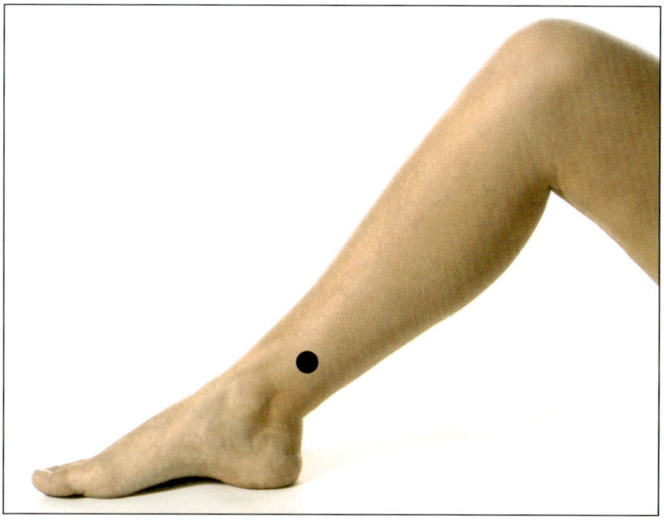

Gemeinsame Punkte bei allen Regelstörungen: Der erste liegt auf dem Unterleib auf der Mitte der Verbindungslinie zwischen Nabel und Schambein; der zweite auf der Innenseite des Unterschenkels eine Handbreit über dem Knöchel, in einer kleinen Delle hinter dem Schienbein.

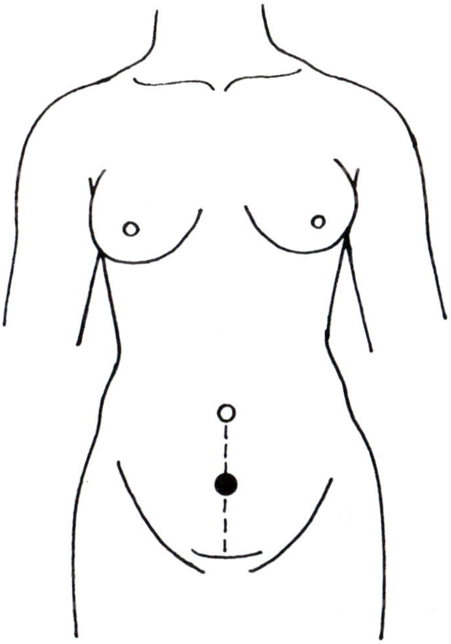

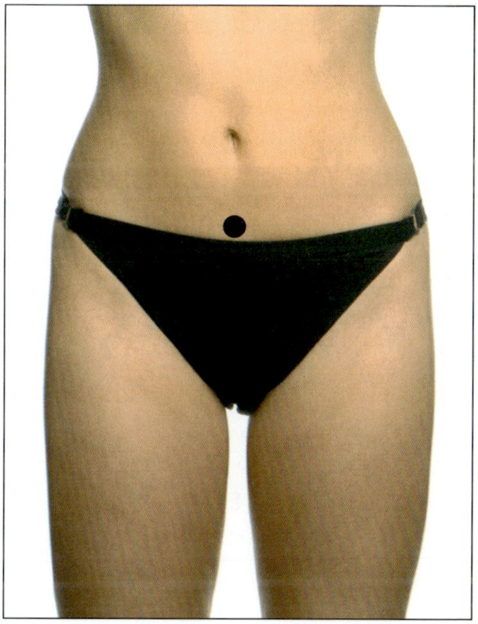

Spezielle Punkte

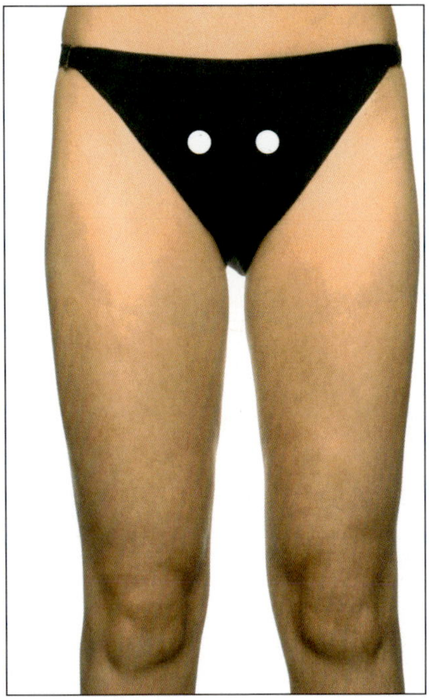

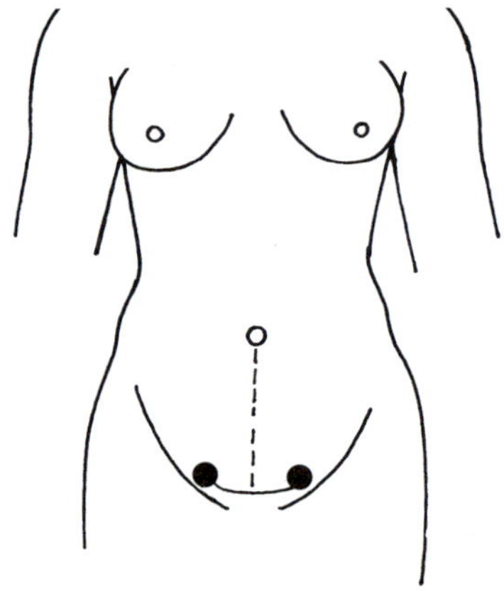

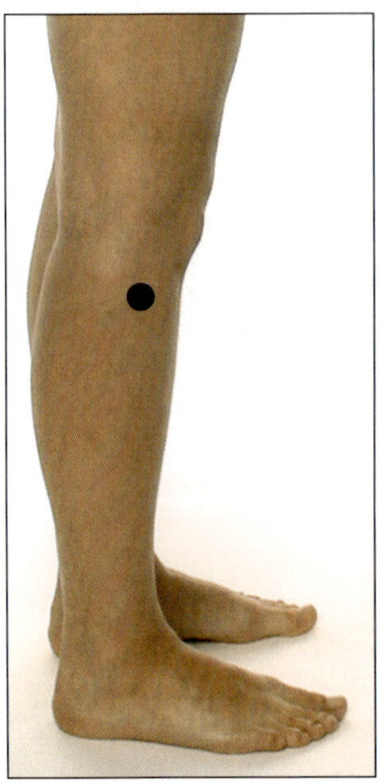

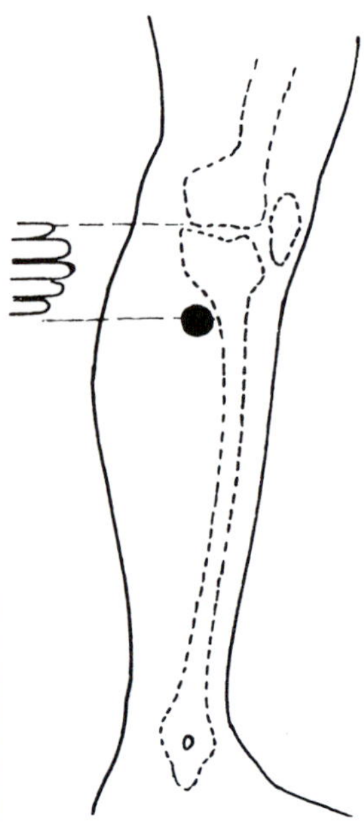

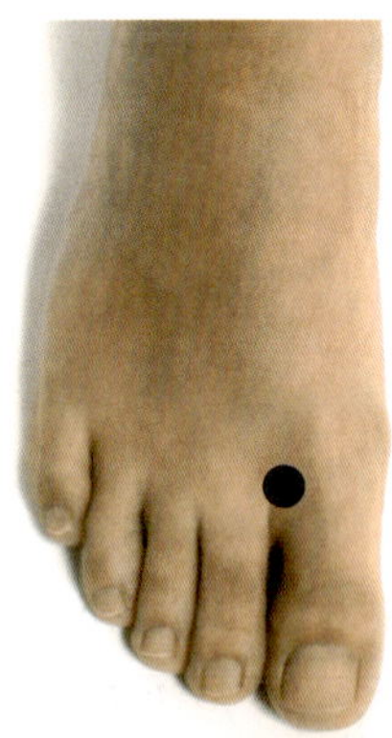

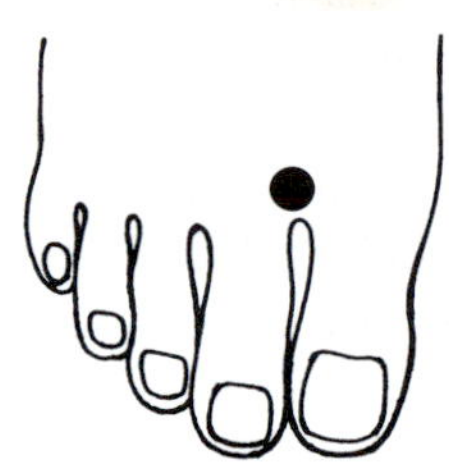

Spezielle Punkte

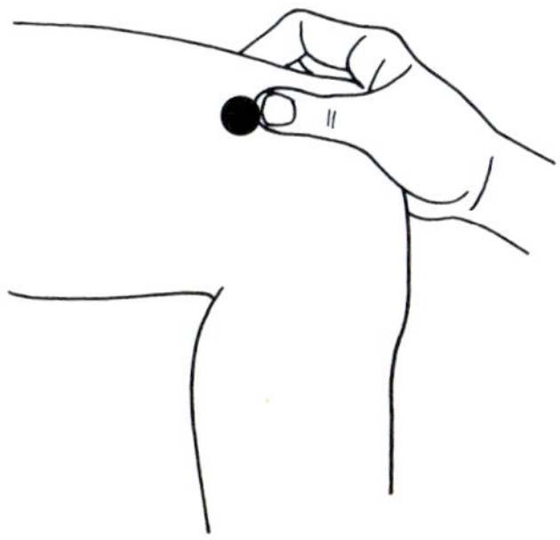

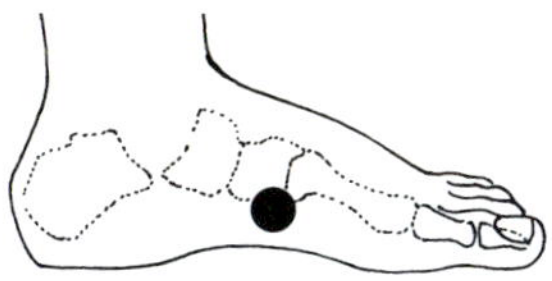

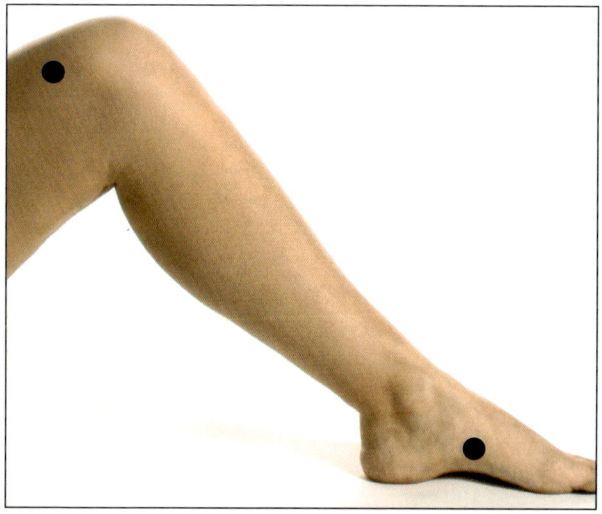

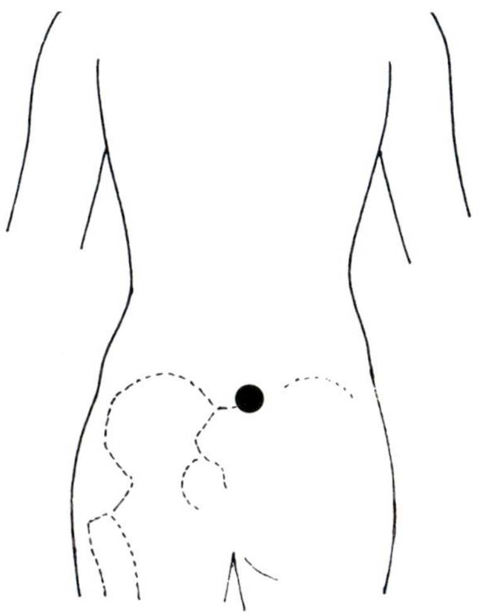

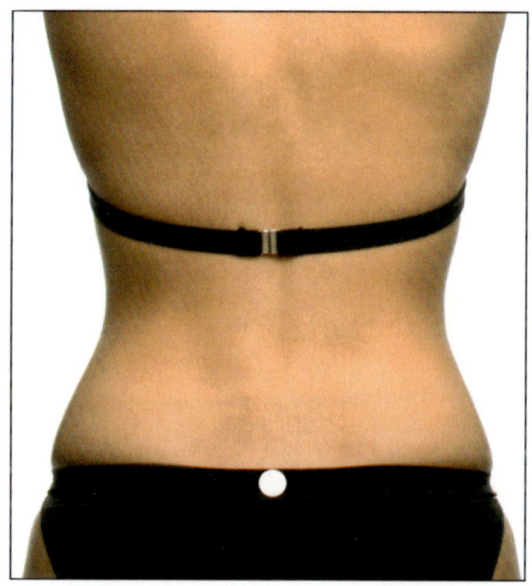

Die speziellen Punkte werden bei jeder Unpässlichkeit zusätzlich zu den gemeinsamen behandelt:

Bei Schmerzen: *beidseits ein Punkt am oberen Rand des Schambeins zwei Fingerbreit von der Mittellinie; ein weiterer eine Handbreit unterhalb der Beugefalte des Knies an der Außenseite des Unterschenkels.*

Bei verkürztem Zyklus *(weniger als 28 Tage): ein Punkt an der Vorderseite des Oberschenkels. Wenn man die Kniescheibe umfasst, zeigt der Daumen auf den Punkt, der zu behandeln ist; der zweite Punkt befindet sich zwischen erstem und zweitem Zehengrundgelenk.*

Bei zu langem Zyklus: *ein Punkt an der Innenseite des Fußgewölbes am Mittelfußknochen; ein weiterer am unteren Rücken, mitten am oberen Rand des Kreuzbeins.*

Stellenwert der Akupressur

Dagegen wirkt die Akupressur harmonisierend und regulierend auf den Menstruationszyklus – nicht zu schwach und nicht zu stark.

Auch sollte immer ein Versuch mit Akupressur gemacht werden, wenn die gynäkologische Untersuchung eine organische Ursache ausgeschlossen hat.

Akupressurtechnik

Sie richtet sich nach der Art der Beschwerden.

Bei schmerzhafter Regel sollten in der Woche vor dem mutmaßlichen Beginn der Blutung die Punkte morgens und abends fünf Minuten stimuliert werden. Sobald die Schmerzen einsetzen, sollten die Punkte etwa zwanzig Minuten intensiv massiert werden, bis Schmerzlinderung erreicht ist.

Bei unregelmäßigen Zyklen sollten die Punkte drei Wochen lang morgens und abends jeweils eine Viertelstunde stimuliert werden. Während der Monatsblutung sollte dann eine Woche lang ausgesetzt werden.

Blutungen (Hämorrhagien)

Definition

Dieser Begriff umfasst jede anormale Blutung aus der Scheide, auch Zwischenblutungen und extreme Menstruationsblutungen; mithin also:

- ungewöhnlich starke und lange Menstruation, so genannte Menorrhagie,
- Blutungen außerhalb der Menstruation, so genannte Metrorrhagie,
- Blutungen bei jungen Mädchen vor der ersten Menstruation (Menarche) oder bei älteren Frauen nach den Wechseljahren.

Krankheitszeichen

Natürlich muss das abgegangene Blut sehr genau untersucht werden. Zunächst die Menge, die unter Umständen lebensgefährlich sein kann. Ferner die Qualität: Ist das Blut hellrot oder dunkel? Enthält es Klümpchen, Gewebefetzen oder Membranen? Riecht es normal oder übel? Ist es mit Eiter vermischt? Auch auf Begleitsymptome ist zu achten, wie beispielsweise Schmerzen, Schwindelgefühl oder Erbrechen. All dies ist wichtig, um die Ursache zu klären.

Reguläre Punkte

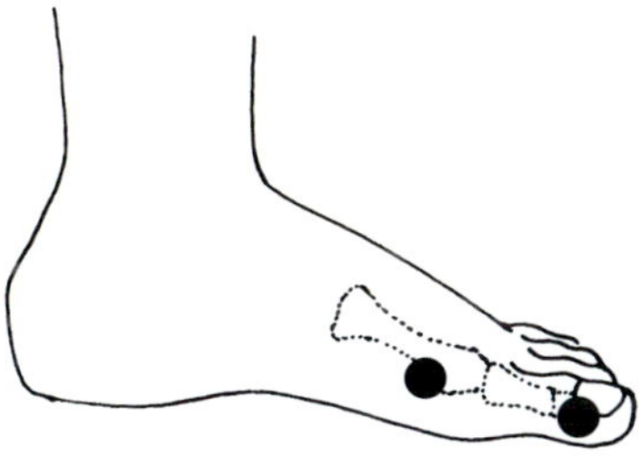

Der erste Punkt liegt am äußeren Nagelfalzwinkel des großen Zehs, der zweite hinter dem Großzehengrundgelenk am Ballen.

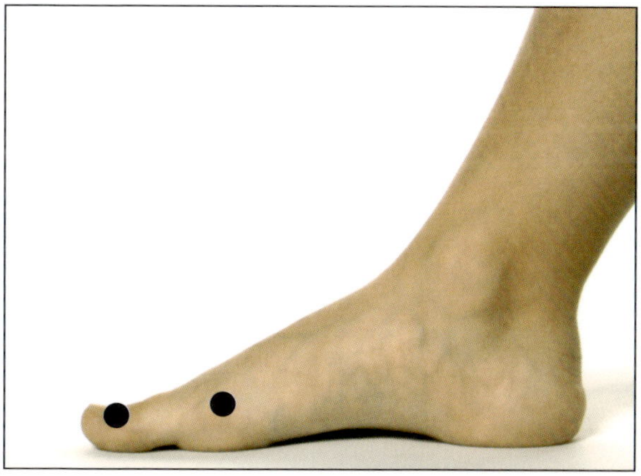

Ursachen

Meno- und Metrorrhagie haben meist verschiedene Ursachen. Erstere weist eher auf funktionelle Störungen oder eine gutartige Geschwulst, ein Myom, hin.

Auch die Menorrhagien können auf einer funktionellen Störung beruhen, aber in diesem Fall ist Vorsicht geboten. Die Ursache kann ein Tumor am Gebärmutterhals oder der Gebärmutter selbst sein, und diese Geschwülste sind nicht selten bösartig. Schließlich können noch Allgemeinerkrankungen wie Infektionen oder Blutkrankheiten für derartige Blutungen verantwortlich sein.

Herkömmliche Behandlung

Am Beginn steht die Ursachenbehandlung, auf die wir hier nicht eingehen müssen.

Die Blutung zu stillen ist hingegen eine echte Hilfe im Notfall. Alle geeigneten Medikamente zur örtlichen Blutstillung werden angewandt. Falls nötig kommen auch Hormone zum Einsatz, die eine Kontraktion der Gebärmutterschleimhaut bewirken.

Ergänzende Punkte

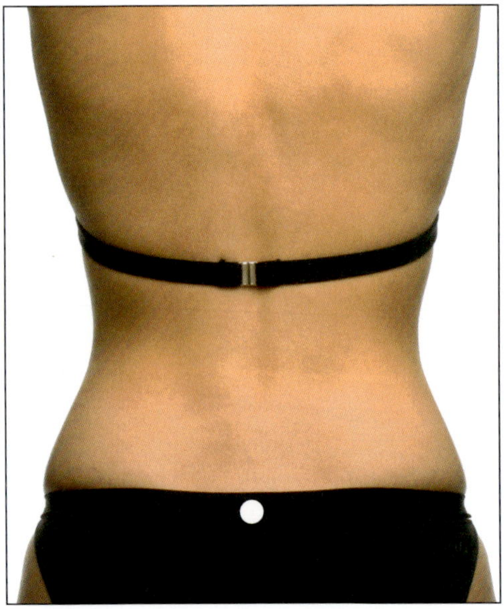

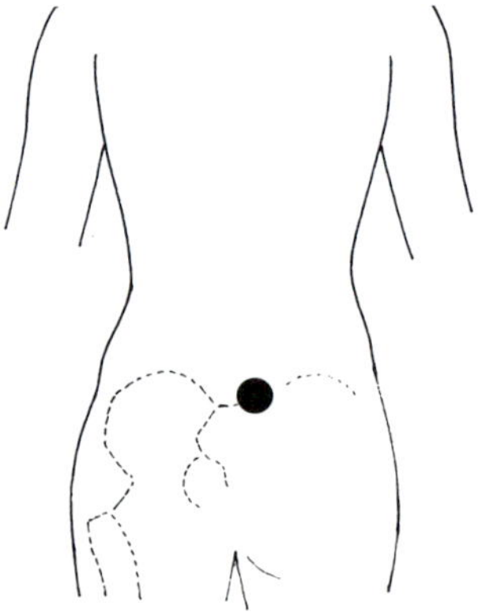

Der erste Punkt befindet sich am oberen Rand des Kreuzbeins in der Mitte.

Stellenwert der Akupressur

Sie ist unterschiedlich wirksam. Hilfreich ist sie bei Blutungen ohne zugrunde liegende Organschädigung und bei blutenden Myomen. Da sie ohne Gefahr und ohne Umstände angewandt werden kann, sollte sie unbedingt sofort praktiziert werden, entweder ausschließlich oder als Ergänzung jeder anderen Therapie.

Akupressurtechnik

Bei Blutungen aus der Gebärmutter ist eine besonders intensive Behandlung erforderlich. Geeignet sind die stärksten Formen der Stimulation, wie eine längere Massage der verschiedenen Punkte nacheinander oder die Massage mit einem erwärmten Instrument, etwa einem Löffel. In diesem Fall wird der Akupunkteur die elektrische Stimulation vorziehen.

Um erneute Blutungen zu vermeiden, müssen die Stimulationen zwei- bis dreimal täglich jeweils fünfzehn bis zwanzig Minuten lang erfolgen.

Ergänzende Punkte

Der zweite Punkt befindet sich auf dem Scheitel am Schnittpunkt mit der Verbindungslinie zwischen den beiden Ohrmuscheln.

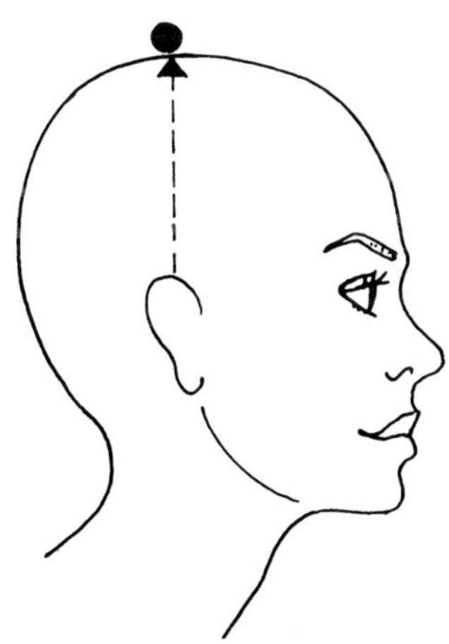

Gebärmuttersenkung und Gebärmuttervorfall

Definition

Senkung des wichtigsten weiblichen Fortpflanzungsorgans, des Uterus, aus seiner Normallage im Becken, so genannter Descensus. Der Gebärmuttervorfall oder Uterusprolaps ist die Steigerung.

Krankheitszeichen

Diese hängen von zwei Faktoren ab: vom Umfang der Gebärmuttersenkung und von den Auswirkungen auf die Nachbarorgane. Anfangs kippt der Uterus langsam nach hinten, dann senkt er sich nach unten. Dabei sind drei Schweregrade zu unterscheiden:

- Das Organ sinkt teilweise in die Scheide herab,
- es füllt die Scheide aus, und der Gebärmutterhals wird am Scheideneingang sichtbar.

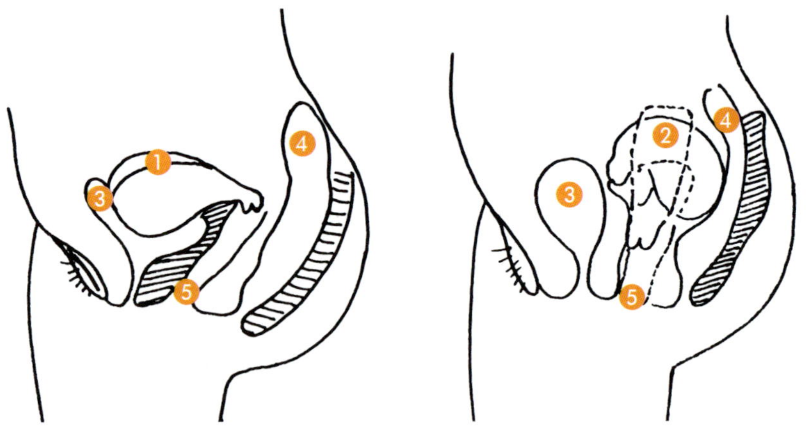

Veränderte Positionen beim Gebärmuttervorfall
① *Normale Lage der Gebärmutter*
② *Retroversion (Aufrichtung und Neigung nach hinten)*
③ *Harnblase*
④ *Mastdarm*
⑤ *Scheide*

Die Senkung eines so wichtigen Organs führt zu einem Missempfinden, einem Gefühl von Schwere, Brennen, als drücke ein Gewicht zwischen den Beinen nach unten. Die Zugwirkung auf die Blase und die Kompression des Mastdarms haben Probleme beim Wasserlassen und der Darmentleerung zur Folge.

Die unbehandelte Gebärmuttersenkung verschlimmert sich unaufhaltsam im Lauf der Jahre. Dieser Entwicklung muss frühestmöglich gegengesteuert werden.

Ursachen

Die Gebärmuttersenkung tritt im Wesentlichen nach einer oder mehreren Schwangerschaften auf, die den Bänderapparat strapazieren. Am häufigsten entsteht sie nach mehrfachen, oft schweren Geburten mit Dammriss oder Dammschnitt.

Herkömmliche Behandlung

Bei fortgeschrittener Senkung oder Prolaps bleibt nur die Chirurgie, entweder in Form der Scheidenplastik oder bei alten Patientinnen der Entfernung des Organs. Bei den Operationen wird die Dammmuskulatur verstärkt und der Bandapparat gerafft. Eine erst beginnende Erschlaffung des Gewebes kann auch

Ergänzende Punkte

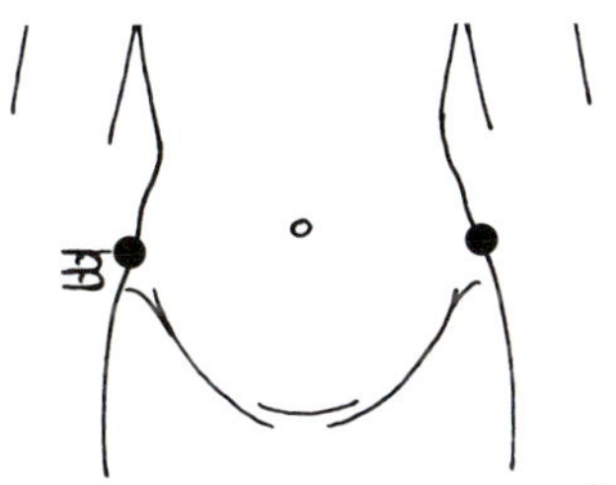

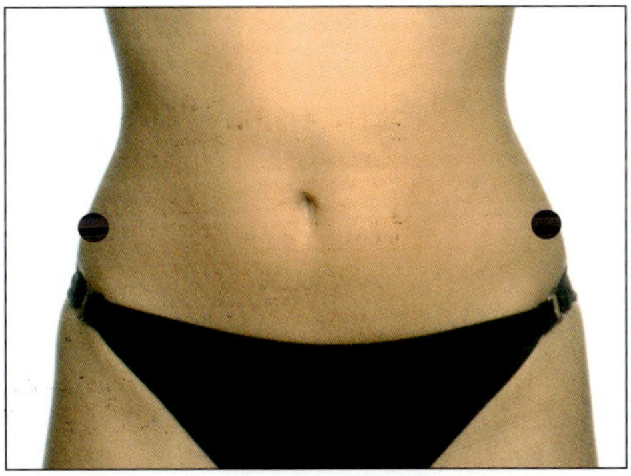

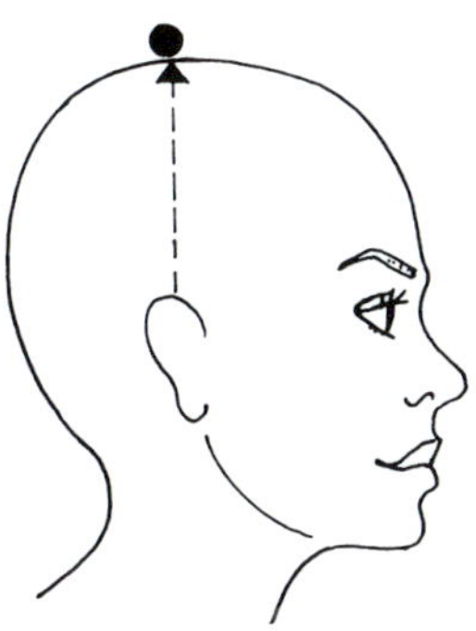

Der erste Punkt befindet sich auf dem Scheitel am Schnittpunkt mit der Verbindungslinie zwischen den beiden Ohrmuscheln; der zweite Punkt beidseits an der höchsten Stelle des Darmbeinkamms.

konservativ behandelt werden, etwa mittels Scheidenpessar. Ganz unerlässlich ist die Beckenbodengymnastik.

Stellenwert der Akupressur

Bei mäßiger Gebärmuttersenkung ist sie nützlich, etwa kombiniert mit gezielter Beckenbodengymnastik. Bei fortgeschrittener Senkung bleibt aber nur die Operation.

Akupressurtechnik

Da es sich um ein chronisches Leiden handelt, sollten die entsprechenden Punkte täglich morgens und abends zehn Minuten lang stimuliert werden. Zugleich empfiehlt sich konsequente Beckenbodengymnastik. Sie besteht darin, abwechselnd die Gesäßbacken und die Muskeln des Damms anzuspannen und wieder loszulassen (10-mal).

Ergänzende Punkte

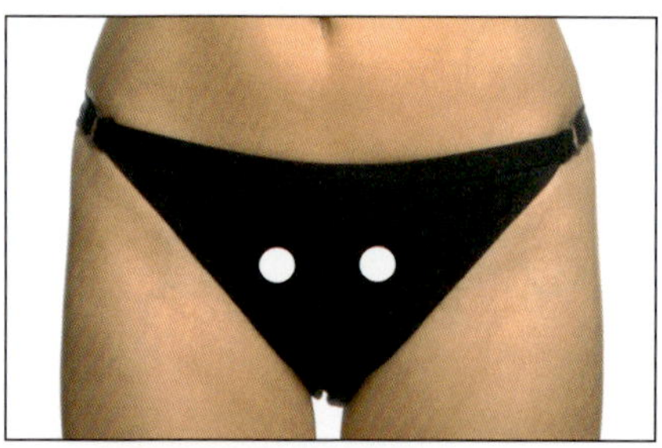

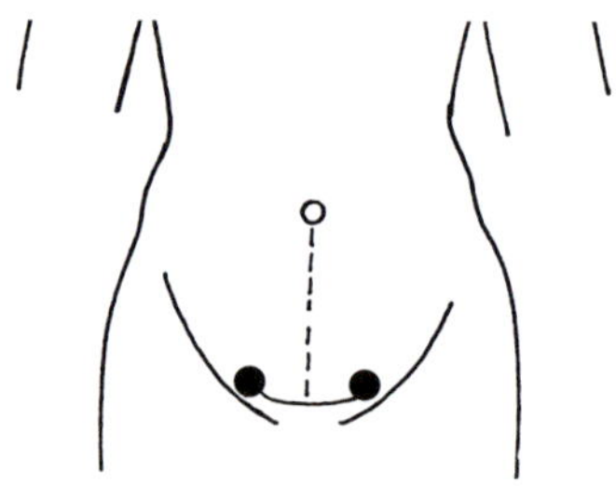

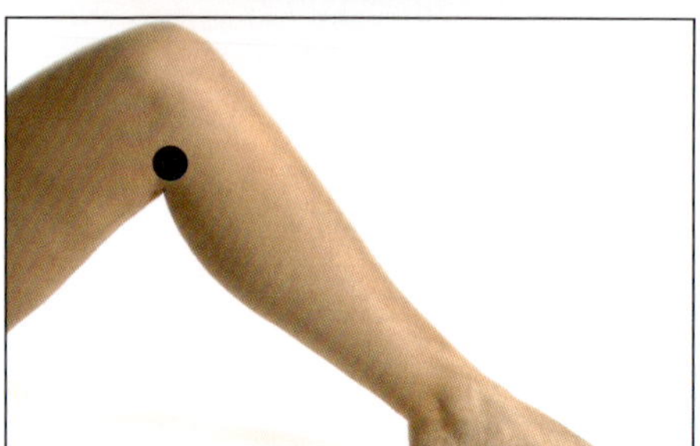

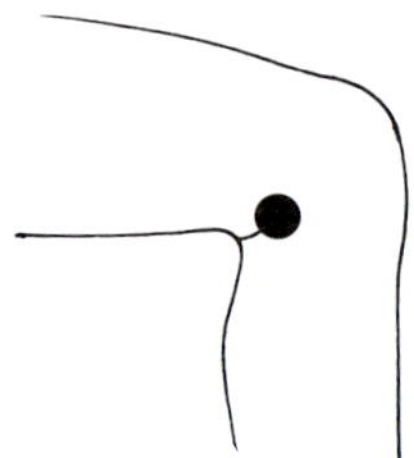

Der erste Punkt befindet sich beidseits am Rand des Schambeins, je zwei Fingerbreit von der Mittellinie in einer kleinen Delle; der zweite an der Innenseite des Beins am Ende der Kniegelenkfalte.

Diverse Beschwerden

Stiche und Bisse von giftigen Tieren

Wenn der Sommer naht, nimmt die Gefahr zu, von allen möglichen Lebewesen, die fliegen, kriechen, schwimmen oder unseren Weg kreuzen, angegriffen zu werden. Die jeweiligen Schäden für unseren Organismus sind unendlich vielfältig, von Bagatellbeschwerden bis zu lebensgefährlicher Bedrohung.

Die Folgen hängen von drei Faktoren ab:

- Zunächst natürlich von der Art und Menge des zugeführten Gifts. Der einfache Reiz eines Mückenstichs ist etwas völlig anderes als die Giftmenge, die beim Biss einer Viper oder Otter aus deren Giftdrüsen unseren Körper überschwemmt.
- Eine Rolle spielt auch unsere individuelle Empfänglichkeit. Wenn unsere Gesundheit angeschlagen ist, wir erschöpft und vor allem bereits durch vorhergehende Stiche sensibilisiert sind, kann eine auch nur geringe erneute Zufuhr des Giftes eine starke Reaktion auslösen.

Dies gilt unter anderem für Bienen- und Wespenstiche. Unter den Opfern empfinden manche einen heißen Schmerz, der aber durchaus erträglich ist. Andere bekommen sofort einen »Schock« mit Bewusstseinsverlust, Herz-Kreislauf-Reaktionen, die zum Tod führen können.

- Schließlich ist auch die Stelle der Attacke wichtig. Auch bei einer nicht sensibilisierten Person kann der Stich einer verschluckten Wespe eine so starke Schwellung der Mund- und Rachenschleimhaut bewirken, dass die Atemwege blockiert werden.

Vor welchen giftigen Tieren müssen wir uns hüten? In unseren geographischen Breiten sind es vor allem die Ottern. Unmittelbar nach dem Biss sieht man deutlich die beiden Abdrücke der Vipernzähne auf der Haut, wo das Gift eingedrungen ist.

Unter den Insekten sind vor allem Wespen, Bienen und Drohnen zu fürchten, die alljährlich Opfer in Europa fordern. Bremsen und Stechmücken sind einfach lästig (abgesehen von jenen, die in tropischen Ländern das Sumpffieber übertragen). Flöhe, Wanzen und Läuse werden in den letzten Jahren leider wieder zur Plage. Hinzu kommen noch einige Spinnentiere und die Milben.

Unter den Wasserbewohnern haben wir als gefährliches Tier fast nur die Meerspinne. Sie lauert im Sand und versenkt ihren Stachel im Fuß des Strandläufers, was einen heftigen Schmerz und eine starke Schwellung auslöst, allerdings nicht von langer Dauer. Im September werden dann die Quallen aktiv. Sie rufen einen brennenden, juckenden Hautausschlag hervor. Die Behandlung – man ahnt es schon – richtet sich nach der Art und Stärke des Giftes. Bei Insektenstichen genügen meist beruhigende Cremes und Lotionen, während Schlangenbisse am Ort des Geschehens und im Krankenhaus gezielt medikamentös behandelt werden müssen.

Wie stark auch das Gift sein mag, in jedem Fall müssen bestimmte Handlungen vermieden oder vorgenommen werden. Möglichst sofort nach einem Stich oder Biss: nicht drücken oder pressen in der Hoffnung, das Gift zu entfernen – das bewirkt eher das Gegenteil. Die Verletzung möglichst dicht an eine Wärmequelle bringen: Gifte werden nämlich durch Hitze schneller abgebaut. Schließlich sollten zwei Akupunkturpunkte stimuliert werden.

Reguläre Punkte

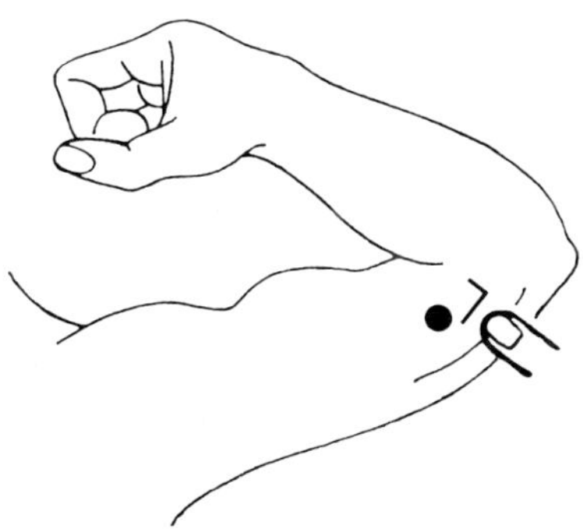

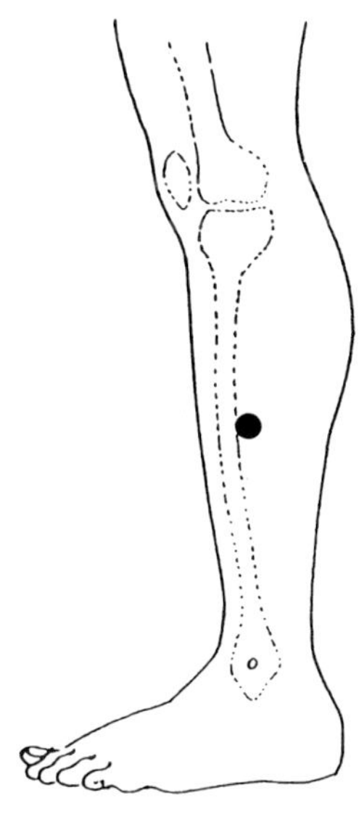

Der erste Punkt befindet sich an der Außenseite des Oberarms, bei gebeugtem Arm einen Fingerbreit oberhalb der Beugefalte; der zweite an der Außenseite des Unterschenkels auf der Mitte der Verbindungslinie zwischen Knie und Knöchel direkt am Schienbein. Diese Punkte werden langsam und ausgiebig manuell massiert oder besser noch mit einem Gerät für Elektroakupunktur.

Müdigkeit und Erschöpfung

Kaum ein Symptom ist häufiger als Müdigkeit. »Ich bin müde, erschöpft und ausgebrannt«, so klagen viele. Bedeutet das, dass sie schwere körperliche Arbeit leisten? Mitnichten, eher trifft das Gegenteil zu.

Tatsächlich gibt es zwei Arten von Müdigkeit: die echte körperliche Müdigkeit, etwa nach einem sportlichen Wettkampf, und die des Angestellten, der den ganzen Tag im Büro sitzt, von Besuchern und Telefonaten genervt wird. Und diese so genannte nervöse Müdigkeit ist am verbreitetsten.

In jedem Fall hilft die Stimulation der beiden auf der nächsten Seite gezeigten Punkte – einerlei, ob die Müdigkeit physisch, nervös, wachstums- oder alterungsbedingt ist.

Spezielle Punkte bei Müdigkeit

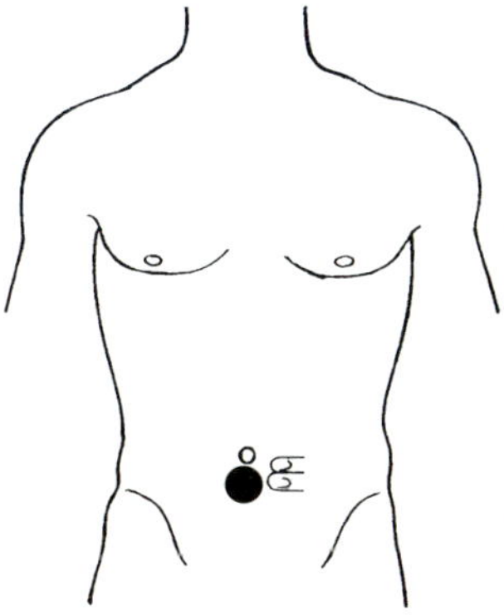

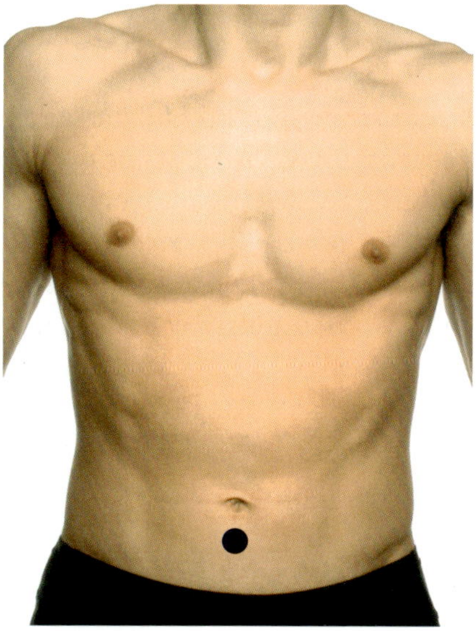

Der erste Punkt liegt auf der Mittellinie zwei Fingerbreit unterhalb des Nabels.
Der zweite Punkt befindet sich an der Außenseite des Unterschenkels. Sie suchen ihn auf drei Fingerbreit unterhalb der Kniescheibe und zwei Fingerbreit hinter dem Schienbeinkamm unterhalb des Schienbeinköpfchens. Es macht nichts, wenn der Punkt schwer zu tasten ist, denn Ihr Fingerdruck wirkt durch die Muskelschicht hindurch. Massieren Sie die beschriebenen Punkte nacheinander gründlich zwei bis drei Minuten. Danach werden Sie sich bereits besser fühlen. Um das Gefühl der Erschöpfung zu beseitigen, wiederholen Sie die Behandlung jeden Tag zwei- bis dreimal.

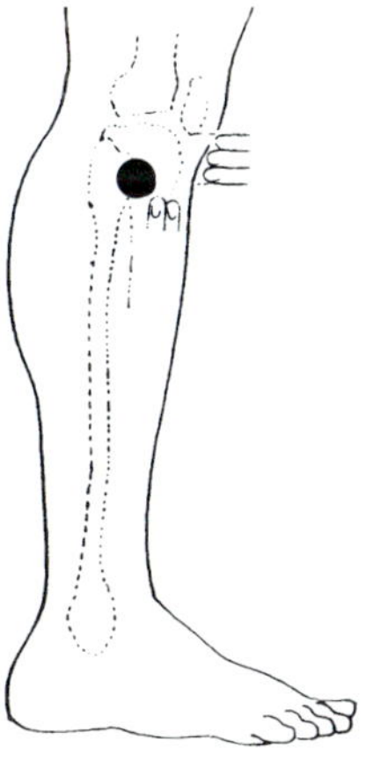

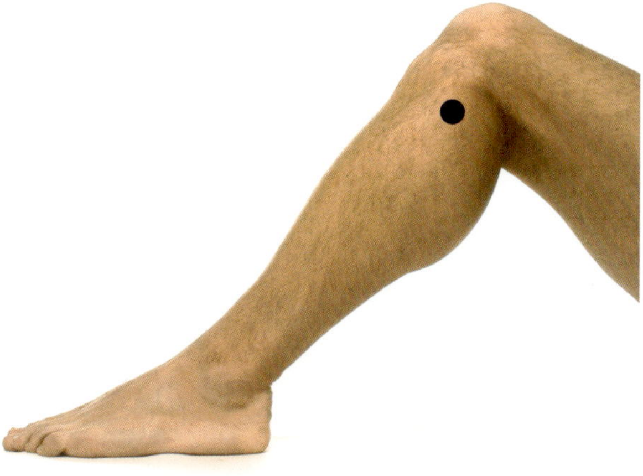

Schlaflosigkeit

Schlaf ist ein sehr kompliziertes und störanfälliges Geschehen, dessen Geheimnisse die Forscher erst allmählich zu enträtseln beginnen.

Derzeit kennen wir zwei Arten von Schlaf, die einander im Lauf der Nacht ablösen: beim erholsamen »orthodoxen« Schlaf zeigt das Elektroenzephalogramm langsame Wellen, beim »paradoxen« Schlaf, der Phase, in der sich der Schläfer bewegt und vor allem träumt, sind die Wellen schnell.

Es gibt zwei Formen der Schlaflosigkeit, die abwechselnd vorkommen können: die Einschlafstörung und die Durchschlafstörung. Letztere tritt vor allem bei Stress, Angst und Depression auf.

Beide Störungen werden über die gleichen Punkte gemildert.

Reguläre Punkte

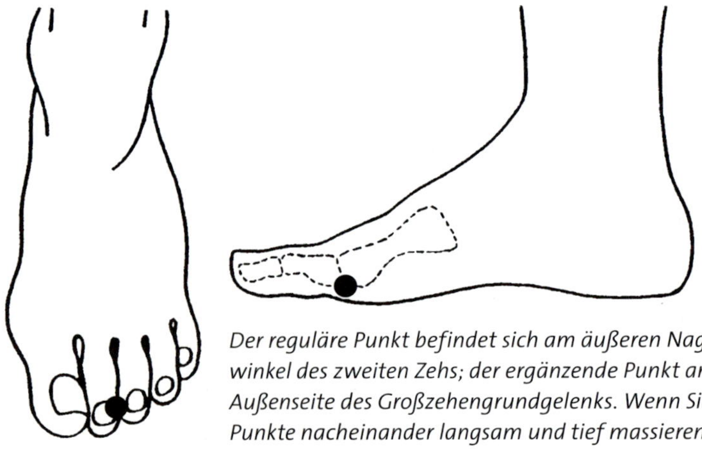

Der reguläre Punkt befindet sich am äußeren Nagelfalzwinkel des zweiten Zehs; der ergänzende Punkt an der Außenseite des Großzehengrundgelenks. Wenn Sie die Punkte nacheinander langsam und tief massieren, werden Sie schlafen können, ohne Schlafmittel zu nehmen.

Lampenfieber

Wie viele Karrieren von Rednern, Sängern und Studenten sind gescheitert wegen Lampenfieber, das einem die Sprache verschlägt, den Mund austrocknet und weiche Knie macht?

Deswegen ist es wunderbar, einen leicht zugänglichen und unauffälligen Punkt zu kennen, mit dem sich das Lampenfieber beseitigen oder doch wenigstens mildern lässt. Über diesen Punkt können auch heftige Gemütsbewegungen und moralische Erschütterungen gelindert werden.

Reguläre Punkte

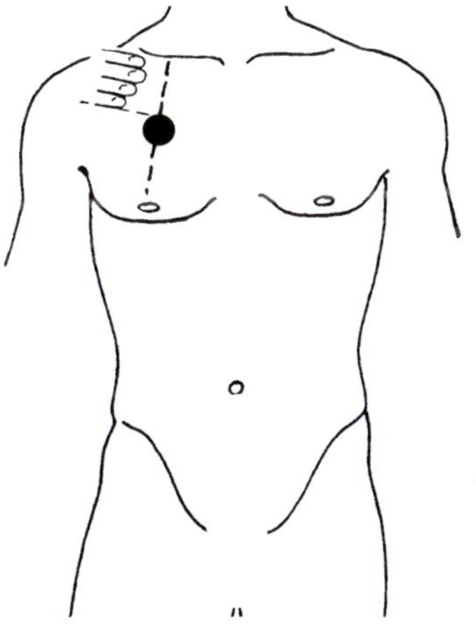

Ein einziger Punkt auf der rechten Brustseite vier Fingerbreit unter dem Schlüsselbein. Massieren Sie ihn ausgiebig – und diskret, als würden Sie sich kratzen. Sie werden ganz gelassen sein.

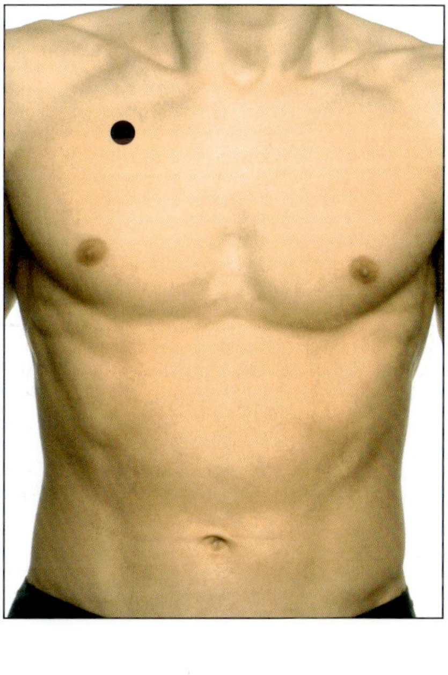

Abschließende Betrachtung

Auf den vorausgegangenen Seiten haben Sie gelernt, welche Punkte der chinesischen Akupunktur bei verschiedenen Krankheiten und Beschwerden stimuliert werden können. Die Liste dieser Punkte ist jedoch noch keineswegs vollständig.

Bei vielen weiteren Leiden werden nur mit der Akupressur oder in Verbindung mit verschiedenen anderen Behandlungsverfahren ebenfalls ausgezeichnete Ergebnisse erzielt. Und dies geschieht mit den einfachsten Mitteln: durch Fingerdruckmassage oder Elektroakupunktur, wie in diesem Buch beschrieben.

Für das Aufsuchen der Punkte ist ein wenig Aufmerksamkeit und Übung erforderlich. Wer seine Kenntnisse vertiefen will, erkundige sich in seiner Umgebung nach entsprechenden Kursangeboten.

Der dringendste Wunsch des Autors ist, dass möglichst viele Menschen lernen, die Akupressur gegen Beschwerden im Alltag anzuwenden.

Beschwerdenregister,

Notizen

Notizen

Notizen

Notizen

Notizen